脳損傷による視覚障害のリハビリテーション

監訳

平山 和美
東北大学大学院医学系研究科障害科学高次機能障害学

訳者一覧
(あいうえお順)

近藤 裕見子
東北大学大学院生命科学研究科生命機能科学脳情報処理分野

境 信哉
北海道大学医学部保健学科作業療法学専攻

鈴木 妙実
虎ノ門病院リハビリテーション部

古田 歩
エスタアイクリニック

山脇 理恵
初台リハビリテーション病院リハビリテーション部作業療法室

医学書院

表紙，扉作成：木村政司

Authorized translation of the original English language edition
Josef Zihl "Rehabilitation of Visual Disorders after Brain Injury"
Copyright © 2000 by Psychology Press Ltd, a member of the Taylor & Francis group. All rights reserved.
© First Japanese edition 2004 by Igaku-Shoin Ltd., Tokyo

Printed and bound in Japan

脳損傷による視覚障害のリハビリテーション

発　行	2004年9月15日　第1版第1刷	
著　者	ジョセフ　ジール	
監訳者	平山和美（ひらやまかずみ）	
発行者	株式会社　医学書院	
	代表取締役　金原　優	
	〒113-8719　東京都文京区本郷5-24-3	
	電話 03-3817-5600（社内案内）	
印刷・製本　法令印刷		

本書の複製権・翻訳権・上映権・譲渡権・公衆送信権（送信可能化権を含む）は㈱医学書院が保有します．

ISBN 4-260-24432-9　Y3500

JCLS〈㈱日本著作出版権管理システム委託出版物〉
本書の無断複写は著作権法上での例外を除き禁じられています．複写される場合は，そのつど事前に㈱日本著作出版権管理システム（電話 03-3817-5670, FAX 03-3815-8199）の許諾を得てください．

監訳者 序

　本書は，ドイツのLudwig-Maximilian大学心理学，神経心理学研究所およびMax-Planck精神医学研究所のJosef Zihl教授の著書"Rehabilitation of Visual Disorders after Brain Injury"（Psychology Press, 2000）の全訳である．

　Zihl博士の研究は多岐にわたるが，視覚の神経心理学に関するものが中心である．なかでも，脳損傷により対象の動きだけがわからなくなってしまった失運動視（akinetopsia）の症例に関する詳細な検討はつとに有名である．生理学の領域で，サルのV5と呼ばれる領域の神経細胞の多くが対象の動きにだけ反応することが明らかになったのとほぼ平行して，ヒトの脳のそれに相当する部位の損傷が運動視を消失させることが明らかとなったのである．症状出現には両側の大脳の対称的な病巣が必要なため，現在に至るまで，このような症状を示し，詳細な神経心理学的検討がなされた症例は，この1例しかない．

　しかし，この症例は，生理学の進歩とあいまって，われわれの脳における情報処理がどのように行われているかを考える際の，それまでの枠組みを大きく変える一撃となった．初期の皮質からより高次の皮質へ，単純で要素的な諸特徴が順次組み合わされ複雑な対象の認識に至るという階層的な考え方から，動きや位置，色，形などの諸特徴がその分析に適した経路に分かれてある程度独立に処理されていく，という考え方への変化を推し進めたのである．

　本書を訳そうと考えたきっかけは，両側の後頭葉に梗塞を生じてわずかの視野を残すだけとなった患者が，著しい日常生活上の困難をともなってわれわれの病棟に入院したことだった．訳者のひとりの境　信哉が，この本に記されているようなリハビリテーションの文献をみつけ，その症例にも施行することを提案，器具を作成した．その効果は，われわれにとって印象深いものだった．この種のリハビリテーションについてさらに勉強したいと考えていたときに，本書を見つけ出してきたのも境である．われわ

れは，本書をいっしょに読み，多くの人に読んでもらうために翻訳することに決めた．

　Zihl博士の科学的，かつ臨床的な姿勢は，リハビリテーションの研究においても貫かれている．症状の本質をよく研究して理解するところから始め，多くの場合は，残されている能力のなかで障害された機能をおぎなう目的に最適なものを選択し，有効な利用を訓練するという方法が用いられる．効果の判定も，その状況で可能な限り客観的に行われている．また，対象者が払う努力に，彼が得る利益が勝るものでなければ，リハビリテーションを行う意味がないことが，繰り返し強調されている．

　本書の多くの部分が，同名性視野欠損にともなう探索の障害のリハビリテーションにさかれている．同名性視野欠損は脳血管障害患者の20％に生じ，その60％が探索の障害を示すといわれる．その改善は，リハビリテーション全体の中でもけして小さなテーマとはいえない．にもかかわらず，本邦において，このようなリハビリテーションはほとんど行われていないように思われる．それどころか，同名性視野欠損にともない探索の障害が生じるという事実自体，あまり認識されているとは言い難い．

　さらに，大脳性弱視，大脳性色盲，バリント症候群，視覚性失認，中心暗点など，出会う頻度はより少ないが，重要で神経心理学的に興味深い症状のリハビリテーションの経験も報告されている．Zihl博士は，リハビリテーションを試みることは，ある症状の本質をさらに理解する方法のひとつであると考えているが，本書を読むとそれが実感できる．

　本書は，視能訓練士，作業療法士，理学療法士，言語療法士，看護師，心理学にたずさわる方，眼科医，リハビリテーション医，神経内科医，精神科医など，なるべく多くの分野の人々に読んでいただきたいと考えている．そのため，ある分野の人にとっては余分と思われる場合でも，他の分野の人には耳新しいと思われる場合はなるべく巻末に訳注をつけ，必要に応じて図も加えさせていただいた．

　最後に，翻訳の機会を与えてくださった山鳥　重先生，本全体の企画構想などに関して大変お世話になった医学書院の樋口　覚氏，森谷　等氏に感謝します．

　　2004年5月

平山　和美

シリーズのまえがき

　リハビリテーションは，病気やけがで損傷を受けた人々が健康にたずさわるスタッフ等と協力し，身体，心理，社会，また職業において自分の最善の状態を達成しようとする過程のことである(MacLellan, 1991)．そこには，不自由でハンディキャップとなる状態の影響を減らし，障害を受けた人々が最も適切な環境に戻れることを目的とする，あらゆる手段が含まれる(WHO, 1986；Wilson, 1997)．さらに，損傷を受けた脳に対し系統的な計画に従って経験を供給し，認知や脳のシステムに生じた障害を変化させようとする試みも含まれる(Robertson & Murre, 印刷中)．このような見方は，脳に損傷を受けた人々の評価，治療および自然回復を対象とする神経心理学的リハビリテーション*についてもあてはまる．

　神経心理学的リハビリテーションは，心理学の内外のさまざまな領域から影響を受けている．神経心理学や行動心理学，認知心理学は，最近のリハビリテーションの実践に，それぞれ重要な役割を演じている．神経の可塑性の研究や，言語学，老年医学，神経学その他の分野からの知見も同様である．したがってわれわれの原則は，唯一の概念的枠組みを確立することではなく，むしろそれが広範な理論的基礎を持つようにすることである．

　その広範な基礎が本シリーズに反映されていることを望む．1冊目はRoger Barker, Stephen Dunnett によって書かれた『神経の修復，移植およびリハビリテーション』で，この問題を説明し舞台設定をしている．2冊目は Josef Zihl による，脳損傷による視覚障害に関するものである．以下，言語や記憶，運動技能など特定の認知機能，神経心理学的リハビリテーションの社会，人格的な側面，リハビリテーションへの行動的アプローチに関する巻が近刊予定である．本シリーズはハンドブック形式のものなので，他の項目に関わる巻も，付け加えることができるものは，年余にわたり付け加えられていくであろう．

　どの巻も問題となっている話題に関するしっかりした理論的基礎に基づ

いているが，大多数の巻において，議論の中心は研究の企てから生まれてきた実際的，臨床的なリハビリテーション方法の開発に関するものとなるであろう．

本シリーズは，神経心理学者や臨床心理学者，作業療法士や言語病理学者，リハビリテーション医などのリハビリテーションの専門家，その他，脳損傷のある人々のリハビリテーションにたずさわる訓練士などに向けたものである．

神経心理学的リハビリテーションは，その発展において，とてもわくわくさせる状態にある．一方では，脳内で起こっている過程について教えてくれる機能的イメージング技術への興味が非常に高まっている．もう一方で，ここ数年，言語や記憶，注意，知覚の分野で，理論に導かれた数々の認知リハビリテーションの試みが始まっている．この2つに加え，関係機関において，リハビリテーションが健康管理体制にとって不可欠な部分であるという認識が高まってきた．もちろん，リハビリテーションの需要の認識には，どのようなシステムも評価されなければならないという考えがともなっている．痴呆を対象とする者を含めて，脳損傷者を対象とする仕事をしている者は事態の前進を感じている．本シリーズに，この歩みや，理論と実践の統合が反映されることを希望する．

McLellan, D.L. (1991). Functional recovery and the principles of disability medicine. In M. Swash & J. Oxbury (Eds), *Clinical neurology*. Edinburgh: Churchill Livingstone.
Robertson, I.H., & Murre, J.M.J. (in press). Rehabilitation of brain damage: Brain plasticity and principles of guided recovery. *Psychological Bulletin*.
Wilson, B.A. (1997). Cognitive rehabilitation: How it is and how it might be. *Journal of the International Neuropsychological Society*, 3, 487–496.
World Health Organisation (1986). Optimum care of disabled people. *Report of a WHO meeting*, Turku, Finland.

Barbara A. Wilson
Ian H. Robertson

---

* 神経心理学的とは，脳の損傷によって引き起こされる心理的変化がどのような神経機構のゆがみによって生じるのかを考え，正常な脳の機能がどのようにして実現されているのかについても理解しようとする学問である．そのような学問の成果を脳に損傷を受けた人のリハビリテーションに生かす試みが，神経心理学的リハビリテーションである(右頁の図参照)．

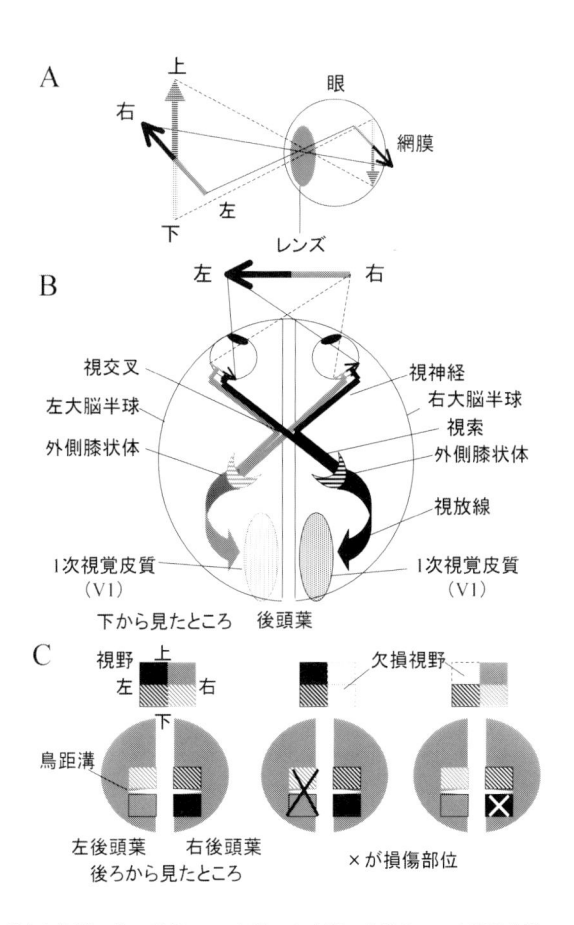

視覚の経路
　A：外界の対象と網膜の像の関係，B：網膜から大脳，後頭葉の1次視覚皮質への経路
　C：視野と後頭葉1次視覚皮質との対応(訳者注参照 p. 205)

まえがき

　本を書く人は，はじめは熱にうかされるものの，最後には錯覚に気づくことが多い．最初の草稿ができあがり，修正や改善のため原稿を読むたびに，幾分かでも自分の目的を果し得たか怪しくなる．主張はだんだん推測になり，結論は厳密さと一般的な意義を失い，最終的には，明確な事実と言える結果は少ししか残らないこともある．ともあれ，自分が研究や臨床に打ち込んできた話題について書くことは大きな冒険である．私は，局所的な脳損傷が視覚機能に与える影響の研究に加えて，脳損傷によって起こった視覚的な欠陥が非可逆的なものかどうか知ることにいつも興味を持ち続けてきた．回復や機能代償の過程の研究は，脳の可塑性，すなわち，機能的再組織化の可能性について心躍る洞察を与えてくれる．視知覚は常に好きな研究対象だったので，この感覚様式における回復と代償について集中的に述べるのが理にかなっているだろう．本書に記した研究を始めたのは20年ほど前のことである．研究が主として視野障害の患者に焦点を当てているのは，この種の患者が圧倒的に多いことを考えれば驚くべきことではない．したがって，かなり多くの患者について治療(個人的には「訓練」あるいは「系統的な練習」という言い方が好きなのだが)の効果を調べ，治療法の改良を行うことができた．その他の視覚的障害は，さほど多いものではないので，記した観察は単一症例研究的である．まれな障害をもつ患者が，その障害を診断できるだけでなく治療法まで知っていると期待されて「専門家」のところに紹介されることは，そうあることではない．いつも実際の症例をあてにすることはできないにしても，ほとんど不可能にみえることを試みるのは臨床神経科学者にとってやりがいのあることである．もちろん，単一症例での観察を多くの患者群について行った研究と同じように一般化することはできない．しかし，バリント症候群や視覚性失認のようにまれな視覚的障害の患者も，系統的な練習によって利益を得ることができると仮に結論するのは正当なことだ(半側空間無視とそ

の治療については，本シリーズにおいて別に1巻が出版される予定なので，本書では扱わない．脳損傷後の幻視の取り扱いについてはZihl & Kennard, 1986を参照）．患者の機能障害に対する科学者の興味や，患者を正確に評価し有効に治療する専門家の責務が，適切なリハビリテーション方法の開発や，すでに存在する手順の改良につながることを期待する．神経心理学的リハビリテーションに関しては，虚無主義はあってはならないことである．この本に書かれた経験や観察が，この領域の仲間達にとって仕事の助けになり，さらなる発展を刺激することになるなら喜びである．

　さまざまな研究に参加してくださった患者さんの信頼と意欲，そして忍耐強さに深く感謝している．重要な問題（リハビリテーションの研究には重要な問題が山ほどある！）についての議論に際して，仲間達が思考の糧を与えてくれたことにお礼を述べたい．患者の評価や訓練の手助けのみならず，眼球運動の記録と分析，それらの図の作成を行っていただいたChristel Schmidに感謝する．その他の図をすべて作成していただいたAnne Wendlに感謝する．援助を続けてくださったMax-Planck Institute of Psychiatryおよび Deutsche Forschungsgemeinschaftに感謝する．研究の一部はSFB462の援助を得て行われた．最後に，本書の出版にあたってお世話になったPsychology Pressに対しお礼を述べたい．

目次

監訳者序 ……………………………………………………… iii
シリーズのまえがき ………………………………………… v
まえがき ……………………………………………………… ix

第1章　序 ……………………………………………………… 1

第2章　視野障害 …………………………………………… 13
  1. 型と出現頻度　14
  2. 自然回復　19
  3. 自発的適応　21
  4. 系統的な治療による暗点の回復　41
  5. 眼球運動による代償　44
    a. 衝動性眼球運動の振幅の拡大　46
    b. スライドを用いた視覚的探索の練習　59
    c. 探索理論を応用した視覚的探索の練習　72
    d. 長期的な効果　82
  6. 半盲性難読の治療　85
    a. 電気的な読字補助装置を用いた練習　93
    b. パーソナルコンピューターを用いた
　　　タキストスコープの文章呈示　96
  7. 視覚的補助具と頭部のシフト　104

第3章　視力，空間コントラスト感度，視順応の障害 … 107
  1. 視力　108
  2. 空間コントラスト感度　108
    a. コントラスト感度の自然回復　111
    b. コントラスト感度の訓練　111

3. 明順応と暗順応　　　114

第4章　色覚障害 ……………………………… **117**
　1. 自然回復　　　119
　2. 色覚の練習　　　121

第5章　視空間知覚の障害 ……………………… **127**
　1. 自然回復　　　130
　2. 視覚による定位の練習　　　130
　3. バリント症候群とその治療　　　145

第6章　視覚性失認 ……………………………… **157**
　1. 視覚性失認の諸型　　　159
　2. 自然回復　　　161
　3. 治療　　　162

第7章　中心暗点 ………………………………… **179**

付録 ………………………………………………… 197
　　a. 同名性視野障害/197　　b. 空間周波数感度/199
　　c. 色覚/200　　d. 視空間的知覚/200　　e. バリント症候群/201　　f. 視覚的認識/202　　g. 中心暗点/203

訳者注 ……………………………………………… 205
文献 ………………………………………………… 229
事項索引 …………………………………………… 239
人名索引 …………………………………………… 246

第1章

序

神経科学の歴史の始めから，視覚の研究は主にいろいろな視覚障害の本質の解明とそれらの障害を引き起こした脳損傷部位の同定に関わってきた(わかりやすい総説は Grusser & Landis, 1991 参照)．大脳後方の損傷により視覚が選択的に消失した患者に関する初期の臨床報告は，さまざまな視覚機能が大脳皮質に分布しているという，何年も後になって解剖学や電気生理学，行動上の証拠によって確認される概念を暗示していた(Desimone & Ungerleider, 1989 ; Felleman & van Essen, 1991 ; Zeki, 1978, 1993)．いまや，視知覚の神経生物学的な基礎についての理解が大きく進歩し，視覚皮質が機能的に特殊化され，対象の認知や空間内の方向づけなど，複雑な視覚能力を支える柔軟なネットワークを作り上げているということが一般に受け入れられている(Corbetta, Miezin, Shulman, & Petersen, 1993 ; Tootell, Dale, Sereno, & Malach, 1996)．視覚の神経心理学は，いまだ神経科学上の重要な話題であり，どのようにして低次ないしは高次の「処理ユニット」が情報の断片を統合するか，さまざまな相互作用によって協力しながらどのように時空内における視知覚の整合性を得て維持しているかなどの研究は，刺激的で，今後数年におけるたいへん有望な課題である(論評は Cowey, 1994, と Driver & Mattingley, 1995 参照)．

　視知覚の大脳における組織化に関する研究が数多く存在するのに対し，後天性の脳損傷患者における視機能の回復に目を向けた研究はほとんどみられない．たとえば脳卒中患者の 20〜40% に視覚の障害を生じる(Heir, Mondlock, & Caplan, 1983a ; Sarno & Sarno, 1979)ということを考えると，この事実は一見，理解しがたいといえよう．

　さらに，視覚障害は認知成績に影響を与え(Uzzell, Dolinskas, & Langfitt, 1988)，リハビリテーション手段の効果を減らして，就業を困難にすることがある(Groswasser, Cohen & Blankstein, 1990 ; Reding & Potes, 1988)．研究が少ない理由は，おそらく視覚の回復や視覚のリハビリテーションに対する関心がないとか，この領域の脳研究が認識されていないということではないだろう．1867 年には早くも，Zagorski が左側の視覚が失われたと訴えた 35 歳の女性患者を報告している．視野計[1]による計測で，おそらく右の後頭葉の出血によると思われる，完全な左半盲が明らかとなった．8 日後，患者は左視野に光の感覚が戻ってきたと語り，6 週間後には

完全に視野を取り戻したと語った．視野計による視野測定が約1週間ごとに行われた．その結果は，患者の報告と一致した．盲の領域が継時的に小さくなり，最後には左視野がもとに戻ったのである（図1-1参照）．これがおそらく，脳損傷後の視覚の回復に関する初めての報告と思われる．

WilbrandとSaengerは著書 *Handbook for neurologist and ophthalmologists*(1971)の1章をさいて，同名性半盲[2]の発生率と経過について包括的に論じている．彼らの観察によると，完全な皮質盲[3]患者の視覚の回復は，はじめ一方の視野に起こり，わずかではあるが後に視覚が完全に戻る患者もいた．ほとんどの症例で，視覚の回復は時間単位，日単位の間に起こるが，その過程がもっとゆっくりとしていて，数週かかっても完了しない例もあった．似たような経過は同名性半盲の患者にもみられた．

同じ年(1971)に，Poppelreuter(1917/1990)が後頭葉の銃創による視覚障害についての論文を刊行，視覚障害に対する詳細な検査結果だけでなく，観察した自然回復と系統的治療の効果についても報告した．Poppelreuterのアプローチは実験に基づいた，しかもたいへん実用的なものだった．それは彼の次のような発言に現れている．「どのような介入であれ，最低限，人が再びいろいろと話し合い，字を書き，新聞を読み，勘定が計算できるようになるのを目的とするものでなければならない」．

Poppelreuterは，急性期には機能障害が過大評価されることを指摘した．しかし，完全な自然回復は一般的というより例外的なものである．したがって，彼の患者の大部分にはリハビリテーション手段が必要だった．Poppelreuterは，起こった改善が間違いなく治療の効果だと証明するのは容易でないことに気づいていた．「きちんと統制を行ったうえでないと，系統的な訓練が有効であったかどうかについて中身のある議論をすることはできない」．彼は特に視野欠損患者の読みの改善を目標とした．すでに，傍中心部[4]の視野欠損は語の知覚のみならず，読むための眼球運動の誘導も損なうことに気づいていた．そこで，患者は行の初めから終わりまで系統的に視点を移すことによって，視野欠損を代償するのがよいと考えた．

その結果得られた読みの改善は，大脳性視野欠損の眼球運動による代償の，私の知る限り初めての例である．Poppelreuterによれば，1つの機能

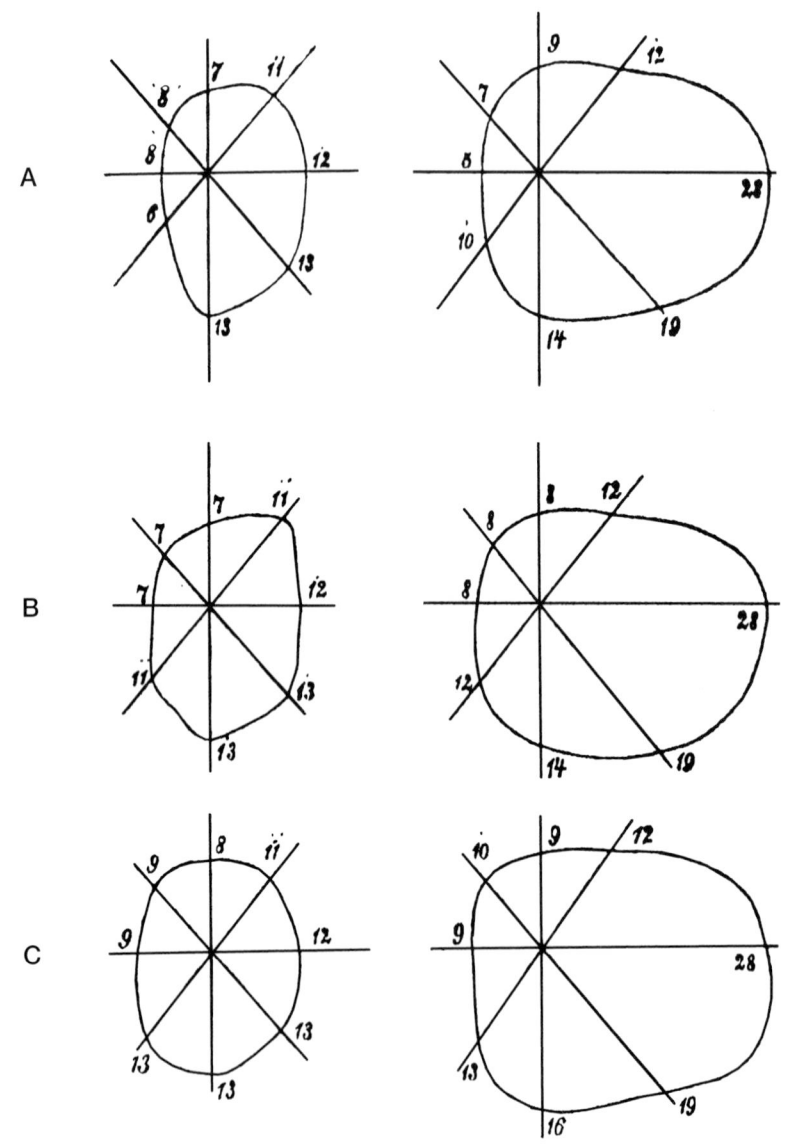

図1-1　Zagorski(1867)の症例. 左半側視野の自然回復
左：左眼の視野，右：右眼の視野
A：1867年6月11日，B：同年6月26日，C：同年7月27日の視野検査の結果．左側の視野は完全に回復した．

(傍中心視野)の他の機能(眼球運動)による代償がうまくいくかどうかは，代償に用いられる機能が正常な状況においても問題となる行動に関与しているかどうかにかかっている．Poppelreuter が行った脳損傷後における視覚の回復の観察と，脳損傷による視覚障害患者の系統的な訓練の経験は，後頭葉損傷患者の視機能回復という点では，その後の文献において大部分が無視されてしまった．Teuber，Battersby や Bender(1960)の古典的な論文においてさえ，似たような患者群，すなわち第二次世界大戦で脳に弾丸による傷を受けた兵士達の視機能の回復について質的なデータがわずかに報告されているだけであり，患者の障害を治療しようとする試みはなされなかった．その後，Teuber(1975)は第二次世界大戦や朝鮮戦争，ベトナム戦争で脳に損傷を受けた 520 人の経過観察の結果を報告している．そこでは，障害された視野の視覚は回復することがあるという Poppelreuter の観察が確認された．

　ヒトで，脳損傷後の視覚回復の研究に対する興味が薄れていくのと対照的に，動物実験では，視覚をつかさどる脳部位につくられた病巣の効果に対して脳研究者の興味が増大していった．とくに Klüver(1942)は，実験的に限局性の病巣をつくってサルの視覚について研究し，両側の後頭葉を破壊して起こる視覚情報処理の消失は著しいが，完全なものではないことを見出した．しかし，たとえばサルが対象を空間的に定位できるようになるには，「十分長い期間の訓練」が必要であった．Helen という有名なリスザルの例では，両側の有線皮質(1 次視覚皮質)がほとんどすべて切除され 8 年以上にわたり研究対象となった(Humphrey, 1974)が，自然な環境での練習によって，程度は限られるものの，視覚を用いた行動が再びできるようになることがわかった．Cowey(1967)や Weiskrantz，Cowey(1970)は，サルを用いて，光る標的を検出する能力で定義した暗点[5]の大きさが，網膜損傷による場合は変化しないが，脳損傷による場合は練習により縮小することを納得のいく形で示した．さらに完全で特異的な視覚の回復さえ Mohler と Wurtz(1977)によって示された．病巣がつくられて 8 週後に，皮質の損傷による暗点内に呈示された光点の検出障害が回復し，光点に向けての衝動性眼球運動[6]の不正確さがなくなったのである．やはり，回復には系統的な練習が必要だった．その回復は，おもに暗点の中でも練

習に用いられた領域で認められたのである．したがって，後頭葉の病巣は必ずしも回復不能な視覚の消失を起こすのではなく，回復に系統的な治療を必要とするということがいえる．もちろん，動物を用いて得られた研究結果を，ただちに患者の場合に当てはめることはできない．たとえば，患者が皮質性の暗点に呈示された光刺激に正確に反応する場合があることが知られている．患者が標的の存在に全く気づいていないために「盲視」と呼ばれるこの現象が発現するためには，特別の検査条件が必要であり，一般の患者がこの能力を示すのは系統的な練習を行った後でのみのことである（論評は Weiskrantz, 1986 参照）．

この「残された視覚的能力」が，回復によるものか，損傷を免れた視覚皮質に残った機能の現れなのか，それとも膝状体有線皮質外系路など損傷の影響を受けていない視覚機能[7]の現れなのかは，いまだに決着のついていない問題である．しかし，患者はこの副次的ないしは無意識の視覚機能を利用することができないので，「盲視」が視覚的な困難を減少させるとは考えられない（Zihl, 1980）．それゆえ，皮質性の暗点のあるサルと同様，これらの患者の「盲」視野で視覚的処理が行われていることは間違いないのだが，患者が盲視によって「視覚的に回復」しているとはとてもいえないのである．したがって，この種の視覚情報処理を発現させようとする練習方法は，後頭葉損傷による視野欠損のある患者の適切な治療とは考えにくいようである．それでも，サルの病巣研究はヒトの視覚機能の回復に対する理解に十分貢献してきた．

そこでわかったことの1つは，障害を克服するためには集中的で系統的な訓練が必要だが，サルの視覚機能は要素的なものも複雑なものもあきらかに回復してくる，ということである．もう1つは，ある特定の視覚能力の完全かつ回復不能な消失は，その能力に関わる神経回路内の複数の構造が損傷したときにのみ起こる，ということである（Frommer, 1978；Rothi & Horner, 1983；Stein, 1994 などの総説を参照）．たとえば Mohler と Wurtz（1977）は，同側の上丘を同時に破壊すると有線皮質の損傷による盲が決して回復しないことを示した．ヒトにおける似た例として，有線皮質と後部視床[8]に損傷のある患者は，有線皮質だけに損傷のある患者に比べ，視野欠損の代償に関して治療効果が乏しい可能性が示唆されている（Zihl, 1995a, b；詳細はp.71を参照)．したがって，病巣の大きさを正確に統制することが，脳損傷後の視覚の回復を研究するうえで特に重要である．

　脳損傷後のリハビリテーションにおいてまず第1に答えるべきことは，そもそも回復の潜在的可能性が存在するのか，という点である．もし，ある視覚機能がすべて1つの皮質構造に依存しているとすると，その構造が完全かつ非可逆的に損傷してしまえば，障害された視覚機能の回復は期待できない．残念なことに，脳画像の技術が著しく進歩しているにもかかわらず，脳損傷の可逆性，非可逆性の定義の問題はいまだ解決されていない．もちろん，自然回復例をみると脳損傷は可逆的な帰結をもつことが推測しうる(Bosley et al., 1987参照)．しかし，その逆も常に真であろうか？

　つまり，自然回復がなければ，問題の脳構造は本当に非可逆的な損傷を受けているといえるのだろうか？　同様に困難で重要な問題は，皮質のどの場所が各視覚機能と関係しているのかということである．「機能的特殊化」は機能の厳密な局在を意味しない．もしそういう意味なら，特定の皮質領域の損傷は問題の機能を完全かつ非可逆的に破壊することになってしまう．しかし，以下に述べる2つの症例研究によって明らかになるように，状況はもっと複雑なのである．

　症例LMは，静脈洞血栓症が原因で生じた両側の大脳後部の損傷によって，ものの動きを見る能力をほとんど失ってしまった(Zihl, von Cramon & Mai, 1983；Zihl, von Cramon Mai & Schmid, 1991)．しかし，どうしたわけか，もし，(1)たった1つのものが動いていて，(2)動く速さが1秒間に$6°$[9]を超えず，(3)動きの方向が水平か垂直ならば，対象が動いているのを見ることができた．この残存する運動知覚は，V5[10]（「運動視」の領域）の破壊が不完全だったせいかもしれないし，他の視覚領域の働きにより説明できるのかもしれない．LMが動いている対象を見ているときの脳活動を測定しても，どちらの半球のV5にも活性化はみられなかった．驚いたことに，活性化は他の視覚領域(V3[11])と上頭頂小葉[12]（ブロードマンの7野）に認められた．2つの領域は運動の視覚的な処理をするために「機能的に特殊化」しているという知見はなく，健常者では同じ実験条件でも活性化することがない．しかし，この患者に残っている運動視を担う脳部位

の候補にはなりそうである(Shipp et al., 1994)．したがって，きわめて限られた条件下ではあるが，運動視は V5 なしにも可能なのだ．この「残された」運動視は何年たってもそれ以上に良くなることはなかった．また，それができれば日常生活における重度の視覚的ハンディキャップが軽減されただろうに，損傷を受けた V5 の役割を代償するために LM によってこの能力が利用されることもなかった．にもかかわらず，彼女は長い間には自分の重大な視覚障害にうまく対処する方法を身につけた．なんとか買い物をし，公共交通機関を利用し，アパートに暮らし，誕生パーティーなどの社会的催しに参加したりできるようになったのである．しかし，その対処法は，主として動いているものや人を見ないようにすることに基づいていた．

症例 DF は Milner ら(1991)によって報告された．彼女は壊れたガス湯沸し器を使ってシャワーを浴びていて窒息し，両側大脳後部の損傷を受けて，視覚による形態の認識に重大な障害を被った．たとえば，単純な形や線の方向の弁別がきわめて困難だった．これらの課題で成績が不良であるにもかかわらず，ドアを開けたり，握手したり，食事したり，形や大きさ・方向が異なる対象に正確に手をのばし掴むなど，視覚を用いる日常生活においてほとんど不自由を示さなかった．

Milner らは，このような視覚運動能力が保たれているのは，視覚的な形態の分析を行う後頭葉がまだ機能していて，そこから視覚的な情報に従って手や指の動きを制御する頭頂葉の機構へと繋がる(意識にのぼらない)経路に依存している，という仮説を提示した．したがって，視覚的形態の意識にのぼる形での知覚や認識は，視覚に基づいて手や指を適切に動かすために決定的に必要なわけではない．残された運動視から利益の得られなかった LM と異なり，DF は日常生活動作において「残された」視覚的形態処理の能力を利用することができたのである．

この 2 症例にみられた残存視覚機能や代替的な視覚機能の使用を，回復と考える人はまずいないだろう．しかし，これらの観察や他の類似の観察は，失われたり，損なわれたり，保存されたり，代用されたりしている視覚機能の，正確で詳細な分析が必要だということを明らかに示している．

それを怠ると，機能の保存や代用が機能の回復と混同されてしまいがちである．保存されたり代用されたりしている視覚能力の存在を明らかにするために練習が必要な場合には特にそうである．練習は，残存視覚を否認する症例(いわゆる陰性のアントン症候群[13])や，抑うつや動機づけの低下が併存するせいで自発性の減少している症例においては，特に重要かもしれない(たとえば，Feibel & Springer, 1982 ; Richards & Ruff, 1989).

　脳の損傷部位や大きさは患者によってさまざまである．しかし，それはある視覚症状や症状の組み合わせの(初期の)重篤さには反映されないこともある．視覚機能の回復だけでなく代償による改善も，視覚皮質を越えた脳構造との間の統合や，視覚に関するいろいろな構造を結ぶ線維連絡に依存している可能性がある．患者を，動物のように，「統制された」一定の環境に置くことはできない(むしろ，置くべきではない)ということも困難な点の1つである．したがって，どんな種類の機能の改善も「環境の」変化のためであると考えることも可能である．最後に，脳の機能が「自然」回復するにはどれだけ多くの時間が必要で，もう(これ以上の)改善は期待できないと確信をもって言うためにはどのくらい長い時間治療を続ければよいのだろうか？　系統的な介入が早期に行われて，問題の機能が部分的にしろ完全にしろ回復したとき，その改善は系統的な介入が行われなくても生じていたかもしれないと考えることも，合理的である．これは堅苦しい議論ではあるが，機能障害の発生から数週あるいは数カ月もたって障害が安定したと考えられる時期に治療が始められた場合でさえ，容易に却下することはできない．

　この問題を避ける方法の1つは，実験群に対して統制群を用いることである．これは方法論的には申し分のないようにみえるが，ここでも脳損傷の均質性と環境による影響の統制という問題を扱わなければならなくなる．

　もちろん患者にとっては，結果が有益であるならば改善がどのようにして生じたのかは関係ないが，研究者にとってはそうではない．治療法の採択は，背景となる理論的な根拠に基づき，非特異的な要因(たとえば，意欲，感情の状態，社会的支援；Robertson, 1994)を統制したうえで行うべきだとする議論がある．これらの要因は特定の治療法そのものにはほとんど影響

を与えないにもかかわらず，改善を妨げたり促進したりすることがある．したがって，神経心理学におけるリハビリテーションの研究は大変手間がかかるだけでなく，真に満足できる方法論のない難しい課題といえよう．また，多くの時間や資源，労力を費やしたからといって成功が約束されているわけではなく，リスクの大きなものといえる．しかし，方法論的な観点からだけでなく，ある特定の治療法の有効性を正当に決定する基礎となる，対象者の選抜基準を作るためにも，否定的な結果の報告は肯定的な結果の報告と同じくらい重要である(Balrow & Hersen, 1985)．もちろん，新しい練習方法を作り出し試しているとき，いつもリハビリテーションに対するその方法の潜在的意義を予見できるというわけではない．可能なのは，治療方法の開発や評価のデザイン，患者の選択基準の決定，治療後に改善度を測定する方法の選択を，事前に行っておくことである(Baddely, Mead & Newcome, 1980)．

これは，より自立した質の高い生活をするための機能改善という意味での，リハビリテーションの観点から重要なだけではなく，患者の動機づけという観点からも重要である．日常生活における改善が自覚できるのが早ければ早いほど，参加意欲が高まり，自分の特別な困難や，新しくて未知で不慣れな状態への対処に熟達しやすくなるからである．

神経心理学的リハビリテーションに関する出版物の数は増加し，1991年には専門誌(*Neuropsychological Rehabilitation*)も創刊されたが，この領域はいまだ対象として十分に注目されているとは言いがたい．脳機能の回復や代償の研究は，神経心理学的リハビリテーションにとって重要なだけでなく，脳の組織化や再組織化，脳の可塑性を理解するのにおおいに役立つ可能性があるので，これは残念なことである．「病理的な」状態の，脳と行動の関係について知れば知るほど，良いリハビリテーションの方法を開発することができ，患者の利益となることだろう．脳損傷による視覚障害について言えば，視覚はおそらく人間にとってもっとも大切な感覚であり，多くの運動機能を誘導するために必要なので，そのリハビリテーションが必要だという点については合意がみられている．したがって，視覚障害を理解し正確に同定することや，特別の治療を行うことは患者の機能的自立を最大にするうえで重要である(Anderson & Rizzo, 1995 ; Raymond,

Bennet, Malia & Bewick, 1996).

　本書は，獲得性の脳損傷による視覚障害のリハビリテーションを論じている．以下の章では，おもな大脳性視覚障害を記述し，自然回復の観察を報告し，治療方法について概説する．理解を容易にするために，どの章でも，はじめに個々の視覚障害について短く説明し，それによって患者にどんな不自由やハンディキャップが起こるかを述べる．そのあと，自然回復の観察，治療効果の研究について理論的根拠と結果を記す．著者の研究から多くの知見が得られた．その中には，公表されているものもあるし，そうでないものもある．比較的大きな患者群について結果の得られている治療法もあるが，単一症例の観察によるものもある．視野障害に関する研究のように，系統的に準備し，このような研究に必要な基準を満たす方法論を適用したものもある．その研究では，十分多くの患者を対象にすることができ，対象者内で測定を繰り返す方法が使えたので，各患者の治療前後におけるそれぞれの検査成績を直接比較することが可能だった．この研究デザインは，リハビリテーションの研究においては，ランダムグループ研究より実行しやすいし，たとえば半側空間無視[14]のリハビリテーションにおいて示されているように，(Antonucci et al., 1995 ; Pizzamiglio et al., 1993 など)治療効果を示すうえで同じくらい役に立つ．

　他の症例，たとえば大脳性色盲[15]やバリント症候群[16]，視覚性失認[17]例では，治療法はその場その場のものとならざるをえなかった．彼らは，日常生活における「緊急に必要な最小限」の自立を再獲得するために治療を求めていたが，効果の証明された治療法はなかったからである．しかし，自然回復，治療効果，観察された改善に寄与したかもしれない他の非特異的な要因の3者を区別するための用意は行った．以上の点からみて，報告した治療方法は暫定的で，予備研究的なものである．適切で方法論的にしっかりした評価や治療の方法を開発する必要がおおいにあるのは確かだ．本書に記した観察が，そのような方法を開発し改善するうえで何らかの発見的な価値をもち，それによってこの問題に関する新たな研究の刺激となることを望んでいる．

　眼球運動の記録が，走査[18]や探索の課題のみならず読みの課題においても，患者の適応や代償行動を評価するうえで大変役に立つということ

は，ここで述べておくべきだろう．眼球運動の記録により，衝動性眼球運動の定位[19]成績や固視[20]の正確さも詳しく測定できる．さらに，練習前後の眼球運動を分析すると，観察された改善の背景にある適応過程を測り，理解することができる．したがって，眼球運動は練習効果の客観的評価に利用できる．興味深いことには，患者の多くは文を読んだり対象を走査したりしているときの自分の眼球運動に大変興味を示し，自分たちの眼の動きがいかに手間隙かけて行われているかを知るととても驚く．眼球運動の記録を示すことは，患者個人の障害をわかりやすく説明するのに役立つだけでなく，治療が必要な理由や，練習がどういう組み立てになっているかを説明するのにも役立つ．この情報は自分の視覚障害に対する患者の洞察を助け，必要な治療に対する意欲を高める可能性がある．すべての患者に自分の視覚的な障害や困難についてよく知ってもらうことは，われわれにとって大きな関心事であるとともに，意欲をそそることである．

中心暗点[21]のある患者については特別に1章を当てた．この型の視野欠損はまれだが，複数の重篤な視覚障害があり，特殊なリハビリテーションの方法を必要とすることが多いからである．

第2章

視野障害

1. 型と出現頻度

　視野障害は網膜と有線皮質(1次視覚皮質)の間の視覚経路[22], いずれの場所の損傷でも起こりうる. 網膜と外側膝状体を結ぶ線維の交叉する場所, 視交叉は, 交叉前(あるいは末梢)と交叉後(あるいは中枢)の視覚路を区別する目印として使われる. 交叉前の一側性の損傷は病巣と同側の眼の視野だけを侵すが, 交叉後の損傷はどちらの眼とも損傷部位と反対側の半分の視野に視覚障害を生じさせる. そのため, このような視野障害は「同名性」と名づけられる(Harrington, 1976 ; Miller, 1982 ; Walsh & Hoyt, 1969 を参照). 視野障害は視野計によって定量的に測定できる(Aulhorn & Harms, 1972 ; Ellenberger, 1974 ; Harrington, 1976 など参照). 通常の視野計測では, 一定の大きさと明るさの標的が周囲から視野測定用の球面の中央に向かってゆっくりと移動する. 被検者は, 視野計の中央にある小さな赤い点から眼を離さずにそのターゲットを見つけ, ブザーを押して出現を知らせる. 視野の広がりは, 被検者がターゲットを見つけた位置で決められる. 詳細な視野検査では, 標的に色や形を用いて同様の測定をすることで, 視野のどこでも視覚の質的, 量的な性質を調べることが可能となる.

　同名性の視野障害は普通, (1)欠損の質, (2)障害された視野の場所, (3)欠損の量的な程度によって分類される. 欠損の質に関していえば, 視覚は障害された視野領域で完全に失われる(盲)ことも, 1つあるいはそれ以上の視機能だけが失われることもある. たとえば, 明暗視は正常ではないが残っているのに色と形の視覚が失われる(いわゆる大脳性弱視[23], 詳しくは p.108 参照)こともあるし, 他の視機能が保たれるのに色覚が失われる(色盲)こともある.

　図2-1〜2-3に一側あるいは両側の脳損傷で頻度の高い視野障害を示した. 最も多い型は半盲(1つの半側視野での視覚消失)で, 四分盲(1つの1/4視野での視覚消失), 傍中心暗点(中心窩付近の視野にある盲の島)がこれに続く. 色覚の選択的消失は半側視野(半側色盲)でも上1/4視野でも見られるが, 同名性の弱視は1つの半側視野で起こることが多い.

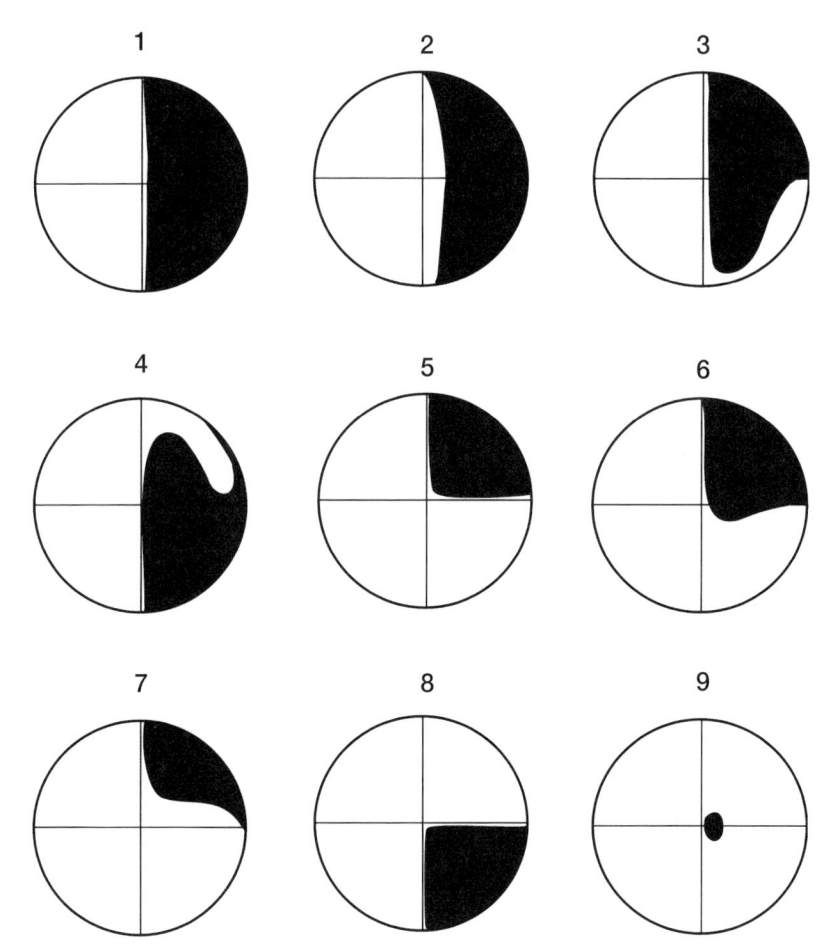

図2-1 一側性同名性視野欠損の例(両眼性に障害された領域を黒で示した)
　1, 2：中心窩[24](1.5°)回避, 黄斑[25](6°)回避のある半盲；　3, 4：上および下の耳側半月[26](三日月)の保存された半盲；　5, 6, 7：種々の程度に視野が保存された上四分盲[27]；　8：下四分盲[28]；　9：傍中心暗点[29]

　表2-1は頻度の高い同名性視野障害の型, 出現頻度, および背景となる病因をまとめたものである. 一側性の同名性視野障害(約90%)は両側性の同名性視野障害よりずっと多い. 病因としては, 梗塞(約60%)が最もありふれている(Trobe, Lorber, & Schlezinger, 1973；Zihl, 1989も参照). 視野

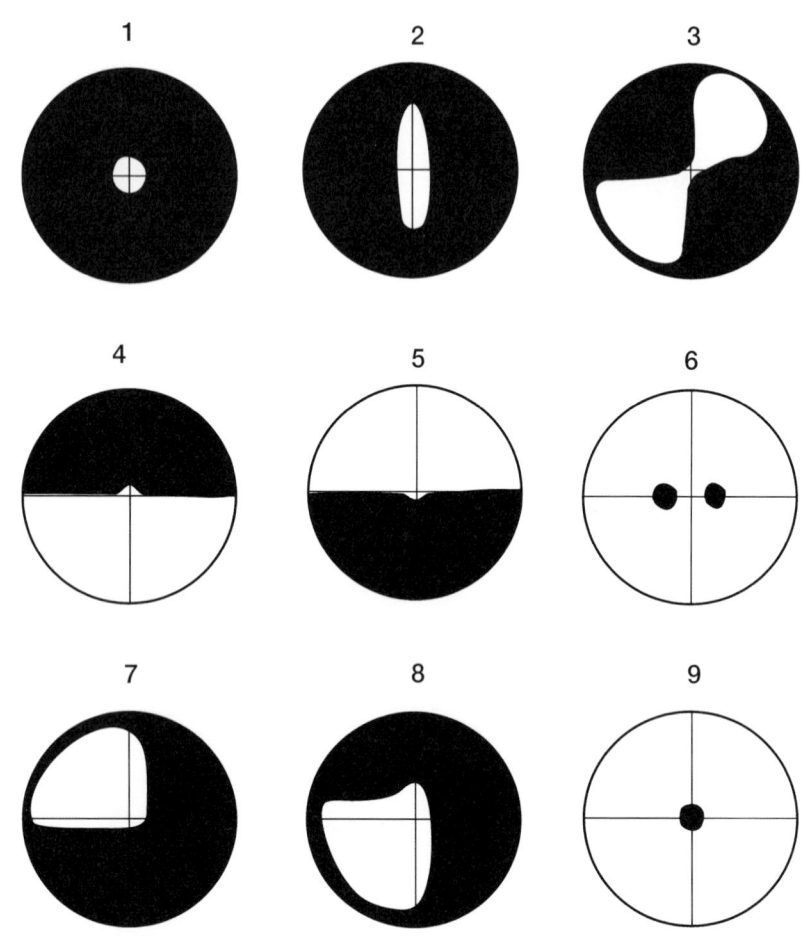

図 2−2 両側性同名性視野欠損の例(両眼性に障害された領域を黒で示した)

1：両側性半盲[30]（「トンネル視」[31]）； 2：上下の垂直軸に沿った回避のある両側性半盲； 3：両側性交叉性四分盲[32]； 4, 5：両側性の上，下半盲（上水平半盲[33]，下水平半盲[34]）； 6：両側性傍中心暗点[35]； 7, 8：3つの1/4視野の消失[36]； 9：中心暗点[37]

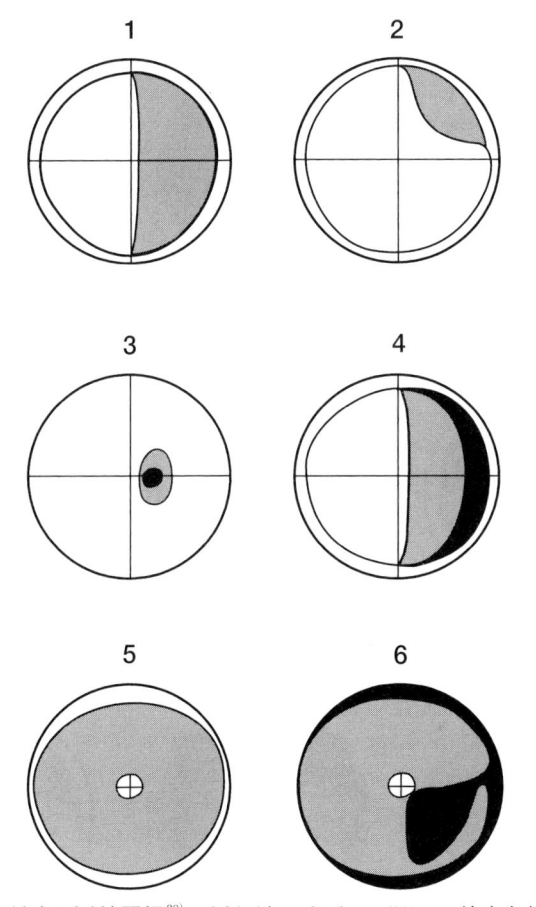

図 2-3 大脳性（同名性）弱視[38]の例（灰色の部分；両眼での検査条件で）
1：半側弱視，2：不完全な上方（1/4）の弱視，3：傍中心暗点の周囲の弱視領域，4：耳側半月が盲の半側弱視，5：中心が回避された両側性の半側弱視，6：耳側半月が部分的に保存された不完全下四分盲をともなう，両側性の半側弱視．黒は視覚がすべて失われた（盲の）領域を表す．

の保存（回避）[39]という言葉は，視野の中で視覚が保たれている場所，たとえば半側視野，1/4 視野などを表すのに用いることも，障害を受けた側の半側視野内で温存された部分を，中心窩からの視角（°）[40]で表すときに用いることもある．

表 2-1　同名性視野障害の型と病因

(視交叉後の脳損傷者714人の結果)

型と病因	患者数 n	%
(A) 視野欠損の型		
一側性($n=634$；88.8%)		
半盲	413	65.2
上四分盲	54	8.5
下四分盲	48	7.6
傍中心暗点	49	7.7
半側弱視	70	11.0
両側性($n=80$；11.2%)		
半盲	43	53.8
四分盲(上および下)	8	10.0
傍中心暗点	11	13.7
中心暗点	10	12.5
弱視	8	10.0
(B) 病因		
後頭葉梗塞	439	61.5
後頭葉出血	104	14.6
閉鎖性頭部外傷	81	11.3
腫瘍(術後)	39	5.5
低酸素脳症	28	3.9
その他	23	3.2

　表2-2に示したように，大多数の患者で回避は0.5°から5°の範囲にみられる．回避が少ない患者はより障害が重く，読書など中心窩付近の視野に決定的に依存する視覚能力については特にそうである(p.85参照)．

表2-2 一側性視野障害者の視野の回避　　　(n＝634；数字は百分率を表す)

視野欠損の型	<2°	2～4°	5～10°	>10°
半盲(n=413)	34.1	40.3	18.0	7.6
上四分盲(n=54)	18.2	40.2	28.4	13.2
下四分盲(n=48)	16.7	37.5	29.2	16.6
傍中心暗点(n=49)	34.7	38.8	22.5	4.0
半側弱視(n=70)	31.5	34.3	23.9	10.2

2. 自然回復

　片側，両側いずれの交叉後損傷がある患者でも視覚の回復が起こりうることはずっと以前からわかっていたが，多数の症例についての系統的な研究はわずかしかない．Hier, Mondlock と Caplan(1983b)の研究では，発症から約8カ月までの間に，一側の同名性視野欠損の患者41人中約30%に回復がみられた．彼らは量的視野測定法の代わりに対座法[41]を用い，半盲有無で回復を判定した．私たち(Zihl & von Cramon, 1986a)は，一側性の視野欠損がある111人の患者の12%に自然回復を認めた．一側性の視野欠損がある225人の患者でも，初めの3カ月の間に同様の回復率(16%)が示された(Zihl, 1994)．興味深いことに，視野の回避が5°より小さい患者では回復した視野の平均が3°(範囲1～6°)，少なくとも10°ある患者では回復した視野の平均が7°(範囲3～24°)で，後者のほうが大きかった．半盲の完全な自然回復は，4人(1.8%，全例が後頭葉の出血)の患者にみられただけだった．図2-4は視野の自然回復の例を示している．ある視野領域が盲から回復するときの質的な順序は，明暗視，次いで色と形という順に起こるのが普通である．回復した領域が弱視のまま，つまり，明暗視のみが回復するが，その明暗視も低下したまま完全にもとにはもどらない症例もある．ここで，同名性半盲の自然回復は，多発性硬化症[42]の患者においても観察されるということを付け加えておかねばならない(McDonald & Barnes, 1992 参照)．Plant ら(1992)によれば，18人の患者のうち14人が，

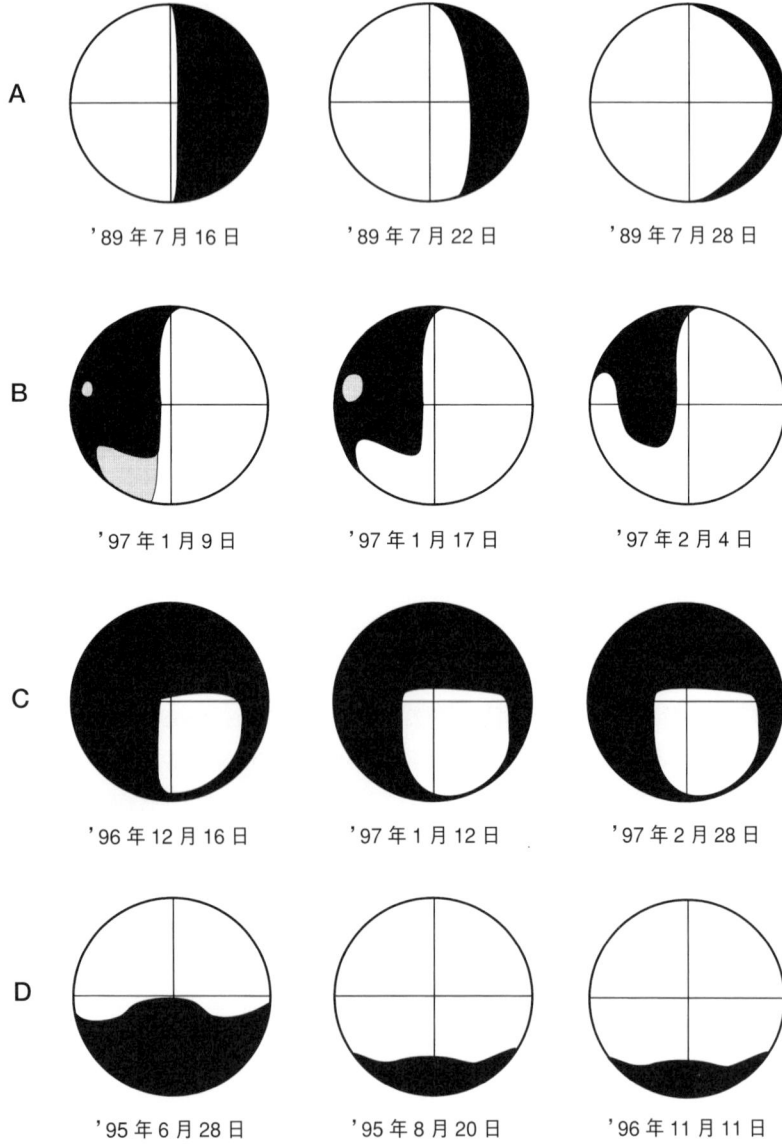

図 2-4　視野の自然回復(患者 4 名における結果．両眼視による視野)
　後頭葉梗塞後の片側性(A，B)，または両側性(C，D)の同名性視野欠損(60°の範囲を図示)をみとめる．黒：視覚が失われた(盲の)領域，灰色：弱視領域．視野の下の日付は視野計測の日時．

4週から12カ月以内で完全に自然回復した．しかし，半盲は多発性硬化症の慢性的な欠損として残存することもある．

視覚の自然回復は完全な大脳性盲の患者でも報告されている．さまざまな著者(Bergmann, 1957; Gloning, Gloning, & Tschabitscher, 1962; Symonds & Mackenzie, 1957)による合計111人の患者についての報告を要約すると，経過と程度はそれぞれ異なるが，81人(73%)の患者で視覚が回復した．完全な回復は症例の6%にみられたのみで，残りは部分的な回復にとどまった．視覚の回復は標準的には8から12週の間に起こったが，脳損傷後2年にもわたって回復のみられた患者もいた．視覚の回復パターンは多かれ少なかれ，決まった段階を踏んで起こるようにみえる(Gloning et al., 1962; Poppelreuter, 1917/1990; Teuber et al., 1960)．しばしば，光覚がはじめに回復する．それは未分化な感覚で，またいたり，動いたりする刺激を用いると引き起こしやすい．患者は普通，動きの方向やスピードは指し示すことができないが，刺激の位置は報告できる．

次の段階では，患者は「漠然とした」輪郭の印象を報告することがある．見るものには「霞がかかって」いて，視力は指示弁(指の数がかろうじてわかる程度の視力)に低下している．色はくすんで見えるか，少なくとも以前より鮮やかさがなくなっている．視覚はさらに患者が物や，顔，周囲を見て認知できるほどに良くなることもある．一般には，視覚は中心視野で回復するが，周辺視野だけで視覚の回復が生じる例もある(Symonds & Mackenzie, 1957)．急性期に完全な大脳性盲だった患者の視覚がどの程度回復するかは，原因疾患(脳梗塞)，脳損傷から経過した時間や糖尿病，高血圧の既往との間に，負の相関がみられた(Aldrich, Alessi, Beck, & Glilman, 1987)．

3. 自発的適応

視野の十分な自然回復はごく一部の患者にしか期待できないので，他の多くの患者が視覚障害を克服するにはどんな方法を用いれば良いかが問題になる．最もはっきりした解決方法は，視線を移して視野の欠損部を補う

ことである.頭の動きはふつう衝動性眼球運動の大きさと時間的経過[43]に従う(Uemura, Arai & Shimazaki, 1980)ので,眼球運動が頭の運動より先に起こるのが「自然な」順序である.この順序を逆にすると半盲患者の眼と頭の協調運動に影響が出て(Zangemeister, Meienberg, Stark & Hoyt, 1982),視覚的探索を障害する(Kerkhoff et al., 1992b).したがって,眼球運動の利用が,視野欠損を代償するのに適した方法のようである.眼球運動は視野の欠損を代償するために患者自身が用いるものなので,自発的にこの方法を使っているだろうと思われるかもしれない.視野欠損は患者が見る範囲(視界)を制限し,一度に知覚できる領域や空間的な定位を妨げるので,なおさらこのような適応が起こると期待されるのだろう.

視野欠損の結果,風景や単語の全体を理解すること,欠損のある側の障害物を見つけること,そちらから近づいてくる人達をよけること,迷わずに歩くことなどが難しくなる.このような経験が自分の視野欠損に気づかせるにちがいないし,さまざまなハンディを克服するためもっと頻繁に視線を動かすように強いる可能性がある.この議論は理にかなっているように思え,GasselとWilliams(1963a, b)らの観察もこれを支持している.しかし,患者はいつも視野の欠損に気づいているわけではないし,眼の動きを視野欠損の代償に効果的に用いているわけでもないのである.

Critchley(1949)は視野欠損のある患者の自覚の程度を以下のように分類した.

(1) 視野欠損の自覚が全くない.
(2) 欠損により起こる結果は認識しているが,欠損そのものは自覚していない(なぜかわからないが片側の人や物によくぶつかる,など).
(3) 欠損の「投影」,つまり,不完全な照明などのせいにして合理化する.
(4) 欠損の本体が理解できず,表現もできないが,見え方が「なにかおかしい」と実感している.
(5) 一方の視覚欠損に気づいてはいるが,片眼の障害と勘違いしている.
(6) 半盲の完全な自覚.

さらにCritchleyが指摘したように，視覚情報処理の後の段階に対応する部位の病変のほうが，より前の段階に対応する部位の病変よりも，自覚の障害をともないやすい．この観察はKoehler, Endtz, Te Velde, Hekster (1986)によっても支持されている．

しかし，ある欠損を「自覚」しているというのは，単に頭でわかっているということではない．脳損傷の急性期に意識が不鮮明になる患者は多く，視野欠損に関する自覚の欠如がそれで説明できる場合もあるが，意識が鮮明になった後も自覚の欠如が遷延することもある．その理由を探る研究で，Levine (1990)は，(他の感覚経路と同様)どの部位における視覚路の損傷も，必ずしも欠損を特定できる固有の感覚体験をともなうわけではないことを指摘した．したがって，ある視野欠損は，それについての特定の情報，つまり特定の視野領域に見えるものがないという直接の体験を引き起こすわけではない．かわりに，患者は自己観察と推論をへて，視覚障害を発見しなければならない[44]のだ．だから，視野欠損に気づかないのが正常な知的機能を有する患者にさえよくみられる現象だということは，驚くべきことではない．視野欠損から直接に生じる感覚がないので，半盲患者は半盲の結果起こる失敗(つまり視覚的体験の誤り)からその欠損を推論しなければならない．視覚障害の検出や自覚には好奇心，自己観察，推論や記憶が必要なので，種々の神経心理学的障害が視覚の喪失による失敗についての情報獲得を妨げているのかもしれない．これらの問題は，視覚障害により生じる失敗から学ぶことを困難にする．認知能力や意欲に加えて，人格も関係する可能性がある．Levine (1990)が言うように，視覚の喪失を見つけるには「外界からの証拠にもとづいて，心理的構えやものの見方を変える能力」が必要である．それゆえ，視覚喪失の自覚は認知的柔軟性に依存しているのかもしれない．どちらかというと，柔軟性のない性格の人は失敗を視野欠損と関連づけずに自分の解釈に頼ってしまう可能性が高く，日常的な困難の真の原因を見つけるために自分の経験を利用できないおそれがある．しかし，自覚がある患者が，必ずしもその視野の欠損を効果的に代償しているわけではない．効果的な代償は，当然，代償法の知識を前提とする．しかし，後述する(p.71)ように，自発的な代償には皮質下と皮質の線維連絡が保たれていることも必要なのである(Zihl, 1995a, b)．

眼球運動により視野欠損が著しく代償された症例を最初に報告したのはPoppelreuter(1917/1990)である．彼の患者28名中7名(25%)が適切な眼球運動を用いて欠損視野を補うことに成功した．GasselとWilliams(1963a, b)も，35名の患者の多くに半盲を代償する「尋常でない能力」を認め，その順応が時々「突然に」生じる半盲側への衝動的な眼の移動だけでなく，「真正面方向」をずらし，それによって注意を半盲側へずらすことで成し遂げられていると考えた．興味深いのは，代償手段が自発的に用いられるか否かが，患者が視野欠損を完全に自覚しているか否かによるものではなかった点である．GasselとWilliams(1963b)は，代償に成功した患者で視野欠損の存在を実感しない者がいるのは，彼らにおいては眼球運動と障害された側への注意の移動が「あまりに速やかに」起こっているからである，という仮説を立てた．

　もしかすると，タイミング良く視線をずらすことで連続した視覚的印象の(時間的かつ空間的な)結合を再確立し，それが患者に視覚的環境を「ひと目で見ている」という経験を可能にしているのかもしれない．これらの肯定的な観察とは対照的にPoppelreuter(1917/1990)は，彼が調べた患者の大多数はもっと非効率的な眼球運動による代償[45]を行っていることを明らかにした．彼は，視覚による走査[46]の障害を評価する目的で，探索の範囲を計測するために，「すべての患者に対して標準的に行うための，反応時間の測定を含む，正確な方法」を開発した．赤，緑，青，黄および黒の数字，文字あるいは(直角三角形，円，半円，十字，三角形の)図形を，黒い木枠で囲いガラスを張った$1m^2$の白板の上に提示した。これら合計57個の対象を不規則だがまんべんなく板上に並べ，うち30個の対象を視覚探索範囲の検査に用いた．

　患者は白板の前0.5mの距離にある椅子に腰かけた．ある対象の名前が読み上げられたら，患者は眼を開けて，目的の対象を探し，すばやくそれに棒で触らなければならない(古風だが有効なタッチスクリーンの一型である)．Poppelreuterは患者が目標を探すのに要する時間を測り，探索方法を質的にも，すなわち患者による目標の探索法が系統的か不規則かについても評価した．Poppelreuterは後頭葉損傷例の他に，健常者群(n=20)と頭部に銃創を受けたが脳の後方は温存された兵士群(n=22)についても検

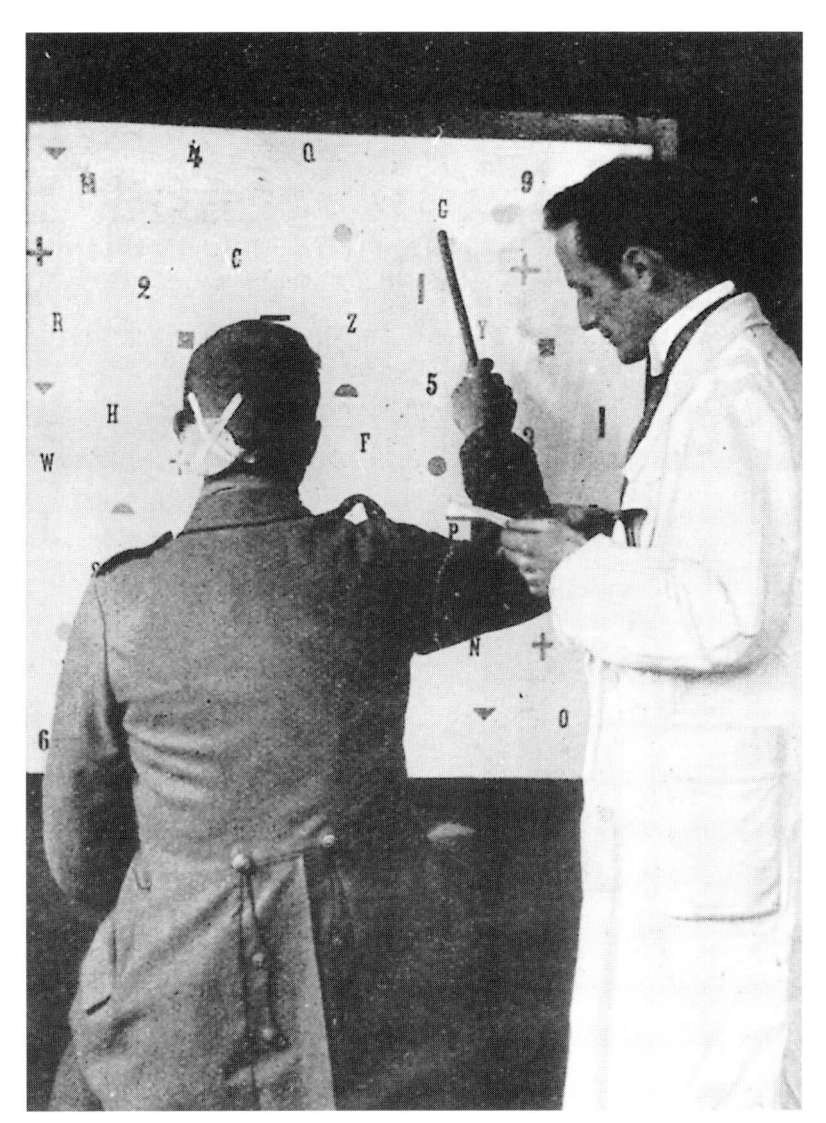

図 2-5 視野欠損患者の視覚探索能力を検査する Poppelreuter
（W. Poppelreuter, Disturbance of lower and higher visual capacities caused by occipital damage, 1917/1990, p. 106. より，Oxford University Press の厚意により転載）

査を行った．この2つの群の探索時間は9.8秒未満だったので，Poppelreuterは探索時間が10秒以上の患者を視覚的探索に障害があるとした．同名性半盲の患者群(n=14)において8名の探索時間が正常だった．視覚的探索に障害のある症例の平均探索時間は17.1秒(範囲：10.5〜24.3)だった．両側に視野欠損がある群(n=12)では，5名が正常で，障害のある群の平均探索時間は23.5秒(範囲：11.9〜55.1)だった．探索時間の延長に加え，「特徴的な拙劣さ」が観察された．彼らは，視線が並んだ刺激の間を「非系統的にさまようままにして」いた．さらに，衝動性眼球運動が「断片的」，すなわち小さすぎて対象に届かず(測定過少)，何度も何度も固視をしたために大変時間がかかり，「非常に苦労の多い」視覚的探索過程が使われていた．しかし，視覚的な探索の障害は視野の欠損のみによっては完全に説明できなかった．視野欠損の重症度と視覚的な走査や視覚的探索の成績の間には系統的な関連性が見出せなかったからである．

　他の研究者も眼球運動の記録に眼電図[47]を用いて衝動性眼球運動の測定過少を報告している(Chedru, Leblanc, & Lhermitte, 1973；Meienberg et al., 1981；Williams & Gassel, 1962)．衝動性眼球運動の測定過少がある患者は，目標に視線を移し視野欠損に対応する側の半側空間を完全に見渡すために，衝動性眼球運動を何回も行わなければならない．その結果，障害側にある物や環境の一部を見落としたり，少なくともそれらの探索に時間が余計かかるようになる(Ishiai, Furukawa, & Tsukagoshi, 1987)．

　たとえばスーパーマーケットや混雑した場所のような通常の生活場面では，視覚的探索の遅さや瞬時に1度であたりを見渡す能力の障害が深刻な問題を引き起こすことがある．患者は障害側の物体にぶつかってしまうこともあるし，逆に障害のある側に完全に視線を向けてしまっていると「障害のない」側にいる人や障害物さえ無視してしまうことがある(Gassel & Williams, 1963b)．

　自発的な眼球運動による代償性についてさらに明らかにするために，われわれは，後頭葉の損傷による同名性の一側性または両側性視野欠損患者，計166名の眼球運動を分析した(臨床的な詳細は表2-3A，BおよびC参照)．詳細な眼科的検査により，視交叉より前の視覚路や眼球運動機能には異常がないことが確認された．(Snellen視力表[48]による)矯正単眼視力

表 2-3A 眼球運動による代償を検査した患者の病因と年齢
(一側および両側の同名性視野障害患者 166 名,男性 104 名,女性 62 名.脳損傷後の期間は平均 9 週で,範囲は 4〜28 週)

	血管障害	外傷	腫瘍(術後)
症例	104(62.7%)	52(31.3%)	10(6.0%)
年齢(中央値と範囲)	57(23〜85)	27(16〜42)	35(24〜43)

表 2-3B 視野欠損の型　　　　(表 2-3 に示した患者)

欠損	左側	右側
一側性($n=130$)		
半盲	52	38
上四分盲	7	7
下四分盲	2	5
傍中心暗点	3	2
半側弱視	7	7
両側性($n=36$)		
半盲	10	
四分盲	2	
傍中心暗点	5	
半側弱視	13	
中心暗点	6	

は近方,遠方とも 0.90 以上あった.Halligan, Cockburn, Wilson(1991)により提唱された基準に従い,視覚的な探索,文字抹消,図形や形態の模写,30 cm の線分の 2 等分,「心像描画」(記憶からの描画),文章の読み,(2〜6 桁の)数の読みを検査したが,半側空間無視の症状はみられなかった.眼球運動は瞳孔-角膜-反射法[49](Young & Sheena, 1975)を用いて記録した.

眼球運動の計測器は,ビデオ機器にマイクロプロッセッサー(Debic84, Demel, Haan, Germany)を接続して構成した.優位眼(利き目)を赤外線で照らし,反射を記録,それに基づいて 20 ミリ秒ごとに x-y 座標上で視線が

表 2-3C　視野の回避(表 2-3A の患者)　　　　　　　　　(カッコ内はパーセント)

欠損	1~2°	<=3°	3~5°	4~5	>5°	6~10°	>10°
側性							
半盲	50(55.6)	–	26(28.8)	–	–	7 (7.8)	7(7.8)
四分盲	4(19.0)	–	12(63.2)	–	–	4(19.0)	1(1.2)
傍中心暗点	5	–	–	–	–	–	–
半側弱視*	7	–	5	–	–	2	–
両側性**							
半盲	–	1	–	4	5	–	–
傍中心暗点	–	3	–	2	–	–	–
半側弱視	–	6	–	4	3	–	–
中心暗点***	–	–	–	4	2	–	–

*形態視が保存された領域　　**回避された中心視野の平均直径　　***暗点の平均直径

止まっている位置(固視位置)を計算した．視覚に従った眼球運動による走査や衝動性眼球運動の正確さは，2 種類の刺激条件(図 2-6)で評価した．1 つめの条件では，水平に位置する 2 つの小さな光点の間で固視点を交互に，ひと跳びで移すようにさせた(水平衝動性眼球運動条件)．2 つの光点の距離は 20°，光点の直径は 0.9°とした．2 つめの条件(眼球運動による走査条件)では，不規則に配置した 20 個の点(直径 0.9°)を用いた．呈示画面の大きさは横 40°，縦 32°だった．点の輝度[50](明るさ)は 27 cd/m^2，背景の輝度は 0.2 cd/m^2 だった．一番近い点同士の距離は平均 7°(範囲：4.3~10.5)だった．周囲からの手がかりをなくするために，部屋の照度[51](明るさ)をきわめて低く(1 lx)した．被検者には画面に提示された点を数えるよう求めたが，提示する点の数や，数えたり探索したりするにあたっての方法は教えなかった．この検査は点抹消テスト[52](Lezak, 1995)に似ているが，すでに処理ずみの点についてフィードバック(点抹消テストは点に印を付けていく)がないことが違っている．眼球運動計測はこれらの点が表示された時点に開始し，被検者がすべての点を数え終わったと表明した時点で終了した．眼の動きは水平衝動性眼球運動条件では測定過少に関して，また眼球運動による走査条件では固視と衝動性眼球運動に関して分析され

A

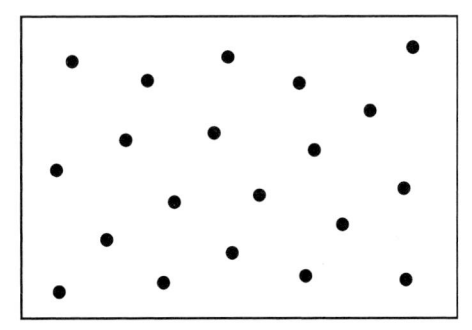

B

図 2-6　眼球運動の検査条件
　A：随意的水平眼球運動(標的間の距離は 20°)，B：視覚的走査(点は 20 個)

た．固視は，直径 1.5°の範囲内に少なくとも 120 ミリ秒間，視線が止まったとき，と定義した．この直径は，微小衝動性眼球運動(microsaccade)，微小浮動(microdrift)，微小振戦(microtremor)などの，固視をしていても生理的に生じる目の動きの大きさより十分に大きい値である(Leigh & Zee, 1991)．

　水平衝動性眼球運動条件では，145 名の患者に眼球運動計測を行った．患者の大部分(n=125)は一側性の視野障害であり，20 名にのみ両側の視野障害を認めた．視野回避の平均は左側半盲群(n=52)で 2.2°(SD=0.9)，右

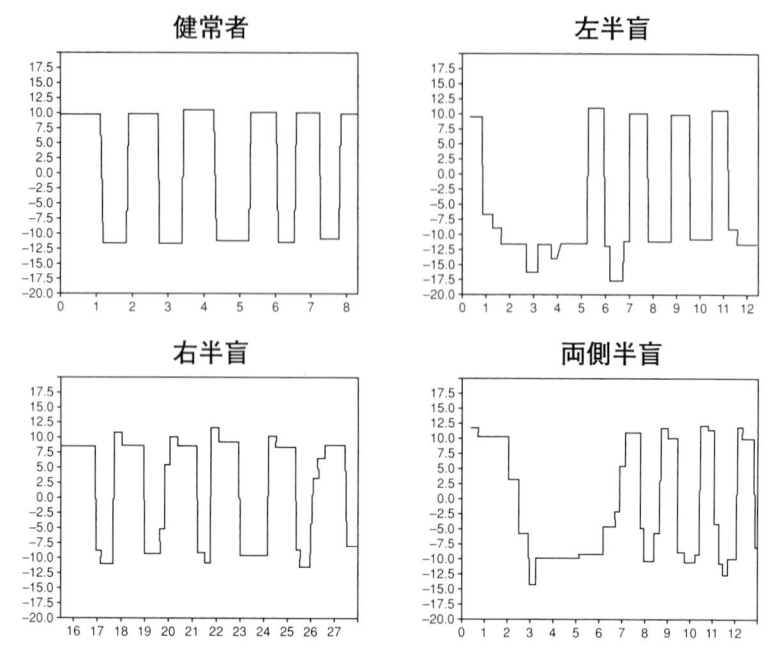

図 2-7 随意的水平性眼球運動の例〔健常者,左半盲患者(回避は2°),右半盲患者(回避は3°),および両側性半盲患者(保存された中心視野の直径は8°)の結果〕

下が左方向,上が右方向.横軸は測定時間(秒),縦軸は衝動性眼球運動(0=正中)の水平方向の大きさ〔振幅:単位(°)〕.特に障害側への,衝動性眼球運動の測定過小,または測定過大に注意.

側半盲群($n=38$)で2.4°($SD=1.1$)だった.両側性の視野障害患者群($n=20$)では保存された中心視野の直径の平均は14.6°(範囲:8~19)だった.発症後の期間は平均18.4週(範囲:5~27)だった.図2-7に健常者と一側および両側性の同名性視野欠損患者における,随意的な水平眼球運動の例を示した.衝動性眼球運動の正確さを評価するものとしては,衝動性眼球運動利得,すなわち,目標に向かって視線を動かし始めた初回の衝動性眼球運動の振幅(大きさ;°)と目標までの実際の距離(°)の比を用いた.衝動性眼球運動利得が1というのは,目標と視線の位置が完全に一致したことを意味する.

表 2-4　衝動性眼球運動の正確さ
(一側性および両側性視野障害患者における結果．左へ，右へ各 10 試行．振幅を視角で測定し衝動性眼球運動利得を計算．全例，視野の回避は 10°を越えない)

	方向	正常	測定過小	測定過大
左半盲 ($n=52$)	←	14	26	12
	→	24	16	12
右半盲 ($n=38$)	←	20	8	10
	→	12	15	11
左四分盲 ($n=9$)	←	4	3	2
	→	5	3	1
右四分盲 ($n=12$)	←	8	1	3
	←	7	2	3
左側弱視 ($n=7$)	←	4	2	1
	→	5	0	2
右側弱視 ($n=7$)	←	6	0	1
	→	5	2	0
両側半盲 ($n=7$)	←	0	5	2
	→	0	4	3
両側性弱視 ($n=13$)	←	3	5	5
	→	4	6	3

　衝動性眼球運動の利得が健常対照 25 名の範囲(つまり 0.95～1.05)にあるとき患者を「正常」，利得が 0.95 未満のとき測定過小，利得が 1.05 より大きいとき測定過大に分類した．←(左)，→(右)への衝動性眼球運動を表す．数字は患者数．

　一側性半盲群では，90 名中 64 名(71%)の患者が測定異常(目標と動かした視線の位置のずれ)を示した．両側の視野障害患者は全例，衝動性眼球運動が不正確だった(表 2-4 参照)．障害された視野側へ衝動性眼球運動の測定異常を示す患者の割合は左側(73%)，右側(68%)どちらの半盲群でもほぼ同じだった．つまり，脳損傷の左右は重要な因子ではなかった．さらに，衝動性眼球運動の測定異常は同側(「良い側」)の視野へ向かう衝動性眼球運動にも認められた．衝動性眼球運動の測定異常は測定過小となることが多かった．半盲患者のおよそ 1/4(25.6%)だけが障害側への測定過大，

つまり目標位置を越える衝動性眼球運動を示した．上または下四分盲や弱視の患者も，対側（つまり欠損のある側）への衝動性眼球運動の測定過少と同側（つまり良い側）への測定過大を示した．両側性の視野障害患者はどちらの側へも主として測定過少を示した．つまり，一側および両側性の視野欠損のある患者の大多数は，視野障害を有効に代償するには小さすぎる眼球運動を用いていた．したがって，これらの患者は周囲がどう見えるか完全にわかるためにはより多くの衝動性眼球運動を行う必要があり，走査にかかる時間がかなり延びることになる．時間に制限のある条件下では，障害側と健常側の視野の両方で周りの一部を無視するような傾向となりうる(Gassel & Williams, 1963b も参照)．患者が訴える見え方の「遅さ」という表現の少なくとも一部は，衝動性眼球運動の測定過少で説明できるかもしれない．

配置された点を走査する際の眼球運動パターンを分析すると，もっとはっきりした観察が可能になり，随意的な水平衝動性眼球運動の測定結果をもとに行った予測が確認できた．図2-8と図2-9に，一側性および両側性視野障害患者の眼球運動による走査の例を示した．同側の視野が欠けていて視野の回避も同じ程度であるにもかかわらず，患者達は，代償が非常

図2-8　点配列(図2-6B参照)**走査時の眼球運動**〔健常被検者と，初回時すでに眼球運動による有効な代償を自発的にみせた半側性同名性視野異常患者(+)，および，みせなかった患者(-)の走査パターン〕

探索時間(単位：秒)は：健常者1：7.4，健常者2：11.9，左半盲(+)(回避3°，損傷後6週)：10.1，左半盲(-)(2°，8週)：20.1，右半盲(+)(1°，7週)：11.2，右半盲(-)(1°，7週)：17.9，左上四分盲(+)(3°，6週)：11.8，左上四分盲(-)(5°，9週)：15.9，左側弱視(+)(3°，6週)：11.7，左側弱視(-)(2°，7週)：15.3，左傍中心暗点(+)(1°，8週)：8.8，左傍中心暗点(-)(2°，9週)：18.1だった．

年齢を合わせた健常対照群30名の平均走査時間は9.3秒(範囲：6.2～12.8)であった．横軸：配列された点の水平方向の広がり(単位：°；0は正中，負の値は左，正の値は右を表す)，縦軸：垂直方向への広がり(0は正中，負の値は下方，正の値は上方を表す)．図中の点は固視した位置を示す．すべての被検者が正確に20個の点を数えた．健常者や(+)患者に比べて，(-)患者の衝動性眼球運動と固視の回数が増加していることに注意．

3. 自発的適応　33

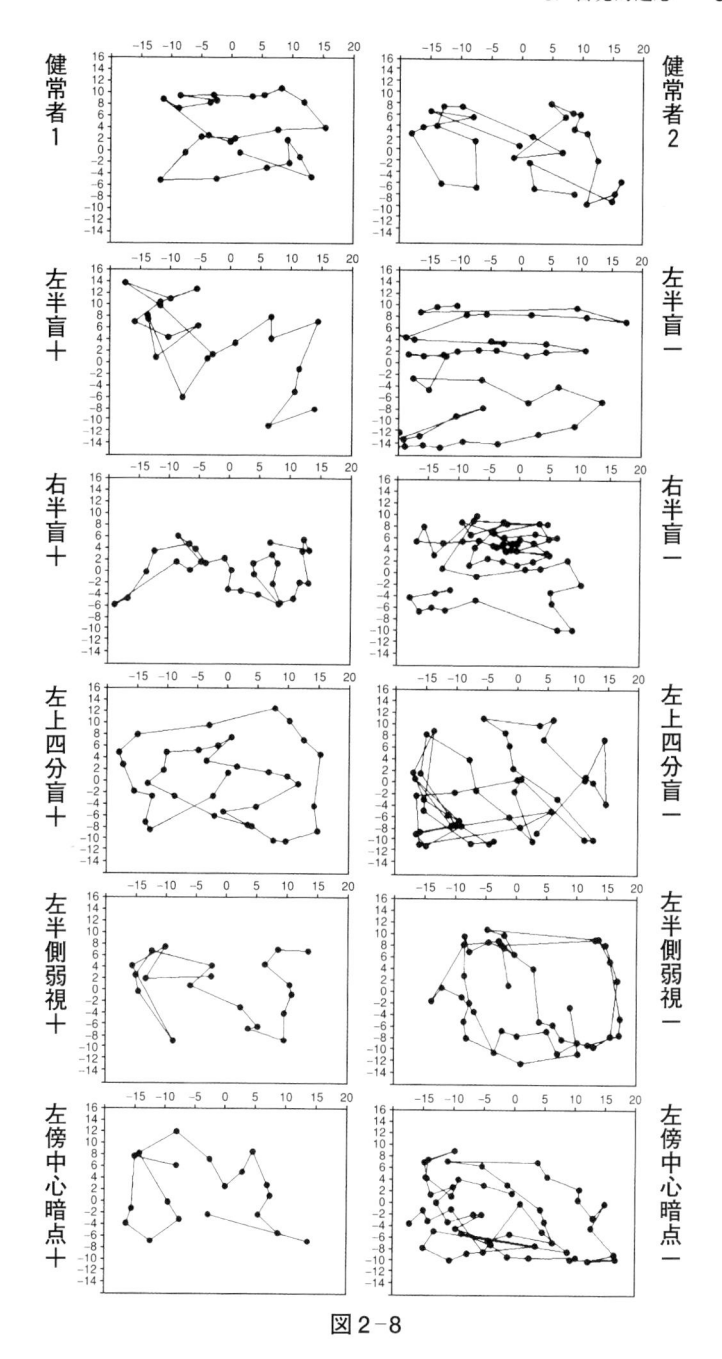

図 2-8

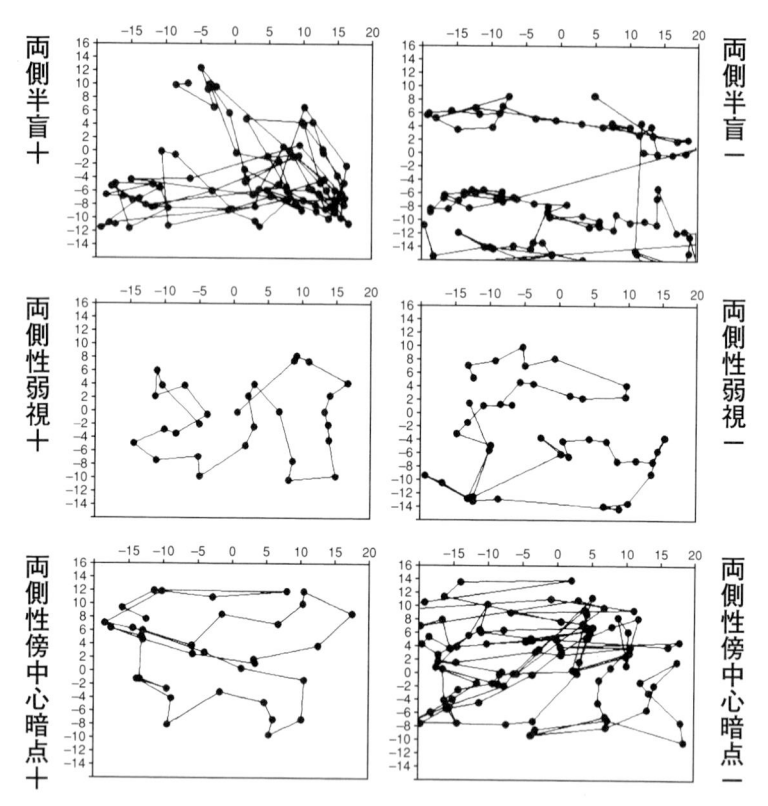

図 2-9 点配列(図 2-6 参照)**走査時の眼球運動**〔初回検査時すでに眼球運動による有効な代償を自発的にみせた両側性同名性視野異常患者(＋)と，みせなかった患者(－)の走査パターン〕

探索時間(単位：秒)：両側性半盲(＋)(中心視野保存 8°，損傷後 11 週)：49.1，両側性半盲(－)(11°，16 週)：98.1，両側性弱視(＋)(9°，8 週)：9.1，両側性弱視(－)(11°，11 週)：15.8，両側性傍中心暗点(＋)(5°，7 週)：13.4，両側性傍中心暗点(－)(6°，8 週)：50.7．両側性弱視患者は 2 人とも正確に 20 個の点を数えた．両側性半盲(＋)患者は 16 個，両側性半盲(－)患者は 14 個と答えた．両側性傍中心暗点患者はそれぞれ 19 個，18 個と答えた．

に効果的であるか，多くの衝動性眼球運動と固視からなる不適切な代償を行っているかで異なっていた．

　一側性および両側性の視野障害患者全体の走査時間を表 2-5 にまと

表2-5 点数え課題(図2-6)における走査時間

(一側および両側性視野欠損患者155名．単位：秒)

	人数	平均	標準偏差
左半盲 a	20	9.9	1.3
左半盲 b	32	26.0	6.4
右半盲 a	15	9.6	0.9
右半盲 b	23	24.9	6.5
上四分盲 a	9	10.7	1.4
上四分盲 b	5	21.1	4.5
下四分盲 a	2	9.8	−
下四分盲 b	5	25.0	7.3
傍中心暗点 a	3	9.4	−
傍中心暗点 b	2	13.2	−
半側弱視 a	6	10.6	1.3
半側弱視 b	8	15.0	5.1
両側半盲 a	0	−	−
両側半盲 b	7	40.3	9.8
両側傍中心暗点 a	1	11.4	−
両側傍中心暗点 b	4	14.9	−
両側性弱視 a	2	11.9	−
両側性弱視 b	11	23.8	7.7
健常対照	30	9.3	0.8

(a)：健常対照の範囲内の走査時間を示した群． (b)：走査時間延長(13秒より長い)群．比較のため年齢を合わせた健常対照群の結果を示した．

めた．走査に要する時間の正常上限は，年齢を合わせた対照群30名の結果(平均時間＝9.3秒；SD＝0.8；範囲6.4〜12.6)をもとに決定した．走査に13秒以上かかった場合，その患者を「障害あり」と判定した．この基準によると，両側性視野欠損の患者全員，左半盲患者の62％，右半盲患者の60％，四分盲患者の48％に障害があった．興味深いことに，左側と右側の半盲患者はどちらも似た成績を示したが，走査に障害のある患者の頻

度は下四分盲(7名中5名)のほうが上四分盲(14名中5名)より高かった．傍中心暗点の患者も走査時間が延長していた．両側性に暗点があると特に眼球運動による走査が侵されていた．一側性および両側性の弱視も眼球運動による走査を障害したが，その程度は一側および両側の半盲の場合より軽かった．

　驚くべきことに，半盲や四分盲，半側弱視の患者の，走査時間と視野回避の程度(表2-6)との関係は，回避が小さいほど眼球運動による走査が障害されているというものではなかった．つまり，視野の回避自体は眼球運動による走査の成績にとって重要な要因ではないようである．この結果は，Poppelreuter(1917/1990)の観察とも一致し，視放線や有線皮質の損傷による半盲が完全だからといって必ずしも眼球運動による走査の障害があるわけではないという，最近の研究結果(Zihl, 1995b)によっても支持される．眼球運動による走査が障害されるには，さらに視床後部や後頭頭頂皮質と，それらの両方向性の線維結合が病巣に含まれることが必要である(くわしい議論はp.71参照)．すなわち，後頭頭頂皮質とその皮質下のいずれかあるいは両方の損傷をともなう場合には，自発的に有効な適応を行える可能性が低くなるようである(異なる見解としてはDromerick & Reding, 1995参照)．

　馴染みのない環境での眼球運動による走査行動は，患者の視覚的困難の訴えと特によく一致していた．表2-7は，日常生活上の困難を訴える一側性および両側性の視野欠損患者の数を表している．一側性の視野障害者の半分以上(60.8%)，両側性の視野障害者のすべてが困難を訴えた．

　人や障害物を見つけるのが「間に合わない」とか，それらにぶつかるとか，交通の激しい場所や，スーパーマーケット，「人で混雑した」パーティーでは「迷ってしまう」と訴える患者が多い．走査時間が延長している患者は全員，走査時間が健常者対照者の範囲内の患者でさえ数人は，この種の困難を報告した．馴染んだ環境では一側性視野障害の患者の大多数で困難の訴えはずっと少なくなった．これとは対照的に，両側性視野欠損の患者は，馴染みの環境でもなんらかの困難を経験していた．左側と右側の半盲患者は同程度の困難を訴えたが，四分盲患者では特に下四分盲者が困難を訴えた．下四分盲では7名中5名，見え方が「ひどく遅い」と訴え

表 2-6　点数え課題(図 2-6)における走査時間と回避の大きさ
(一側性同名性視野欠損患者 111 名．単位：秒)

視野回避		<2°	3〜5°	>5°
左半盲($n=48$)	人数	25	16	7
	平均	17.9	15.6	16.5
	標準偏差	8.8	9.9	6.3
右半盲($n=38$)	人数	22	9	7
	平均	17.6	17.5	18.1
	標準偏差	9.0	9.7	8.4
四分盲($n=25$)	人数	8	11	6
	平均	15.7	19.3	14.7
	標準偏差	8.7	9.1	3.0
健常対照($n=30$)		9.3(範囲=6.2〜12.8)		

比較のため年齢を合わせた健常対照群の値を示した．

たのに，上四分盲では 14 名中 2 名が訴えただけだった．したがって，上四分盲よりも下四分盲のほうが日常生活の困難をともなうことが多いといえそうである．このことは視野の下方が移動においてもっとも重要であるという考え方(Lovie-Kitchin, Mainstone, Robinson, & Brown, 1990)と合っている．一側視野の弱視の患者は，半盲の患者ほど困難を訴えなかった．興味深いことに，同名性視野の弱視例 27 名の中には，視野の障害に気づかなかったり，視覚の問題を外的な要因によるものとする者はいなかった．一方，左側半盲例 17 名(32%)，右側半盲例 12 名(32%)，四分盲例 5 名(24%)，両側半盲例(7 名中)5 名が視野欠損を自覚していなかった．さらに，左側半盲例 7 名(13%)，右側半盲例 9 名(24%)，四分盲例 3 名(14%)が視覚的な困難を外的な要因によるものとした．彼らが信じていた外的な要因としては，(慣れ親しんだ)環境が変化した，椅子，植物，街灯などの物が不適切な場所にある，「礼儀しらずの」人たちが(患者の障害側から近づいてくるときに)道を譲らなかったり，障害側から手を伸ばして驚かしたりする，などが挙げられる．上記のどの群の患者も，多く(30〜40%)が自身の視覚の悪化を(視野が欠けたためであると)正しく説明できずに，「よく

表 2-7 日常生活の困難と視野欠損の自覚

(同名性視野欠損患者 145 名による回答。馴染みの環境と，不慣れな環境について)

	左半盲 (n=52) 人数(%)	右半盲 (n=38) 人数(%)	四分盲 (n=21) 人数(%)	半側弱視 (n=14) 人数(%)	両側半盲 (n=7) 人数(%)	両側弱視 (n=13) 人数(%)
見えが「遅すぎる」						
馴染んだ環境	6 (11.5)	7 (18.4)	4* (19.1)	2 (14.3)	7 (100)	9 (64.3)
不慣れな環境	46 (88.5)	31 (81.6)	5* (23.8)	6 (42.9)	7 (100)	13 (100)
障害物にぶつかる						
馴染んだ環境	4 (7.7)	4 (10.5)	2* (9.5)	2 (14.3)	4 (57.1)	4 (30.8)
不慣れな環境	21 (40.4)	16 (42.1)	5* (23.8)	4 (28.6)	6 (85.7)	6 (46.2)
「迷う」						
馴染んだ環境	3 (5.8)	1 (2.6)	1* (4.8)	1 (7.1)	4 (57.1)	3 (23.1)
不慣れな環境	19 (36.5)	13 (34.2)	2* (9.5)	1 (7.1)	7 (100)	4 (30.8)
視野欠損の自覚						
完全に自覚	10 (19.2)	7 (18.4)	6 (28.6)	8 (57.1)	1 (14.3)	6 (46.2)
「見えにくい」	18 (34.6)	10 (26.3)	9 (42.8)	6 (42.9)	1 (14.3)	7 (53.8)
外的要因	7 (13.5)	9 (23.7)	3* (14.3)	0	0	0
自覚なし	17 (32.7)	12 (31.6)	3* (14.3)	0	5 (71.4)	0

*主に下四分盲患者。

見えない」という訴え方をした．興味深いことに，新しい眼鏡を処方してもらいに眼科を受診しようとした人が大勢(77%)いた．検査室が「暗い」と訴えた人もいた(15%)．残りの人たちはお手上げ状態だった．われわれの患者のうち合計 73.8% が，自分の視覚の問題やその問題の原因について十分にわかっていなかった．これらの観察は，同名性視野欠損患者 32 名に関して，その多く(62%)が自分の困難の原因を自覚していなかったという Celesia, Brigell, と Vaphiades(1997)の報告に一致している．

　一側($n=5$)あるいは両側($n=5$)の傍中心暗点患者では，「見え方が遅い」という訴えはずっと少なかった．両側性傍中心暗点の患者のうち 2 名だけが，机の上のものを探すとき，食事のとき，特にテーブルにたくさんの種類の皿が多数あるときには，時間がかかると感じると語った．馴染みのない環境でさえ，道を探すのが難しいと答えた患者はいなかった．しかし，患者全員が「奇異な」視覚体験を訴えた．たとえば，人や車が「突然」消えてしばらくして，消えたときと同じぐらい速く再び現れるが，そのときはかなり近くて大きくなっており，時にはびっくりするほど近づいていた，などという体験である．両側性上四分盲患者の 2 名は，上にある障害物をよけるのがやや困難で，まわりの光景を完全に把握するのに時間がかかることもあると答えた．しかし 2 人とも，「まっすぐ前を見つめてから上方に視線を移すと，世界が上下の半分ずつにくっきりと切り取られるのが，なんとなく面白い」と感じていた．これとは対照的に，両側性下四分盲患者の 2 名は，床の上の障害物をよけられないことがあり，ひどく不自由を感じていた．たとえば，犬に咬まれたり子供が泣いたりしてはじめてその存在に気づき，仰天した．彼らにとって見え方は非常にのろく，よく知っている環境でさえしばしば道に迷った．興味深いことに，両側性上四分盲や両側性下四分盲の患者も傍中心暗点のある患者も，自分の視覚的問題に気づいており，その問題は脳損傷によるものであると正しく考えていた．

　もちろん，これらの訴えを評価する際，患者が現在の状況下での実体験と脳損傷を受ける前の体験とを比較していたと考えることは重要である．走査成績が年齢を合わせた対照群の値の範囲内にある患者でも，問題を訴えることがある．病前の能力は今より優れていたかもしれないし，特定の

状況での行動がもっと能率的だったかもしれないからだ．したがって，視野欠損により患者の行動に生じた結果については，十分注意して質問しなければならない．われわれが調べた患者群では，ごく少数だけが視覚上の困難と視野欠損との関係に言及した．他の患者は，困難を「見えにくい」結果か，外的な要因によるものと説明した．困難を解決するのに必要なことは何だと思うかと質問したとき，「もっと注意して見ること」と答えたのは数人だけだった．大多数は，見えやすくするには眼鏡を新しくするのがよいと考えていた．患者が自分たちの視覚的な問題を正しく視野欠損によるものと考えた場合，それは障害された視野領域の中でも不完全だが（形はわからなくとも）視覚刺激自体は見つけられた（弱視例）ためか，知覚の不完全さを（注視点の近くで）直接に体験できた（傍中心暗点の場合）ためであった．つまり，同名性視野障害の患者が自分の視覚障害について語る内容はほとんどが不正確である．しかし，自分の視覚障害が行動に与える影響についての事実を直接示されれば，受け応えの質がかなり改善することもある．われわれ (Kerkhoff, Schaub, & Zihl, 1990) は 224 名の患者で質問紙による視覚機能障害の評価を行い，約 80% が日常生活での困難を感じていることを見出した．モノに気づかずにぶつかってしまうこと，道に迷うこと，テーブルや部屋，スーパーマーケットでモノが見つけられないこと，公的交通機関の利用が難しいことなどの経験が，あるという回答の多い項目だった (Kerhoff, Munssinger, & Meier, 1994)．

　以上のように，同名性視野障害患者の大多数は日常生活上の困難を報告していた．こうした訴えは，画面を走査している間の眼球運動を記録することで実証された．しかし，同名性視野欠損の存在や重篤さによって，確認された眼球運動による走査の障害の程度を十分に説明することはできなかった．眼球運動による走査の障害には他の要因，すなわち後頭頭頂皮質や視床後部の損傷が加わることが重要であるように思われた (Zihl, 1995b 参照．p. 71 も参照)．

4. 系統的な治療による暗点の回復

　実験的な有線皮質の破壊により視野欠損を生じた霊長類では，光刺激を見つけたり定位したりする練習を系統的に行うと，暗点が縮小することが明らかになった(Cowey, 1967 ; Mohler & Wurtz, 1977)．この結果と，さまざまな視覚的課題を規則的に練習した後の患者で視野の拡大が観察されたことが，研究者を刺激して，視交叉後損傷による視野欠損の患者に類似の系統的な訓練が役に立つかどうかという問題に関心を向けさせた．患者は，障害された視野と正常な視野の境界に呈示された光刺激を見つける訓練(n＝12 ; Zihl & Singer, 1978)，あるいは，盲視野と正常な視野の境界領域や盲視野に呈示された光刺激を，衝動性眼球運動により定位する(すばやく眼を動かしてそこを見る)訓練を受けた(n＝55 ; Zihl, 1981 ; Zihl & von Cramon, 1985)．どちらの手順でも，全員ではないが，何人かに視野の回復があった(図2-10)．患者の約20％は視野の大きさに有意な変化がなかった．29名(43％)では視野の広がりは5°を超えなかった．しかし，一人ひとりの症例についてみると，めざましい回復，すなわち半側視野や四分視野の大きな部分に視覚が再び現れた者もあった．MohlerとWurtzによるサルの実験(1977)同様，回復は主として訓練を受けた視野の部分で観察された．訓練しない期間には，さらに視野が広がることはなく，回復が訓練とリンクしたものであることが示された．対照実験は，視野の広がりが，Balliett, BloodとBach-y-Rita(1985)が示唆したような，中心をはずれた固視や，視野計による計測のばらつき，患者や実験者による予期では説明できないことを示していた．これらの結果は本質的には他の研究者によっても確かめられている(Kasten & Sabel, 1995 ; Kerkhoff et al., 1992b ; van der Wildt & Bergsma, 1997)．

　患者の脳損傷部位の分析に基づいて，われわれ(Zihl & von Cramon, 1985)は，視野の回復は有線皮質の損傷が不完全な症例でのみ期待できるという仮説を立てた．障害側で有線皮質が完全に破壊された患者では回復がみられたことがないからである．そこでわれわれは，暗点からの回復

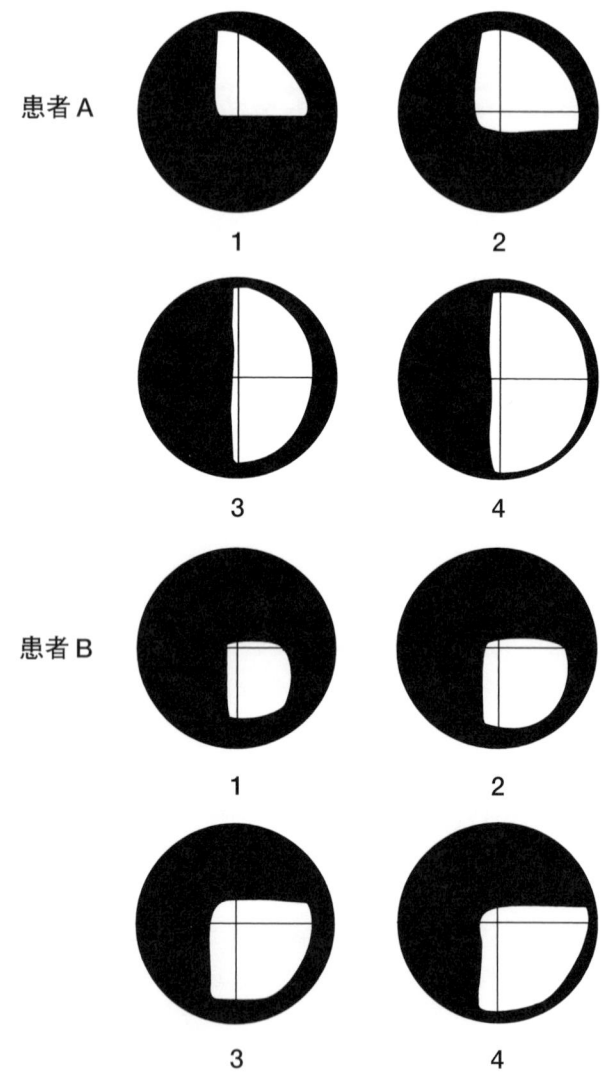

図2-10 系統的な練習による視野回復の例〔一側(患者A)および両側(患者B)の後頭葉梗塞患者．両眼視による検査結果〕

患者A：右後大脳動脈梗塞の女性(42歳)．視野は梗塞後3週(1)，6週(2)，9週(3)と15週(4)に測定したもの．患者B：両側後大脳動脈梗塞の男性(66歳)．視野は梗塞後3週(1)，9週(2)，15週(3)と23週(4)に測定したもの．どちらの患者も，治療は脳損傷の9週間後から実施した．

が，可逆的な損傷を受けた視覚皮質組織の「再活性化」によって説明できると論じた．注意は，有線皮質の神経細胞の活動レベルを調節することによって回復過程に重要な役割を果たしており(Singer, 1979)，情報処理の調節，知覚と運動，「自動的」過程と「意図的」過程の相互作用の調節をも行っていると考えられている(Driver & Mattingley, 1995).

興味深いことに，視野の回復の程度は患者の年齢や脳損傷の後の経過期間に依存しなかった．視覚の回復は可逆的な後頭葉損傷の症例にのみ期待されるという想定は，Bosleyらによって支持されている(1987)．彼らはPET[53]を用い，後頭葉梗塞による同名性半盲患者5名の局所脳糖代謝率の継時的変化を調べた．2名の患者でそれぞれ3～4カ月以内に半盲が自然に消失した．再び行われたPETでは，有線皮質の代謝が改善していた．それとは対照的に，何の回復も見られなかった他の患者では，PETで見ても後頭葉の代謝に変化がなかった．彼らは，代謝活動の欠如は有線皮質の完全な破壊を示しており，それゆえ視野欠損は不可逆的なのだと結論した．逆に，病巣の代謝が低下しているが保たれていることは，有線皮質の損傷が不完全なことを表し，これが視野の保存や回復を可能にしているのかもしれない．

系統的な訓練をすれば部分的な視野回復は起こるものの，このような訓練手順は患者の大多数にとっては有用でなく，臨床的なリハビリテーションの場で施行するのが困難なことが，すぐに明らかになった．そのうえ，視野の回復について，患者の予後が良好か否かがわかる有用で信頼できる方法もまだない．予後が良い患者，この治療に「適した」患者を前もって選ぶことは，少なくとも現時点では不可能である．さらに，患者が選べたとしても，視野をわずか数度広げるために，何千回もの試行からなる治療を行うべきかどうかは問題である(Gianutsos & Matheson, 1987).

視野が拡大した患者が増えても，視覚上のハンディキャップを減らす効果が少なかったので，われわれは別の治療法を開発することにした．その方法は，視野欠損の有効な代償を目的とし，できるだけたくさんの患者に簡単かつ成功裡に適用できることをめざしたものである．

5. 眼球運動による代償

　視野障害を代償するための治療法を考えるときには，障害の行動への影響の重大さや頻度に焦点を当てるべきである．視覚的な探索や読みの障害が最も多い問題なので，治療に際しては主として眼球運動技法の獲得に重点をおいた．

　前章で述べたように，大部分の患者にとって，視野障害を有効に代償する眼球運動技法の獲得は難しい．このような患者の眼球運動による走査のパターンには，測定過小，視覚的定位の障害，情景全体を理解するのに十分な速さで周りを見渡せない，という特徴がある．その結果，視覚的な探索が，系統的でなく，不規則で，ひどく時間のかかるものとなる．興味深いことに，脳損傷後2〜3週という早期に，視野障害に対し効率的に適応した眼球運動を自発的に示す患者もいる(図2-11と表2-8参照)．しかし大多数は，受傷後数週(すなわち6〜8週)たっても代償が不十分である．同名性半盲患者60名のうち40％だけが，視野欠損を補うのに十分有効な眼球運動による代償方法を自発的に獲得していた(Zihl, 1995b)．代償が不十分な患者の中には，聴覚的な標的に対する衝動性眼球運動反応も障害されている者もいる可能性があり(Traccis et al., 1991)，音を用いて視覚の欠陥を補うこともできないために，困難が増しているのかもしれない．

図2-11　自発的な眼球運動による代償〔左，右，および両側性半盲患者の，1回目と2回目(1回目の4〜6週後)の検査結果〕
　走査時間(秒；1回目/2回目)：左半盲患者1(回避は3°；脳損傷後3週)：10.5/10.0；左半盲患者2(回避2°；脳損傷後4週)：20.1/21.7；右半盲患者1(回避2°；脳損傷後5週)：10.1/10.8；右半盲患者2(回避2°；脳損傷後5週)：18.7/19.7；両側性半盲患者1(残存中心視野9°；脳損傷後9週)：18.5/25.6；両側性半盲患者2(残存中心視野11°；脳損傷後12週)：43.5/53.6．左半盲と右半盲の患者は，20個の点を報告，両側性半盲患者1は1回目15個，2回目18個，両側性半盲患者2は1回目12個，2回目15個の点を報告した．その他の詳細は図2-8の説明参照．

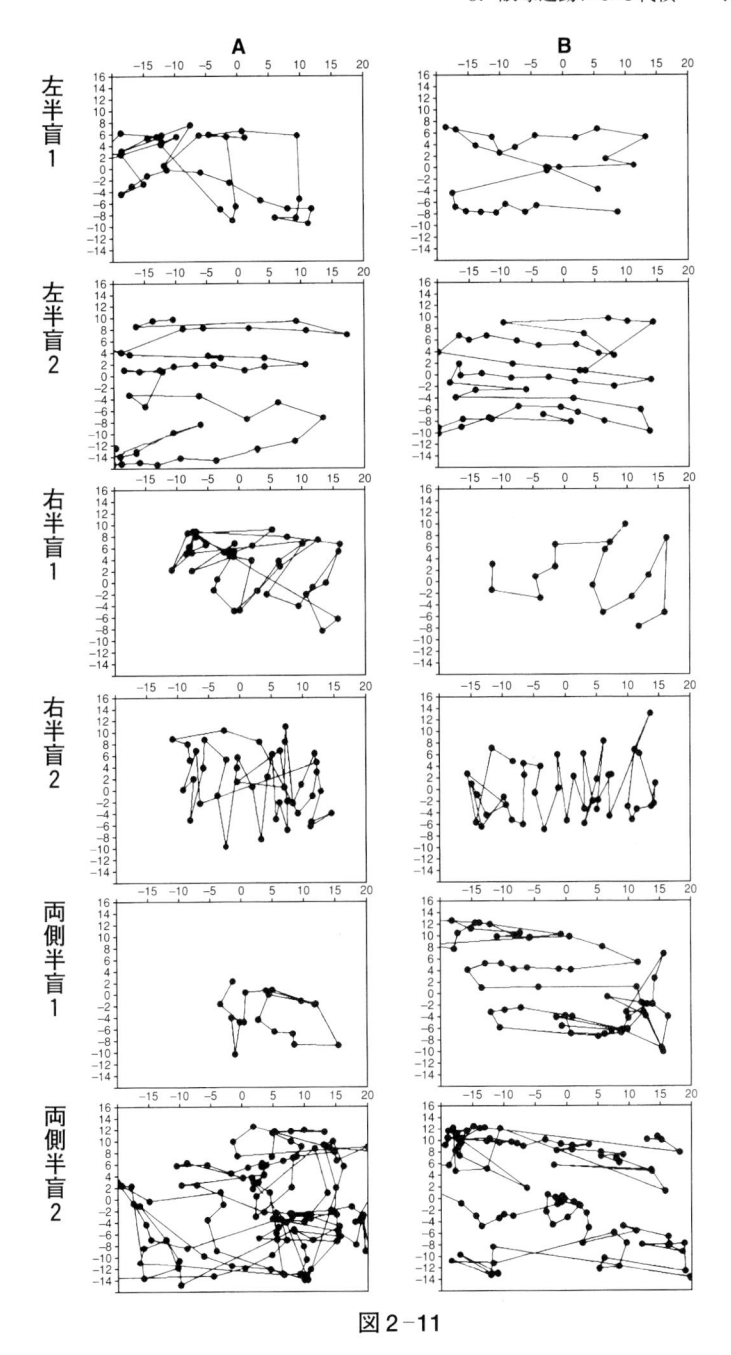

5. 眼球運動による代償　45

図 2-11

表2-8 眼球運動の自発的適応

〔点数え課題中の眼球運動記録による評価．左または右半盲（視野回避＜5°）患者20名（男性12名，女性8名；年齢48～68歳；各グループ5名）の結果〕

患者群	走査時間(秒) 平均(標準偏差)	固視数	固視の繰り返し率(%) 平均(範囲)	衝動性眼球運動の振幅(°) 平均(標準偏差)
左半盲＋/1回目(3～6)	24.8(4.1)	48	28.4 (9～44)	5.6(1.1)
左半盲＋/2回目(2～6)	8.3(1.1)	20	10.7 (6～13)	5.9(0.9)
左半盲　/1回目(3～8)	33.5(7.7)	64	37.6(14～59)	4.9(0.6)
左半盲　/2回目(4～9)	37.2(6.7)	79	41.4(11～54)	4.6(1.1)
右半盲＋/1回目(2～5)	28.4(9.1)	55	34.5(19～46)	5.8(0.6)
右半盲＋/2回目(4～11)	14.7(6.5)	28	14.2 (6～23)	5.6(1.1)
右半盲　/1回目(3～6)	27.4(8.4)	53	31.1(14～43)	4.9(0.5)
右半盲　/2回目(3～9)	25.4(7.6)	48	30.7(19～41)	5.2(0.8)
健常対照	9.3(0.8)	21	12.7(6.2)	5.6(0.7)

＋：有効な適応を示した患者．1回目の検査のかっこ内は脳損傷後の週数，2回目の検査のかっこ内は1回目の検査からの週数の範囲．健常対照群の年齢は患者群に合わせた．

われわれは，患者の眼球運動による走査の観察に基づいて，2段階からなる治療法を開発した(Zihl, 1988, 1990, 1995b)．第1段階では，患者の走査の範囲を広げ，与えられた空間の中でどこに刺激があるかを知る手助けとなるように，大きな衝動性眼球運動を行う練習をした．第2段階では，患者は特に走査の方法を空間的に組織化して，改善することを学んだ．われわれの患者の中には，Halliganら(1991)によって提案された基準に当てはめて，半側空間無視の兆候を示した者はいなかったことを，再び述べておく．

a．衝動性眼球運動の振幅の拡大

同名性視野欠損患者の衝動性眼球運動を拡大する主な目的は，周囲の光景をすばやくほぼ完全な形で把握し，障害された視野領域を含む空間の構

造や視覚刺激の分布について，情報を得ることができるようにすることである．こうして得られた全体的展望が，系統的で有効な眼球運動の誘導を可能にし，空間的，時間的に一貫した走査に役立つものと予想される．光景や刺激の配列のどの部分がすでに点検済みかをいつも意識できるので，空間のどこをどんな時間的順序で走査すべきかを誤りなく判断できるからである．

患者の衝動性眼球運動を大きくさせるにはいくつかの方法がある．基本的には，注視するための刺激(たとえば赤色光の点)と標的刺激(たとえば白色光の点)を使う．両刺激の距離は視角10°〜30°の範囲で変えることができ，標的の呈示時間も5秒から500ミリ秒の間で変えることができるとよい．背景は均質で，気が散らないように一様な構造をもっていなければならない．このような条件を満たすものとしてはチュービンゲン視野計[54]が最もすぐれている(Aulhorn & Harm, 1972 ; Sloan, 1971)．標的や背景の輝度，標的の大きさ，呈示時間を正確に制御できるからである．さらに，この視野計を使えば，衝動性眼球運動の振幅の届く範囲すべてに標的を呈示できる．そのような大きな範囲に刺激を呈示するのは，テレビ画面やモニターといった他の手段では困難である．

チュービンゲン視野計を使用して，われわれは標的を，障害された半側視野の水平軸に沿って，また，障害された1/4視野の主経線に沿って呈示した(図2-12参照)．この視野の軸に沿って，標的同士の距離が最小で5°となるように選んだ，少なくとも3個所(多くの場合中心から10°，20°，30°の位置)のどこかに，ランダムな順序で標的を呈示した．患者は，快適な椅子に腰かけ，顎台で頭部を保持し，左右の半側視野に光の点が限られた時間現れると伝えられた．注意の集中を良くするため，検査を始める前に，標的を呈示する軸と，標的が現れうる最も近い位置と，最も遠い位置を示した．また，頭を動かさず，(視野計の電磁シャッターによって起こる)音を合図に，教えられた視野領域に向かって視線を移動するように指示した．最も離れた位置(たとえば離心率が30°)に標的が出ても見逃すことのないように，衝動性眼球運動をできるだけ速く，できるだけ大きく行うように要求した．この手続きの目的は，注視点から標的まで1度のすばやい動きで視線を移動するように強いることである．標的を見つけるため(ここ

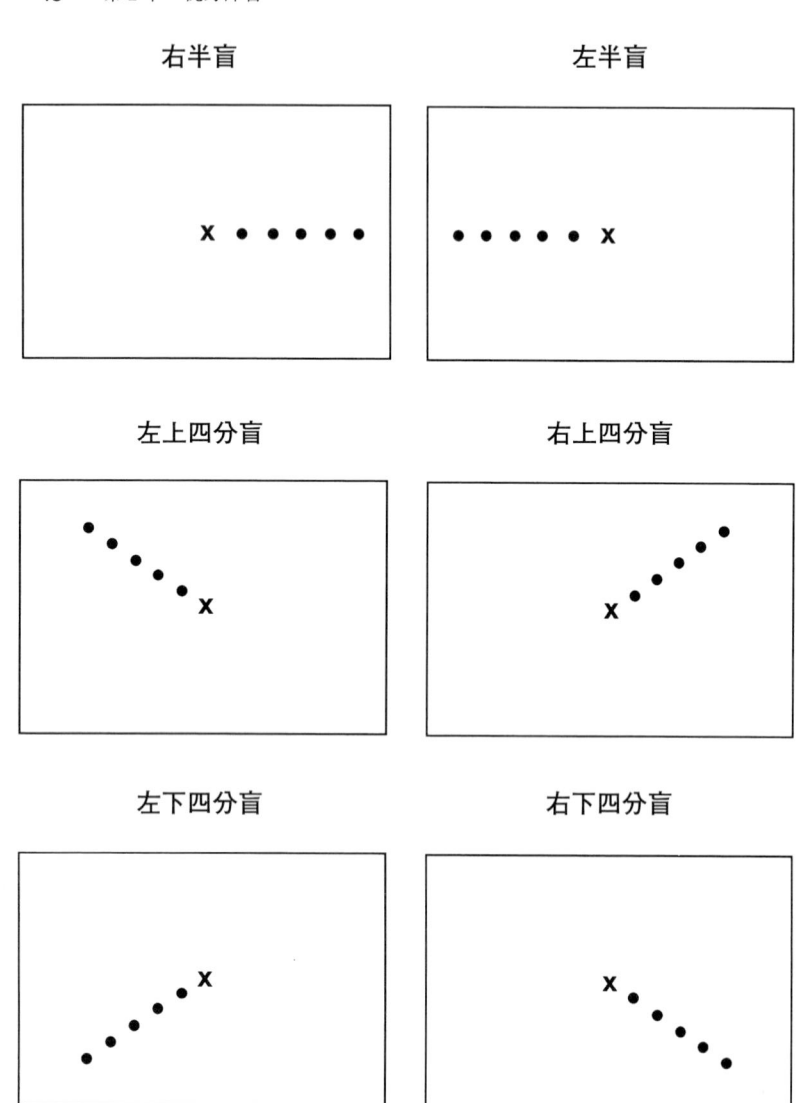

図 2-12 チュービンゲン視野計を使用した衝動性眼球運動の練習のための刺激の位置

　右半盲患者には右水平軸，左半盲患者には左水平軸，左上四分盲患者には 315°の経線，右上四分盲患者には 45°の経線，左下四分盲患者には 225°の経線，右下四分盲患者には 135°の経線に沿って標的を呈示した．

表2-9A 衝動性眼球運動の振幅の拡大

〔左同名性半盲患者2名(患者1,患者2)に行った治療の手続き〕

条件	手続き
正中→左	10°,20°,30°ランダムな順序で
呈示時間	1秒または0.5秒
患者1	各条件2セット
患者2	各条件3セット
全試行数	
患者1	270
患者2	450
右←正中→左	10°,20°,30°ランダムな順序で
呈示時間	1秒または0.5秒
患者1	各条件2セット
患者2	各条件4セット
全試行数	
患者1	360
患者2	720

だと思っている)位置に向かって小さな(測定過小の)衝動性眼球運動を繰り返すよりも,むしろその位置を通り越すような大きな(測定過大)衝動性眼球運動を行うように指示した.標的を見つけたら反応ボタンを押すように求めた.訓練の初期でも少なくとも60～70%の検出率が達成されるよう,この成績を保証するのに十分なくらい長い呈示時間で練習を開始した.これは,患者の動機づけや協力を得るためにたいへん有用だった.ほとんどの患者で,最初の呈示時間は2秒だったが,大きな衝動性眼球運動を用いるのが著しく困難な患者には,5秒までの呈示時間を用いた.患者が95～100%の検出率を示した後,呈示時間を段階的に500～300ミリ秒まで短縮し,同様の高い成績を示すまで練習を続けた〔この訓練手続きは,「盲視」の研究で使用したものとは異なっている.そこでは,標的が100ミリ秒以下で呈示されたので,患者には決して目を動かして見ることができなかった(Zihl, 1980)〕.通常,1セットあたりで90～120回標的を呈示(試行)して,5～6セットの施行となった.大多数(76%)の患者で,1日2～3セ

表 2-9B　練習後の検出成績(表 2-9A の患者)
(%)

条件	患者 1	患者 2
正中→左		
1 秒		
セット 1	78	64
セット 2	100	88
セット 3	−	98
0.5 秒		
セット 4	84	72
セット 5		92
正中→左または右		
1 秒		
セット 1	88	78
セット 2	98	88
セット 3	−	92
セット 4	−	98
0.5 秒		
セット 5	94	76
セット 6	98	86
セット 7	−	92
セット 8	−	96

トを実施，残りの患者には 1 日 1 セットを実施した．

　治療効果は，測定過小に関しては 20°と 30°の位置に向けて水平性衝動性眼球運動の振幅を分析し，チュービンゲン視野計を用いて視界[55](視線の届く範囲；Calabria et al., 1985；Courtney & Shou, 1985；Kerkhoff et al., 1994；Verriest et al., 1985；Zihl, 1990)の広がりを測定，また 140 cm の距離に横 52°縦 45°の範囲に並べた 15 個の標的を発見するのに要する走査時間を測り評価した(図 2-13 参照)．視界は，音刺激が始まったら視野計の中心にある注視点から目を離し，周辺から中心に向かって光りながら 1°/秒の速さでゆっくりと近づいて来る標的を，できるだけ速く見つけブザーを押すように求めて測定した．頭を動かすことは禁じたので，この視界は

5. 眼球運動による代償　51

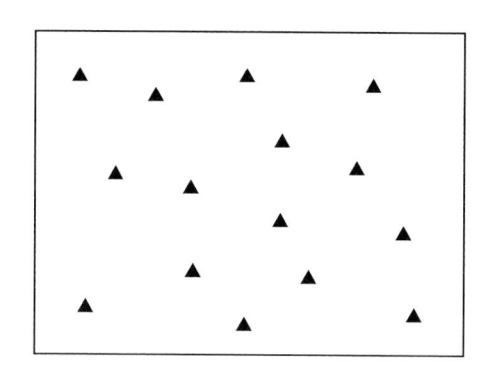

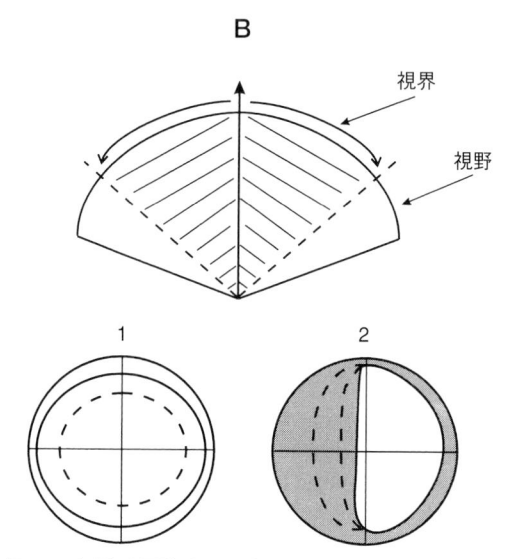

図2-13 15個の三角形が標的として描かれたスライドを使う走査の検査(A)と，視界(頭を動かさないで衝動性眼球運動を行った範囲；B)

　課題Aでは，レーザー・ポインターで標的を指しながら，数える．B上段には，正常な視野の範囲(外側の実線)と視界の範囲(破線内の斜線をほどこした部分)を示す．Bの1は正常な視野の範囲(実線)と，正常な視界の範囲(破線)；Bの2は左半盲(灰色の領域)と，残存視野(白い領域)とは異なる視界の広がり(破線)．

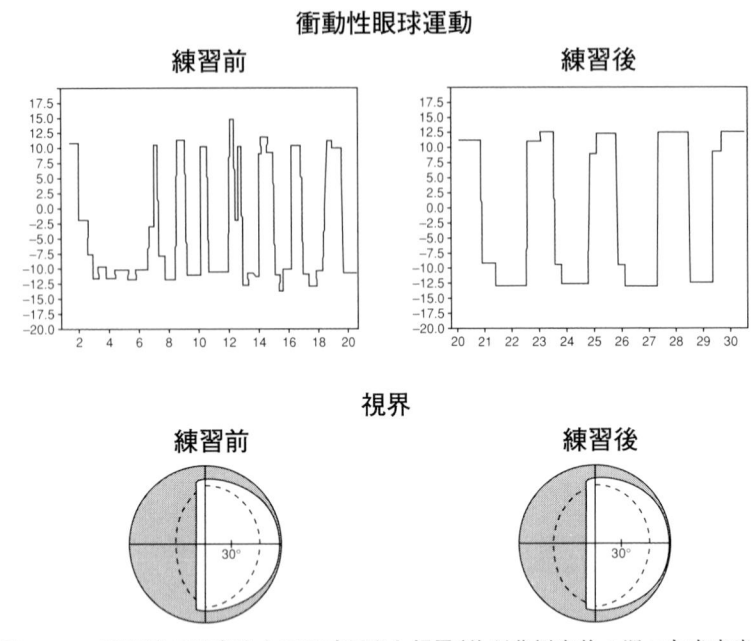

図 2-14 練習後の随意的水平眼球運動と視界〔後頭葉梗塞後 6 週の左半盲患者（表 2-9 の患者 1）1 名における結果〕
　大きな衝動性眼球運動を行う練習（420 試行）の前と後．下が左方，上が右方．横軸が記録時間（秒），縦軸が衝動性眼球運動の水平方向の振幅（°；0 が正中）を表す．灰色は欠損視野の領域を示す．練習前の著しい測定過小と視界の狭さ，練習後の中等度の測定過小とかなり大きくなった視界に注意．

目を動かすだけで有効に視線が届く範囲を表す（Kerkhoff et al., 1994；Zihl & von Cramon, 1986b）．どの測定も，治療の前と後に行った．
　表 2-9 の A と B に，治療の手続きと完全な左同名性半盲を有する患者（視野回避は患者 1 では 1°，患者 2 では 1.5°）2 人の練習結果を示す．両者とも衝動性眼球運動の測定過小が著しく，視界がひどく限られ，走査時間が延長していたが，大きな衝動性眼球運動を使う能力に関しては異なっていた．患者の 1 人（患者 1；図 2-14）は，左側へ向けて大きな衝動性眼球運動（衝動性眼球運動利得：前＝0.86，後＝1.04）を非常に速く学習し，視界を 26°まで拡大，走査時間がめざましく減少（練習前＝28.7 秒，練習後＝17.2 秒）

表 2-10　衝動性眼球運動の振幅の拡大
〔半盲患者群における走査時間(図 2-13 の課題),視界,および(欠損視野内への衝動性眼球運動の)衝動性眼球運動利得に対する,練習の効果〕

患者群	練習前 平均(標準偏差) 平均(範囲)	練習後 平均(標準偏差) 平均(範囲)	セット数 平均(範囲)	試行数 平均(範囲)
探索時間(秒)				
左半盲($n=42$)	31.6(4.5)	22.9(2.9)		
右半盲($n=31$)	32.0(5.2)	23.1(3.1)		
健常対照($n=25$)	15.1(2.1)			
視界(°)				
左半盲($n=42$)	9(6〜16)	30(18〜36)		
右半盲($n=31$)	11(6〜17)	31(21〜37)		
衝動性眼球運動利得				
左半盲($n=42$)	0.78(0.62〜1.10)	0.90(0.76〜1.06)		
右半盲($n=31$)	0.80(0.71〜1.08)	0.90(0.78〜1.08)		
セット数と試行数				
左半盲($n=42$)			4(2〜7)	450(180〜780)
右半盲($n=31$)			4(2〜8)	470(210〜880)

した.もう 1 人(患者 2)は,もっと多数の練習を要したが,練習後もなお測定過小があり(衝動性眼球運動利得:前 = 0.84,後 = 0.92),視界の拡大も(12°),走査時間の減少も限られていた(練習前 = 28.1 秒,練習後 = 24.6 秒).

　表 2-10 に,左右同名性半盲患者 73 名の結果を示した.先に述べた 2 症例と同様,患者達は 2 つの下位群,すなわち,2〜3 セットの練習で良好な改善を示した小さな群(n=15)と,もっとたくさん(4〜8 セット)の練習を行ったのに改善が少なかった大きな群(n=58)に分かれた.さらに,後者ではまだ衝動性眼球運動利得が低く,前者ではほぼ正常だった.興味深いことに,同名性半盲が左側か右側かによる結果の差はなかった.脳損傷後の平均期間〔改善良好群:8.4 週(6〜28 週);不良群:8.6 週(8〜27 週)〕

表 2-11　衝動性眼球運動の振幅の拡大

〔四分盲患者 14 名と一側性大脳性弱視患者 8 名における探索時間(図 2-13 の課題)と視界(盲領域での主軸に沿った角度)に対する訓練効果，セット数と試行回数〕

患者群	練習前 平均(標準偏差)	練習後 平均(標準偏差)	セット数 平均(範囲)	試行数 平均(範囲)
探索時間(秒)				
上四分盲	21.8(4.9)	17.9(4.5)		
下四分盲	27.9(4.7)	22.1(4.3)		
半側弱視	21.8(3.2)	17.0(2.8)		
健常対照($n=25$)	15.1(2.1)			
視界(°)				
上四分盲	11 (8〜14)	24(19〜27)		
下四分盲	8 (6〜12)	21(16〜24)		
半側弱視	19(14〜26)	32(27〜39)		
セット数と試行数				
上四分盲			2(2〜3)	140 (90〜170)
下四分盲			3(2〜4)	220(120〜280)
半側弱視			2(1〜2)	90 (60〜130)

一側性下四分盲患者の回避は<10°．半側弱視患者の 3 名は左側，5 名は右側の弱視，形と色の保存は<10°．健常対照は年齢を合わせた．

も平均年齢〔良好群：52.4 歳(28〜74 歳)；不良群：50.3 歳(27〜72 歳)〕も，両群間で似通っていた．したがって，これらの要因が必要な練習の数や改善の程度に影響を与えたとは考えにくい．後(p.71)に詳しく述べるように，背景となる主な要因は脳損傷がどの部位に広がっているかなのである．

治療後には患者全員が，程度はさまざまだが，練習に使用された水平軸に限らずあらゆる方向に大きく衝動性眼球運動を行うようになり，改善を示した．したがって，どちら側に注視(もちろん，注意も)が移動するかが，衝動性眼球運動の正確な方向よりも重要であると考えられる．

同様の訓練を，14 名の四分盲患者にも行った．この患者群では，大きな衝動性眼球運動の練習は，盲の 1/4 視野の主軸に沿って行った(図 2-12 参照)．表 2-11 に示したように，改善に要した練習の回数は，半盲患者

表 2-12A　衝動性眼球運動の振幅の拡大
(両側性同名性大脳性弱視患者一例と両側性同名性半盲患者一例に対する治療手続き)

条件	手続き
左←正中	10°, 20°, 30°ランダムな順序で
呈示時間	1秒または0.5秒
セット数	
両側弱視	各条件2セット
両側半盲	各条件3セット
試行数	
両側弱視	360
両側半盲	540
正中→右	10°, 20°, 30°ランダムな順序で
呈示時間	1秒または0.5秒
セット数	
両側弱視	各条件2セット
両側半盲	各条件3セット
試行数	
両側弱視	360
両側半盲	540
左←正中→右	10°, 20°, 30°ランダムな順序で
呈示時間	1秒または0.5秒
セット数	
両側弱視	各条件2セット
両側半盲	各条件3セット
試行数	
両側弱視	540
両側半盲	900

のグループよりかなり少なかった．下四分盲患者は，平均して上四分盲患者より多くの練習を必要とした．治療前には，上四分盲患者のほうが下四分盲患者より測定過小が少なく，視界が大きく，走査時間が短かったが，治療後にはこの違いはみられなくなった．

　同名性半側弱視患者($n=8$)では，衝動性眼球運動が同じ程度拡大するの

表2-12B 練習後の検出成績 %
患者についての詳細は表2-12A 参照

条件	両側弱視	両側半盲
左←正中		
1秒		
セット 1	63	45
〃 2	86	68
〃 3	−	84
0.5秒		
セット 4	72	64
〃 5	88	76
〃 6	−	80
正中→右		
1秒		
セット 1	76	78
〃 2	88	84
〃 3	−	88
0.5秒		
セット 4	78	66
〃 5	92	78
〃 6	−	80
左←正中→右		
1秒		
セット 1	76	54
〃 2	84	68
〃 3	92	72
〃 4	−	84
〃 5	−	78
0.5秒		
セット 6	84	66
〃 7	86	76
〃 8	94	82
〃 9	−	86
〃 10	−	84

に必要な練習の数が他の患者群と比べ最も少なかった(平均90回,表2-11参照).治療前,半側弱視患者は半盲患者に比べ,衝動性眼球運動の測定過小の数が少なく,視界が大きく,走査課題の遂行にかかる時間が少なかった.これらは,半側性の弱視患者では普通,障害視野に示された刺激自体は眼に入るので衝動性眼球運動の誘導に利用できるという理由で説明できよう.

一側性の同名性視野障害患者($n=95$;表2-10と表2-11)の治療前後のデータを統計的に分析(ANOVA)すると,走査時間($F=11.76$と323.57;$P<0.001$)と視界($F=19.57$と1835.9;$P<0.001$)の有意な前後効果を認め,治療が走査時間の著しい減少と視界の拡大につながることが示された.治療前後の有意差は,それぞれの患者群にもみられた(走査時間:$F>58.77$;$P<0.001$;視界:$F>148.08$;$P<0.001$).練習後の視界の拡大には患者群間で有意差がなかった.さらに有意な負の相関が,治療前($r=-0.58$;$P<0.001$)と後($r=-0.47$;$P<0.001$)の走査時間と視界の間に認められた.つまり,視界が拡大するほど,視覚的走査が速くなることが示された.

両側性の同名性視野障害患者では,左右どちらの視野に対しても眼を大きく動かすことが困難である.これらの患者の治療手続きと評価は,大きな衝動性眼球運動の練習を左右どちらに向けても必要としたこと以外,上述したものと同じである.われわれは普通,検査を左への衝動性眼球運動から始め,次に右側への衝動性眼球運動の練習をした.次の練習では,この順序を入れ替えた.十分な成績が得られたら,標的をランダムな順序で左右に呈示した.表2-12AとBは,患者2名の練習の順序と結果の例である.図2-15は,ある両側性半盲患者の治療前後の水平性衝動性眼球運動と視界を示している.この患者では,治療後に衝動性眼球運動の正確さが増大しただけでなく,明らかな視界の拡大もみられた.両側性の視野障害患者には,一側性の視野障害患者よりかなり多くの練習が必要だったが,その中では両側性の弱視患者が最少の試行数で最良の結果を示した.いくら集中的に練習した後でも,両側性の半盲患者と両側性の下四分盲患者の視界が完全とならないことや,測定過小な衝動性眼球運動の使用が多いままのことがある.それでも,練習が水平あるいは斜めの軸だけに沿って行われたのに,視覚的走査の改善とあらゆる方向への視界の拡大が練習

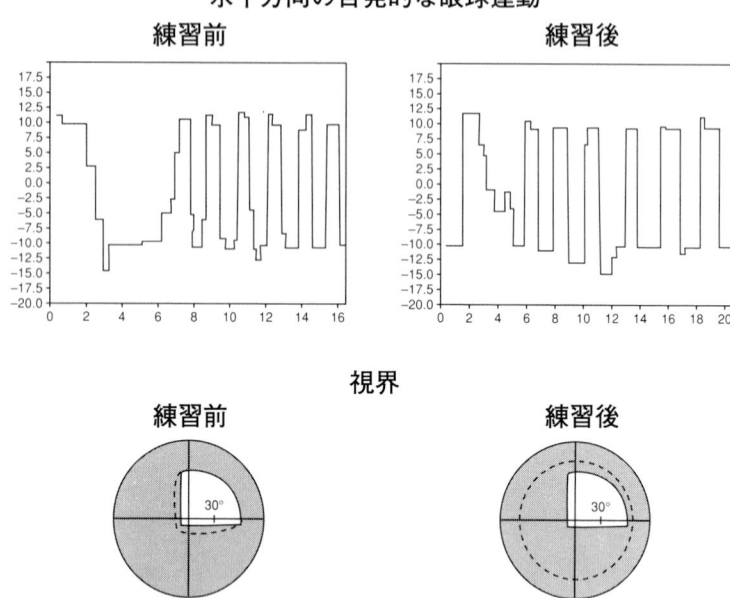

図 2-15 水平方向の自発的眼球運動と視界〔両側の同名性視野欠損のある患者（表 2-12 の両側性半盲患者，両側後頭葉梗塞発症 8 週後）の，練習（1,260 試行）前後における検査結果〕

練習後に測定過少が改善し視界が拡大していることに注意．灰色は欠損視野を表す．さらに詳しくは図 2-14 参照．

後にはみられた（表 2-13）．

　この段階の練習は，障害された視野領域に向けての衝動性眼球運動の拡大だけからなっているにもかかわらず，練習後に尋ねると約半数の患者が日常生活で困難が少なくなったと語った（表 2-14 参照）．大きな眼球運動を使うことで，特に馴染みのある環境で障害の程度が減っていた．しかし，まだ患者の多く（41.3％）が，特に不慣れな環境や複雑な環境で，視覚による定位や「まわりをきちんと見て取る」ことの困難を訴えた．そこで，視覚刺激を広範囲に並べ，標的の数を増やし，ディストラクター[56]も加えたスライドを使って，眼球運動による走査の空間的組織化を促し，ひいては視覚による定位を改善するための練習を後に続けて行うことにした．

表 2-13　衝動性眼球運動の振幅拡大
（両側性同名性視野欠損の患者 14 名における，探索と視界の練習の効果）

患者群	練習前平均 （標準偏差；範囲）	練習後平均 （標準偏差；範囲）	セット数平均 （範囲）	試行数平均 （範囲）
探索時間（秒）				
両側半盲		45.9(8.2)	34.2(6.7)	
両側上四分盲	30.7(28〜32)	11.9(23〜24)		
両側下四分盲	37.0(36〜38)	26.2(25〜27)		
両側弱視	31.8(3.3)	23.8(2.8)		
健常対照（$n=25$）		15.1(2.1)		
視界（°）				
両側半盲（$n=5$）	12.4(4.6)	39.6(6.7)		
両側上四分盲（$n=2$）	07.0(6〜8)	19.5(18〜21)		
両側下四分盲（$n=2$）	5.5(5〜6)	18.0(17〜19)		
両側弱視（$n=5$）	28.6(3.0)	53.4(3.6)		
セット数と試行数				
両側半盲（$n=5$）			6(4〜8)	720(520〜920)
両側上四分盲（$n=2$）			3(3)	210(110〜260)
両側下四分盲（$n=2$）			4(3〜4)	490(390〜510)
両側弱視（$n=5$）			4(3〜5)	470(320〜540)

年齢を合わせた健常対照者の値も示した．症例数が 5 以下なので値は範囲を示した．視界については，両側性半盲患者や両側性弱視患者の視界の主軸長を示した．その他詳しくは表 2-11 参照．

b．スライドを用いた視覚的探索の練習

この段階の練習では，140 cm の距離に投影したスライド上に数字をランダムに配列（52°×45°）して呈示した．数字の数は 5 から 20 の間で，大きさは 0.5°から 3°の間である（図 2-16A）．この刺激条件は Trail making test（Lezak, 1995）に似ているが，番号は系統的に並べられているわけではない．数が多くなる順に 1 つひとつの数字を，レーザー・ポインターを使

表2-14 衝動性眼球運動の拡大前後における日常生活上の困難
(同名性視野欠損患者による不慣れな環境での状態に関する報告)

	左半盲		右半盲		四分盲	
	練習前	練習後	練習前	練習後	練習前	練習後
見えが「遅い」	86	57	77	51	43	36*
障害物にぶつかる	55	17	54	16	28	21*
「道に迷う」	48	14	22	3	14	7*

報告は主に不慣れな環境についてのものである(表2-7参照).数字は患者の百分率.
*は下四分盲の患者.

って指し示していくよう教示し,誤りなく行えたときだけ所用時間を測定した.要素の数は5〜10個で開始し,要素数を5段階で上げていった.

患者の探索速度が健常者の約90%まで改善したら,次には同じ大きさで形の異なる図形(三角,正方形,円,星)を刺激として用いた(図2-16B).患者はディストラクター(たとえば正方形と円)の中から標的となる要素(たとえば三角)を見つけ,レーザー・ポインターで指し示す.標的はディストラクターの中にランダムに分布している.最初の練習のセットでは,5〜8個の標的を10個のディストラクターの中に並べ,その後の練習のセットでは,標的の数を15個まで段階的に増加して,少なくとも10個のディストラクターの中に配置した.はじめの段階同様,誤りなく行えたときの所用時間を測定した.再び,患者の探索速度が健常者の約90%に改善するまで治療を続けた.治療の最終段階では,図形(三角,正方形,星)をディストラクター,文字(大文字)を標的として用いた(図2-16C).どのスライドも5〜10個の標的と15〜20個のディストラクターを,両者の合計がいつも同じ数(計25個)になるようにして配置した.1セット中に,1ブロック15〜20試行からなる,10〜15個のブロックを施行した.患者には,検者が指示したある特定の文字(たとえばTという文字)を探すよう求めた.指示する文字は施行ごとに変えた.治療は,同じ条件で健常対照者が示す速さの,少なくとも90%に患者が達した後に終了した.

練習の前後に探索成績を,練習用のものと類似した2種の刺激配列(図2-17)を用いて評価した.一方のスライドでは,ランダムに配列した数(1

5. 眼球運動による代償　61

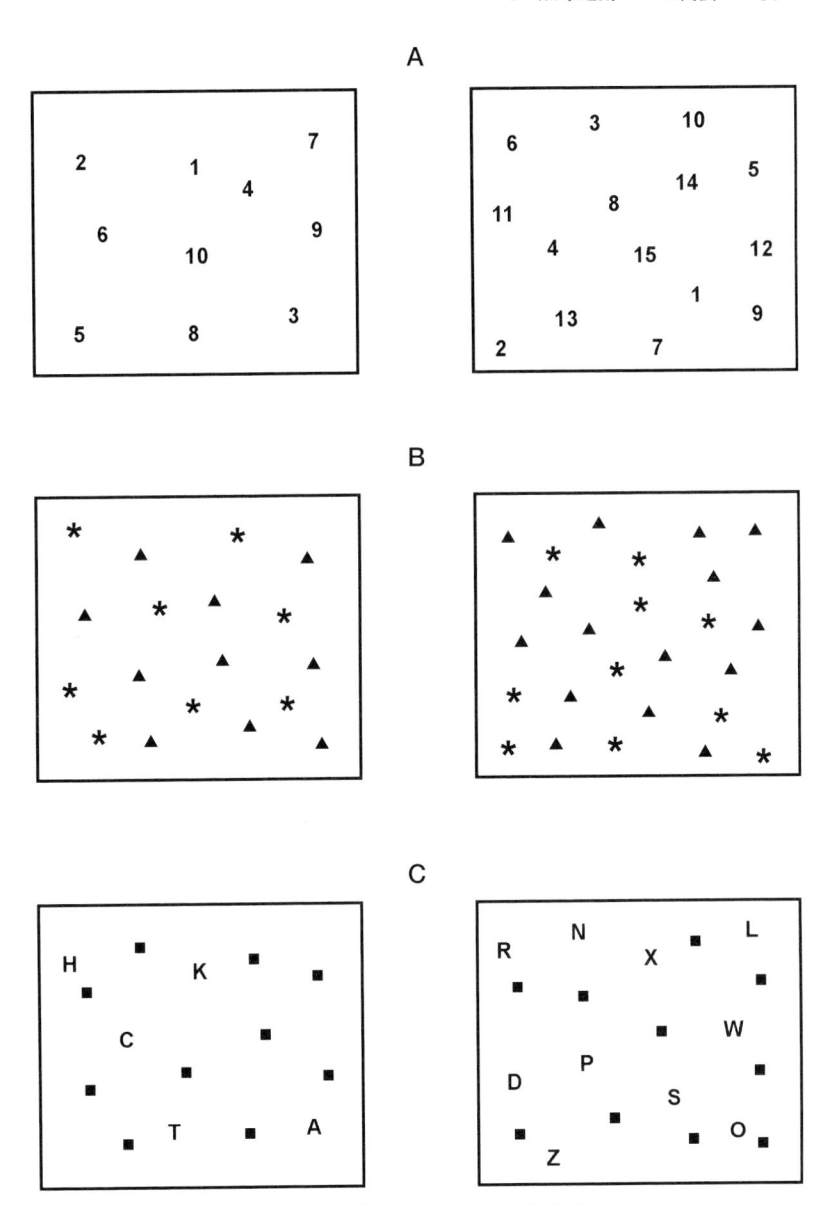

図2-16　視覚的走査の練習に使用した刺激，刺激密度の異なるスライド
　A：数，B：星（ディストラクター）の中に配置した三角（標的），C：図形（ディストラクター）の中に配置した文字（標的）

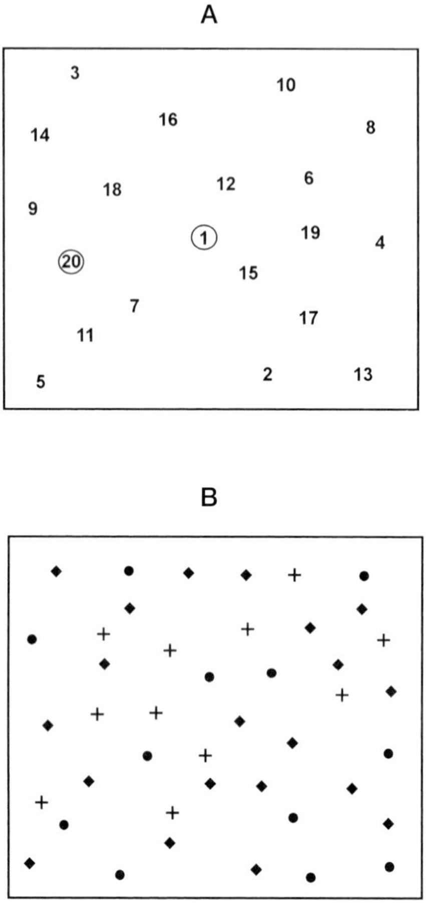

図 2-17 視覚的走査の成績評価に使用した刺激配列
　A：1〜20の数を小さいほうから大きいほうへ順次つなぐ．B：ディストラクター（円，十字）の中の標的（菱形；20個）を数える．対象者には個々の標的を指し示すよう求める．

〜20)を数が多くなる順に探すよう求めた．もう一方のスライドでは，標的として20個の菱形を22個のディストラクター（円，十字）の中に配列した．標的の位置を示すのには，どちらの場合もレーザー・ポインターを使用させた．

表 2-15 スライドを用いた探索練習前後における成績
〔一側性視野欠損患者100名の,2種の視覚課題(A:1〜20の数をつなぐ,B:42個の要素から菱形20個を探す.単位:秒;各条件10試行)の結果〕

患者群	A 練習前 平均(標準偏差)	A 練習後 平均(標準偏差)	B 練習前 平均(標準偏差)	B 練習後 平均(標準偏差)	セット数 n(範囲)
左半盲 a($n=31$)	48.8(4.8)	39.3(3.4)	15.9(2.8)	13.6(1.8)	4(3〜5)
左半盲 b($n=11$)	57.3(4.8)	48.2(5.4)	18.7(2.1)	15.9(1.9)	8(6〜9)
右半盲 a($n=21$)	47.3(5.1)	40.4(2.5)	16.2(2.1)	13.4(1.8)	5(4〜6)
右半盲 b($n=10$)	53.3(5.2)	48.1(3.6)	18.4(1.3)	15.7(1.1)	9(6〜10)
四分盲 a($n=11$)	45.8(2.5)	39.7(2.3)	15.1(0.3)	13.1(0.4)	3(3〜4)
四分盲 b($n=3$)	49.8(3.8)	43.9(3.2)	16.7(1.6)	14.8(0.9)	5(5〜6)
半側弱視 a($n=5$)	46.3(2.2)	39.6(1.1)	14.9(0.2)	13.7(0.3)	3(3〜4)
半側弱視 b($n=3$)	51.5	44.8	16.4	14.4	5(4〜6)
傍中心暗点($n=5$)	43.7(1.3)	40.2(1.1)	15.1(0.3)	13.5(0.4)	3(2〜4)
健常対照($n=25$)		38.7(3.6)		13.2(1.3)	

左半盲患者は計42名,右半盲患者は計31名,四分盲患者は計14名,一側性の弱視患者は計8名,一側性の傍中心暗転患者は5名.a:改善良好群,b:改善不良群(成績が健常対照群の-2SD未満).比較のため年齢を合わせた健常対照者の平均探索時間を示した.

表2-15と表2-16に種々の同名性視野欠損患者の結果を示した.どの患者群においても走査成績の改善がみられたが,一側性の視野欠損患者の約1/3と,両側性の患者のすべてが,いまだに健常者より長い時間を必要としていた.

ANOVAを用いてデータを統計的に分析すると,やはり探索時間(F=413.69;P<0.001)と視界(F=571.85;P<0.001)の両者で有意な治療効果が示された.このことはまた,視野欠損の型によって分けた個々の患者群についても成立した(探索時間:F>43.48;P<0.001;視界:F>82.04;P<0.001).ここでも,視界の範囲と探索時間との間に有意な負の相関が,練習前(r=-0.58;P<0.001)後(r=-0.67;P<0.001)ともにみられた.この結

表 2-16 スライドを用いた探索練習前後における成績
〔両側性視野欠損患者 19 名の 2 種の視覚課題(A：1～20 の数字を結ぶ；B：42 個の要素から 20 個の菱形を探す．単位秒；各条件 10 試行)の結果〕

患者群	A		B		セット数 n(範囲)
	練習前 平均(標準偏差)	練習後 平均(標準偏差)	練習前 平均(標準偏差)	練習後 平均(標準偏差)	
両側半盲($n=5$)	64.2(6.9)	50.3(4.5)	28.9(3.5)	16.8(3.2)	11(8～13)
両側弱視($n=5$)	49.4(4.3)	44.2(2.8)	16.7(2.1)	14.4(1.9)	7(4～10)
両側四分盲($n=4$)	54.7	45.6	15.9	14.6	5(3～7)
両側傍中心暗点($n=5$)	49.2(2.1)	36.8(2.4)	17.8(0.6)	15.2(0.4)	6(4～7)
健常対照($n=25$)	38.7(3.6)		13.2(1.3)		

比較のため年齢を合わせた健常対照者の平均探索時間を示した．

果は，治療前でも後でも，視界が狭いと刺激を探すのに多くの時間がかかり，視界が広いと少ない時間で探すことができるという見解を支持している．

　探索成績と視界の広さの評価に加え，視覚的走査の練習前後における眼球運動の記録を行った．刺激としてはランダムに配分された点を用いた(図 2-6B 参照)．図 2-18 と図 2-19 に，左，右，あるいは両側に半盲のある対象者の眼球運動を示した．練習後に，3 種の対象者の全員に明らかな走査パターンの改善がみられた．図 2-20 と，表 2-17，表 2-18 に，一側または両側性の同名性視野障害がある，もっと大きな患者群($n=58$)についての結果をまとめた．治療前の成績に比べて，すべての患者において，走査時間，視線移動の総距離，固視総数，特に固視の繰り返し数や，固視の平均持続時間に著明な減少がみられたほか，治療後には衝動性眼球運動の平均振幅がより大きくなった．

　眼球運動の諸指標の統計的な分析(ANOVA)により，走査時間($F=181.14$)，固視数($F=214.90$)，固視の繰り返し($F=217.46$)，固視の持続時間($F=400.01$)，衝動性眼球運動の振幅($F=174.85$)について，練習前後の有意な差($P<0.001$)が示された．治療前後での結果の有意な($P<0.001$)差

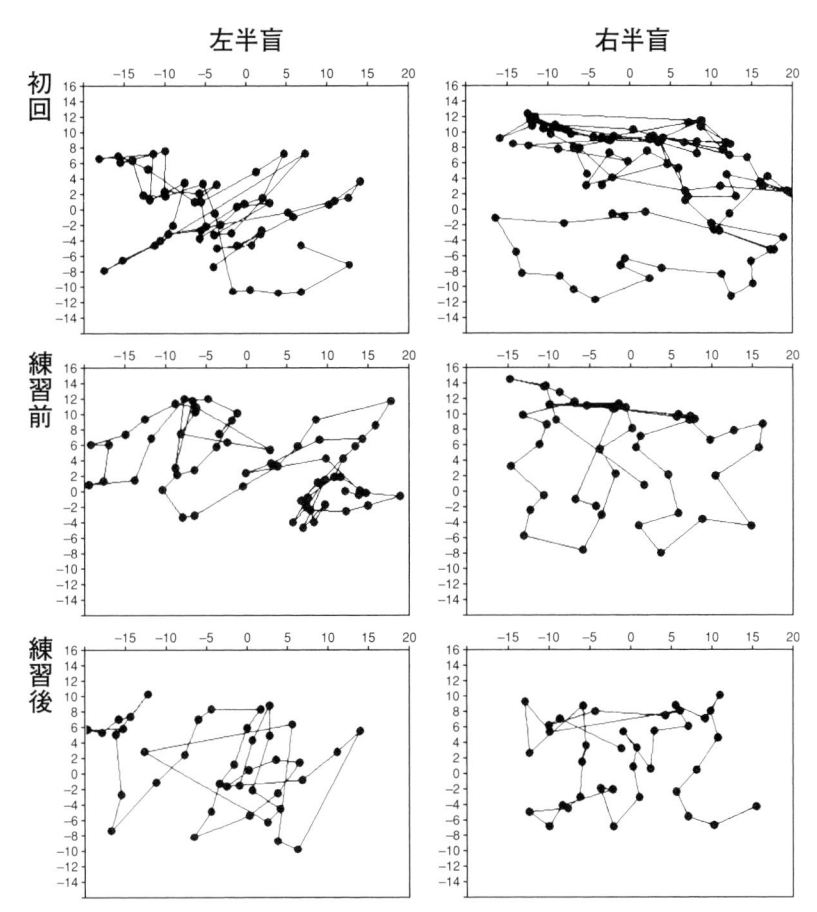

図 2-18 点の配列に対する眼球運動による走査パターンの変化〔左同名性半盲（視野の回避 2°）および右同名性半盲（視野の回避 1.5°）の患者の，初回検査時（a；それぞれ発症 7 週後と 8 週後），スライドを用いた視覚的走査の練習（左半盲患者：840 試行，右半盲患者：880 試行）前（b：a から 4 週後），練習後（c）における結果〕

横軸：刺激配列の水平方向の広がり（視角で；0 が正中，負の値が左，正の値が右を表す），縦軸：垂直方向の広がり（0 が正中，負の値が下，正の値が上）．点は固視の位置を示す．どちらの患者も，どの検査でも，正しく 20 個の点を報告した．走査時間：左半盲患者：a：27.4 秒，b：25.7 秒，c：16.0 秒；右半盲患者：a：30.1 秒，b：26.1 秒，c：13.8 秒．比較のために，年齢を合わせた健常対象者 30 名の平均走査時間は 9.3 秒（範囲：6.2〜12.8）だった．

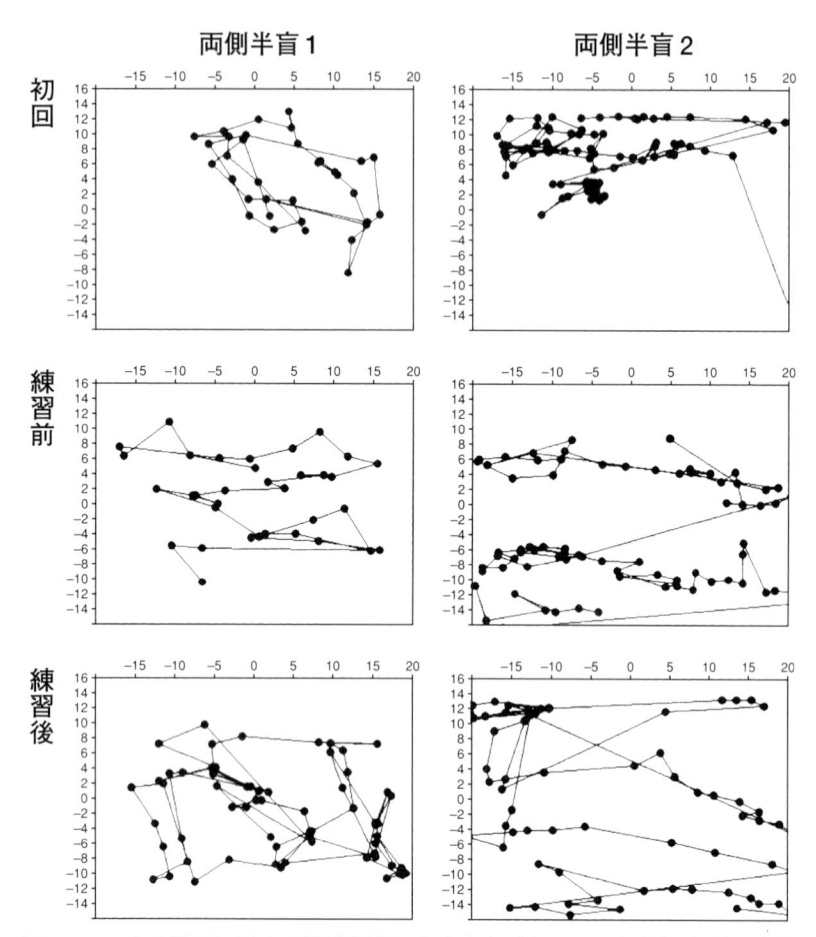

図2-19 点の配列に対する眼球運動による走査パターンの変化〔両側性同名性半盲患者2名(患者1:中心視野の残存12°;患者2:中心視野の残存14°)の,初回検査時(a)(それぞれ発症9週後と11週後),スライドを用いた視覚的走査の練習(患者1:2,210試行;患者2:2,280試行)前(b;aから5週後),練習後(c)における結果〕

患者1は,20個の点のうち(a)では7個,(b)では13個,練習後(c)には17個の点を報告した.患者2は,(a)では13個,(b)では15個,練習後(c)には18個の点を報告した.走査時間:患者1:a:19.9秒,b:19.4秒,c:27.1秒;患者2:a:61.4秒,b:61.5秒,c:43.6秒.比較のために,年齢を合わせた健常対象者30名の平均走査時間は9.3(範囲:6.2〜12.8)秒だった.その他の詳細は図2-18と同様.

走査時間

固視数

固視の繰り返し

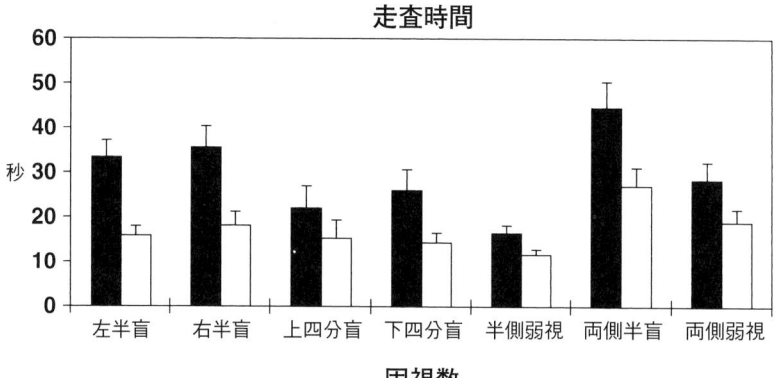

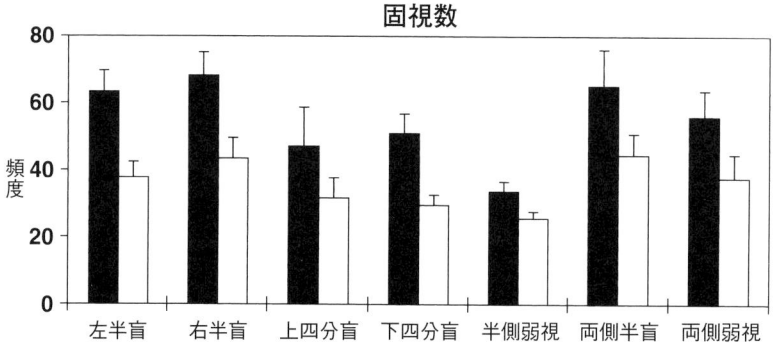

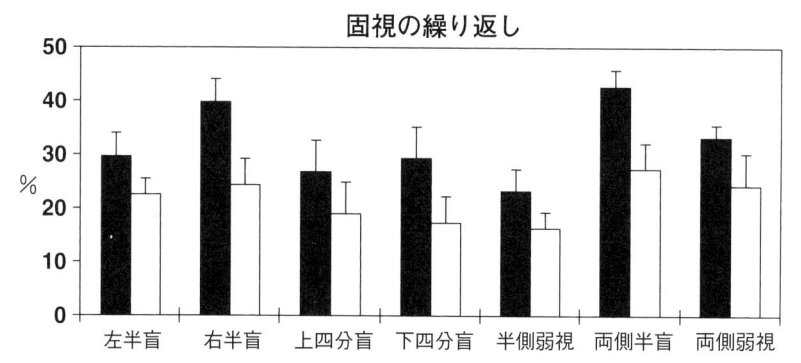

図2-20 スライドを用いた視覚的走査の練習による走査時間，固視数，固視繰り返し率の変化〔左半盲(17名)，右半盲(16名)，上四分盲(5名)，下四分盲(5名)，半側弱視(5名)，両側半盲(5名)，両側弱視(5名)各患者群の，練習前(黒い棒)，後(白い棒)における測定結果〕

どの群でも，走査時間，固視数および固視の繰り返し率が減少していることに注意．

表2-17 スライドを用いた視覚的走査の練習(図2-6参照)前後における，点の配列の眼球運動による走査

(一側性視野欠損患者48名の固視の持続時間と衝動性眼球運動の振幅)

患者群	固視時間(秒)		衝動性眼球運動の振幅(°)	
	練習前平均(標準偏差)	練習後平均(標準偏差)	練習前平均(標準偏差)	練習後平均(標準偏差)
左半盲($n=17$)	0.29(0.05)	0.26(0.03)	4.5(0.9)	5.1(0.9)
右半盲($n=16$)	0.31(0.10)	0.28(0.06)	4.8(0.9)	5.1(1.1)
上四分盲($n=5$)	0.32(0.09)	0.27(0.07)	5.4(0.8)	5.4(0.4)
下四分盲($n=5$)	0.30(0.05)	0.26(0.04)	5.2(1.3)	5.4(0.3)
半側弱視($n=5$)	0.28(0.09)	0.24(0.04)	4.5(0.5)	5.6(0.6)
健常対照($n=30$)	0.27(0.02)		5.6(0.7)	

表2-18 スライドを用いた視覚的走査の練習前後における，点の配列の眼球運動による走査

(両側性視野欠損患者19名の固視の持続時間と衝動性眼球運動の振幅)

患者群	固視時間(秒)		衝動性眼球運動振幅(°)	
	練習前平均(標準偏差)	練習後平均(標準偏差)	練習前平均(標準偏差)	練習後平均(標準偏差)
両側半盲($n=5$)	0.35(0.06)	0.28(0.03)	4.1(0.5)	5.4(0.5)
両側弱視($n=5$)	0.28(0.05)	0.25(0.04)	4.8(0.5)	5.2(0.9)
両側下四分盲($n=4$)	0.31	0.24	5.1	5.5
両側傍中心暗点($n=5$)	0.27(0.01)	0.26(0.03)	5.1(1.1)	5.8(1.2)

それぞれ，健常対照者の値については表2-17参照．

は，どの下位群にもみられた(探索時間：$F>62.03$；固視数：$F>49.39$；固視の繰り返し：$F>73.84$；固視持続時間：$F>101.77$；衝動性眼球運動の振幅：$F>38.64$)．したがって，練習後には，どの患者群も走査に関する変数が有意に改善し，採用された治療法によって眼球運動による走査のパターンが実際にかなり良くなったことを示している．

どの患者群でも有意な改善がみられたにもかかわらず，すべての対象者

表 2-19 スライドを用いた視覚的走査の練習前後における不馴れな環境での日常包括上の困難の報告

(数字は一側性視野欠損患者 43 名の中で,その問題を訴えた患者の数)

	左半盲		右半盲		四分盲	
	練習前	練習後	練習前	練習後	練習前	練習後
見えが「遅い」	17	4	16	5	10	3*
障害物にぶつかる	14	0	12	1	7	1*
「道に迷う」「方向を失う」	11	0	8	0	4	1*

報告は主として馴染みのない環境に関するもの(表 2-7 と比較).*は下四分盲の患者.

が「正常な」レベルの成績に達したわけではない.30 人の健常対照者の最大走査時間(13 秒)を基準とするならば,患者のうちの 30 人(52％)がもっと多くの時間を要したままだった.半盲や四分盲の患者では半数が基準より多くの時間を必要とし,半側弱視の患者では 1 名だけが基準に届かなかった.一方,両側の傍中心暗点がある患者 5 名のうち 3 名,両側の下四分盲がある 2 名,両側性半盲の患者 5 名の全員,および両側の半側弱視の患者 5 名のうち 4 名が,正常な走査成績に達しなかった.

以上の観察をまとめると,練習によって,患者の視覚探索成績と眼球運動を用いた走査のパターンは,より速く正確に見渡せるようになり,一層系統的で組織化された形で視線が動くため,空間的時間的な変数に関して,効果的なものになったといえる.

その結果,患者はより効率的に視野欠損を代償し,日常生活で経験する困難が減ると期待された.実際,少なくとも治療後に正常範囲の成績を示した患者のほとんどについては,そのとおりであった.表 2-19 に示したように,治療後には患者の大多数がものが見えるのが「遅すぎる」という訴えをしなくなった.さらに,一側性視野欠損の患者に障害物や人に衝突すると言う者はいなくなり,いまだに道に迷うと訴えた患者はわずかだった.治療後にはほとんどすべての患者が,馴染んだ環境である場合には脳卒中になる前にできていたことは何でもできるようになったと語った.しかし不馴れな環境では,特に視覚的な方向づけに関して,いまだに困難を

感じる患者もいた．興味深いことに，今やすべての患者が自分の視野欠損と，その日常生活への影響を完全に自覚していた．

したがって，衝動性眼球運動の拡大と，眼球運動による走査の改善およびそれによる視覚的方向づけの改善の組み合わせは，視覚的なハンディキャップをかなり減少させたように思われる．しかし，先にも述べたように，患者の3分の1以上(38%)がまだ何らかの困難を経験していた．その困難は，主に視覚による方向づけが決定的に重要となる状況，たとえばスーパーマーケットでの買い物や混雑した場所で進路を見つけるときなどに生じていた．

このように，同名性の一側あるいは両側性の視野欠損のある患者は，欠損あるいは減弱した視野の領域を償うような，眼球運動による代償方法を学習するために開発した治療によって効果を上げることができる．Pommerenke, Markowitsch(1989)やKerkhoffら(1994)も対象患者に類似の方法を用い，これに匹敵する改善を報告している．

患者達の言葉からわかるように，治療効果として日常生活における視覚的なハンディキャップのはっきりした減少がみられた．もちろん，この点に関してもっと客観的なデータを示すためには，日常生活を標準化したような状態で，患者の行動を系統的に観察する必要があるだろう．

一方，われわれが研究した患者は皆がすでに治療前から完全に自分の困難性に気づいていたという事実は，彼らの視覚的なハンディキャップについての発言が適切で十分信用できるものであることを示唆している．たしかに，視覚的な環境全体に対してすばやく信頼性のある展望を得，大きな問題なしに方向や進路を見つけたりする能力については，各人の自己評価を参考にする必要がある．これらの視覚的能力に個人間のかなり大きな違いがあることは疑いがなく，したがって，脳卒中の前から対象者の能力はすでに異なっていたかもしれない．このような患者個人間の違いによって，治療後，自分が「少なくとも以前同様に，ひょっとすると以前より良く，見える」ようになったのに気づいて驚いていた患者もいたのに対して，改善は認めるものの依然として脳損傷前のレベルには達していないと述べる患者もいた理由が説明できるかもしれない．したがって，改善の程度と日常生活への良い効果を明らかにするためには，各患者の自己評価を

考慮し，個々の患者の日常生活についてのどんな特殊な条件に対しても，適切で有用な助言を与える必要があるようだ．

治療後明らかな改善を示し日常生活にその代償法を応用できたにもかかわらず，ある種の障害を示していた患者達については，さらに説明が必要と思われた．その説明を探して，われわれはこれらの患者には後頭頭頂葉か視床後部，あるいはその両方に損傷があることに気づいた．視床後部，および視床後部と，後頭葉，頭頂葉，前頭葉の皮質領域や辺縁系新皮質とを結ぶ双方向性の連絡は，外的刺激に誘発されたものだけでなく，意図的な注意や衝動性眼球運動に関わることで，視覚情報処理に寄与する皮質-皮質下ネットワークを構成すると考えられている(Corbetta et al., 1993；Kustov & Robinson, 1996；Mesulam, 1981；Petersen, Robinson & Morris, 1987；Pierot-Deseilligny et al., 1995；Robinson, 1993；Robinson & Pertersen, 1992；Selemon & Goldman-Rakic, 1988)．

また，このような患者では後頭葉の白質を走行して後頭葉，頭頂葉，側頭葉，前頭葉の皮質領域と連絡する線維路も損傷しており，それによって，これらの領域間の連絡が絶たれている可能性がある．そう考えると，後頭葉皮質に加えてこれらの構造に損傷のある患者で，視野欠損そのものによる障害に加え，注意や眼球運動の視空間的な誘導がさらに困難になるのは驚くべきことではない(Zihl, 1995b)．視床や後頭頭頂領域の損傷は，大脳後部の脳卒中では珍しくない．Gotoら(1979)によれば，後大脳動脈閉塞の患者38名中17名(44.7%)でこれらの領域が病巣に含まれていた．したがって，これらの患者を対象にするときは「同名性視野欠損および視覚性方向づけ困難症候群」とでも呼ぶべきものを扱っていることになる．この視覚障害の組み合わせは，右一側や両側性病変の患者にみられるだけでなく左側の脳損傷をもつ患者にもみられるので，視覚による方向づけには両半球の機能的な統合と相互作用が重要らしいことにも注意すべきであろう．

以上のように，衝動性眼球運動が拡大し，視覚的探索や走査が良くなることによって改善が見られていたが，われわれは特に視覚的走査と視覚による方向づけに焦点を当てた，もっと柔軟で効果のあがる練習方法を探した．コンピューターのプログラムを用いれば，使用する視覚刺激

の数やタイプ，呈示時間，課題の難易度を，個々人に合わせて特殊化できる．標的を探索して走査することが有効な代償方法の獲得につながることがわかっていたので，主要な課題として視覚による探索の理論に基づいた枠組みを用いることにした．この枠組みは，対象者が行う処理の方法と視覚刺激の数やタイプとの関係を調べられるように作成した．課題は，標的でない刺激（ディストラクター）の配置の中に置かれた標的を探すことである．使用される標的とディストラクターの性質（たとえば色や大きさ，形）の組み合わせによって，その処理は大きく2つに分けることができる．

一方は並行的あるいは自動的な処理[57]と呼ばれるもので，ディストラクターの数が増えても探索時間が長くならない．もう一方は，継次的処理[58]と呼ばれるもので，ディストラクターの数が増えると探索時間も長くなる（詳しい記述と，神経心理学における視覚的探索の理論的検討に関しては，Humphreys & Riddoch, 1994, Robertson, 1992を参照）．このような視覚的課題には，視覚刺激の処理だけでなく視空間性の注意も関与しているという証拠がある（Chelazzi, Miller, Duncan & Desimone, 1993）．選択的注意は低次および高次の視覚皮質で情報を処理する能力を増強することが知られているので（たとえばCowey, 1994 ; Singer, 1979），われわれは，視覚的な探索と注意の空間的な移動との間の相互作用の改善は，患者の眼球運動による代償法の改善につながる有力な手段となるであろうという仮説を立てた．

c．探索理論を応用した視覚的探索の練習

視覚的探索の検査や練習は，17インチ高解像度モニター画面につないだコンピューターシステムを使用して行った．対象者は画面の正面60 cmの距離に腰かけた．特別に作ったソフトウエア・プログラムを用いて刺激を作成・呈示し，対象者の反応を記録した．図2-21の図式は，刺激条件と2試行分の時間的な流れを表している．画面中央の青い十字を注視し，十字が消えたら，あらかじめ知らされた1個の標的（たとえば赤いE）をディストラクター（たとえば緑色のF）の中から探し出すよう指示した．画面上に標的があればマウスの左ボタン（標的ボタン），なければ右ボタンを押すようにした．治療用の標的とディストラクターの組み合わせに

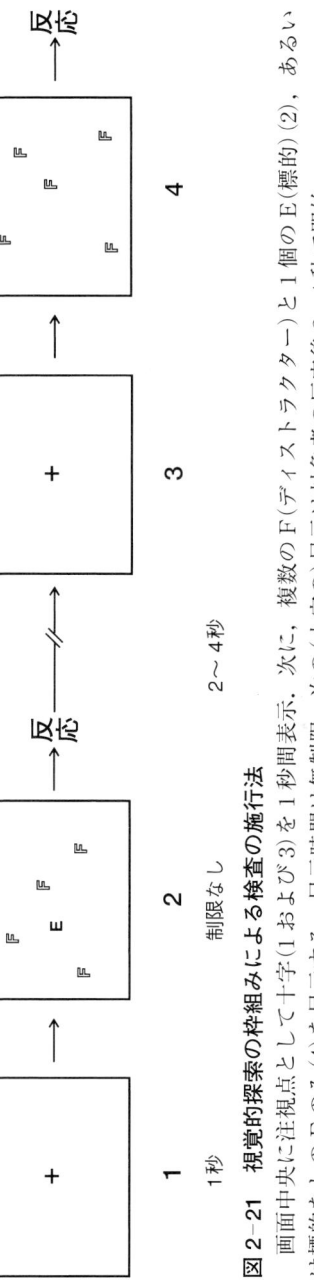

図 2-21 視覚的探索の枠組みによる検査の施行法

画面中央に注視点として十字 (1 および 3) を 1 秒間表示. 次に, 複数の F (ディストラクター) と 1 個の E (標的) (2), あるいは標的なしの F のみ (4) を呈示する. 呈示時間は無制限. 次の (十字の) 呈示は対象者の反応後 2〜4 秒で開始.

表 2-20　同名性視野欠損患者の治療に用いた標的／ディストラクターの条件

(「並行」，「混合」，「継次」各探索条件の例．各条件，計 15 個の要素を，7〜8 種の標的とともに使用した)

「平行」 (標的-ディストラクター)	「混合」 (標的-ディストラクター)	「継次」 (標的-ディストラクター)
I-O	T-S	C-D
O-T	A-L	O-G
N-O	S-O	I-L
S-A	L-A	R-K
H-C	S-C	T-I
A-U	O-U	G-C
V-G	C-O	V-A
U-P	D-O	B-D

は，探索が「並行」，「混合」，「継次」処理となる 3 つの条件 (表 2-20) を用いた．どの刺激条件も，15 個の要素からなり，標的が 1 つでディストラクターが 14 個か，ディストラクターだけが 15 個呈示されるかの，いずれかであった．個々の患者の練習は，いつも一番簡単な (「並行」) 条件から始め，続いて「混合」条件，最後に「継次」条件で行った．対象者は，標的をできるだけ注意深く，しかし同時に，できるだけすばやく探すよう求められた．標的の有無を確信するまで反応しないよう教示された．典型的には 1 ブロックに 20 試行が行われ，練習の各セットは 10〜15 ブロックで構成された．したがって，1 セットは 200〜300 試行からなり，患者の反応時間に応じ，休憩を含めて 30〜40 分で終了した．「並行」から「混合」，「混合」から「継次」の条件の変更は，患者が明らかな改善を示し，その課題条件での成績が一定のレベルで安定してから行った．

　前節までで述べた治療法に代わるものとして，この視覚的探索の枠組みを同名性視野欠損のある患者に用いるにあたっては，この方法が練習として有用かという点だけでなく，その効果がより小さい探索範囲 (モニター画面) からより広い探索範囲 (スライド，p. 62 の図 2-17B 参照) へと汎化するかどうかという点にも関心があった．この汎化の成否は，患者が，広大な

表 2-21　視覚的探索の枠組みによる練習を行った患者の内訳
〔後頭葉梗塞による半盲患者 17 名（女性 2 名，男性 15 名）〕

患者群	年齢（歳）平均（範囲）	発症後の週数 平均（範囲）	視野回避（°）平均（範囲）
左半盲（$n=9$）	54（23〜79）	16（9〜28）	2.7（1〜4）
右半盲（$n=8$）	51（40〜65）	14（8〜22）	2.9（1〜4）

環境全体を見渡すことが必要なことの多い日常生活において役に立つ代償手段を獲得しなければならない，という事実と深く関っている．この練習方法による改善の評価として，練習の前後にわれわれの標準的な条件（標的はE，ディストラクターはF；図 2-21 参照）で視覚による探索課題を試行した．さらに，点の配列（図 2-6B 参照）を走査中の眼球運動を記録し，視界の測定も行った．

視覚探索理論に基づいた枠組みによる治療を施行した患者は，左半盲患者 9 名と右半盲患者 8 名の 2 群であった（患者の詳細については表 2-21 参照）．表 2-22 に，患者 2 名に対する治療手続きと結果を示した．「並行」探索条件で約 400 試行を行った後には，どちらの半盲患者も探索時間の明らかな減少を示し，見落としがなくなった．「混合」や「継次」探索条件での結果も似ていたが，改善が一定レベルで安定するまでに必要な試行数は「並行」探索条件のときより多かった．

図 2-22 に治療前後の視覚探索課題の成績を示した．興味深いことに，治療前には 13 名の患者が典型的な「並行」探索条件の刺激でさえ並行的に探索することができず，治療後にもまだ 7 名が「並行」探索条件の刺激で継次的な探索行動を示した．にもかかわらず，治療後には探索時間がどちらの群でもかなり減少した．表 2-23 に，治療前後における 2 つの患者群の探索時間（課題は図 2-17B 参照）と視界の範囲についてのデータをまとめた．探索範囲は明らかに拡大し，標的発見に要する時間もかなり減少した．

データを統計的に分析（ANOVA）すると，探索時間（$F=455.49$；$P<0.001$）と視界の広さ（$F=360.54$；$P<0.001$）に有意な治療効果が認められ

表 2-22 視覚的探索の枠組みを用いた練習

(半盲患者 2 名における治療計画と結果)

	最初のセット	最後のセット
左半盲		
「並行」条件(390 試行後)		
時間(ミリ秒)	1,040	710
誤り	0/3	0/0
「混合」条件(615 試行後)		
時間(ミリ秒)	1,920	870
誤り	0/4	0/1
「継次」条件(435 試行後)		
時間(ミリ秒)	1,980	1,380
誤り	0/3	0/1
右半盲		
「並行」条件(435 試行後)		
時間(ミリ秒)	990	770
誤り	1/2	0/0
「混合」条件(450 試行後)		
時間(ミリ秒)	1,540	810
誤り	0/2	0/1
「継次」条件(225 試行後)		
時間(ミリ秒)	1,610	1,180
誤り	0/4	1/1
健常対照		
「並行」条件		
時間〔(ミリ秒:平均(標準偏差)〕	520(47.3)	
総誤答数	0/1	
「混合」条件		
時間〔(ミリ秒:平均(標準偏差)〕	655(58.4)	
総誤答数	1/1	
「継次」条件		
時間〔(ミリ秒:平均(標準偏差)〕	913(90.5)	
総誤答数	1/2	

　左半盲:男性,46 歳,発症後 16 週;視野回避 2°,右半盲:男性,48 歳,発症後 17 週;視野回避 2°.最初と最後のセッションにおける,標的の探索時間(20 試行の平均)と誤り(あるのにないと答えた数/ないのにあると答えた数).比較のために,健常対照者 10 名(各条件 20 試行)の結果を示す.標的とディストラクターは,「並行」条件では O と T;「混合」条件では C と O;「継次」条件では G と C.

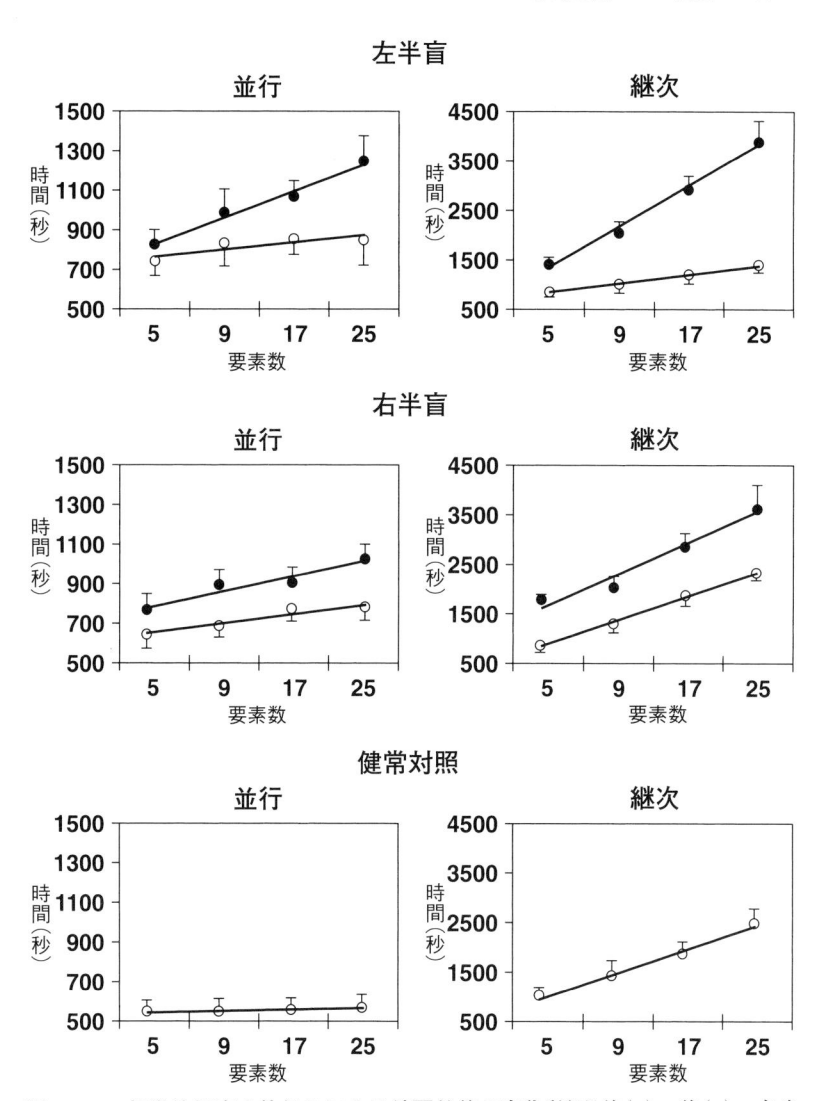

図 2-22 **視覚的探索の枠組みによる練習前後の変化**〔練習前(●),後(○).左半盲(9名)と右半盲(8名)の患者の,「並行」条件と「継次」条件の刺激に対する視覚探索成績.単位は秒;平均と標準偏差〕

要素数:画面上に現れる要素の数.縦のバーは標準偏差を表す.両患者群において,練習後にどちらの条件でも探索時間が短縮していることに注意.比較のために,それぞれ健常対照者10名のデータを示した.

表 2-23 視覚的探索の枠組みによる練習前後の変化
〔左半盲と右半盲の患者群における探索課題(図 2-17 参照)と視界の測定結果.
詳しくは本文を参照〕

患者群	練習前 平均 (標準偏差)	練習後 平均 (標準偏差)	セット数 平均(範囲)	試行数 平均(範囲)
探索時間(秒)				
左半盲($n=9$)	37.4(6.2)	19.8(5.8)		
右半盲($n=8$)	34.1(8.3)	21.8(7.8)		
健常対照($n=25$)	13.2(1.3)			
視界(°)				
左半盲($n=9$)	13.0(3.7)	32.7(4.6)		
右半盲($n=8$)	12.8(5.7)	30.8(4.4)		
セット数と試行数				
左半盲($n=9$)			6(5〜7)	1,220(990〜1,440)
右半盲($n=8$)			7(5〜8)	1,330(960〜1,520)

た.有意差は2群それぞれの探索時間($F>93.34$;$P<0.001$)と視界($F>100.80$;$P<0.001$)においてもみられた.患者群に有意な主効果はみられず,治療の前も後も半盲の左右で探索成績や視界に差がないことが示された.さらに,治療前($r=-0.75$;$P<0.001$)にも治療後にも($r=-0.56$;$P<0.05$),探索時間と視界の大きさの間には有意な負の相関が認められ,先に視界の大きさと視覚的探索の速さとの間に見出された関係(p.50 と p.60)を裏づけた.

視覚的な探索の改善は,図 2-23 に示したような視覚的走査の間にみられる眼球運動パターンの著しい変化をともなっていた.患者が必要とする平均走査時間が短縮しただけでなく,走査の総距離の長さや固視の回数もかなり減少した.さらに,固視の繰り返し率が低下し,衝動性眼球運動の振幅もより大きくなった(図 2-24 と表 2-24 参照).

ANOVA による眼球運動の変数の統計的分析で,練習前後の走査時間($F=256.91$),固視の数($F=149.49$),固視の繰り返し($F=309.32$)に有意な差がみられた.同様の差は,2つの患者群のいずれにおいても(走査時間:

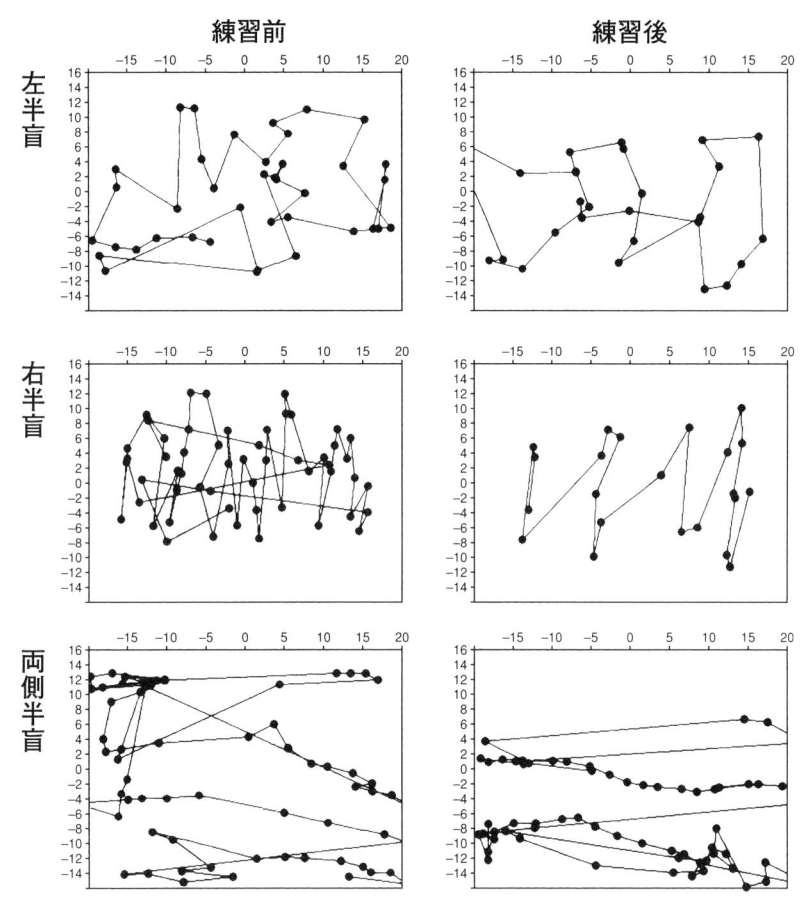

図 2-23　視覚的探索の枠組みによる練習前後における，点の配列走査中の眼球運動パターン〔同名性の左半盲患者(視野回避 1°，発症後 9 週)，右半盲患者(視野回避 2°，発症後 8 週)，および両側半盲患者(中心残存視野 12°，発症後 11 週)の結果〕

練習前は，左半盲患者が 20 個の点のうち 18 個，右半盲患者が 17 個，両側半盲患者が 15 個の点を報告した．練習後には，左半盲患者と右半盲患者では誤りがなくなり，両側半盲患者は 19 個の点を報告した．走査時間：左半盲患者：前：16.9 秒；後：13.6 秒；右半盲患者：前：22.4 秒；後：19.2 秒；両側半盲患者：前：61.4 秒；後：43.6 秒．年齢を合わせた健常対照者 30 名の平均走査時間は 9.3(範囲 6.2〜12.8)秒．その他の詳細は図 2-18 と同様．

80　第2章　視野障害

走査時間

固視数

固視の繰り返し

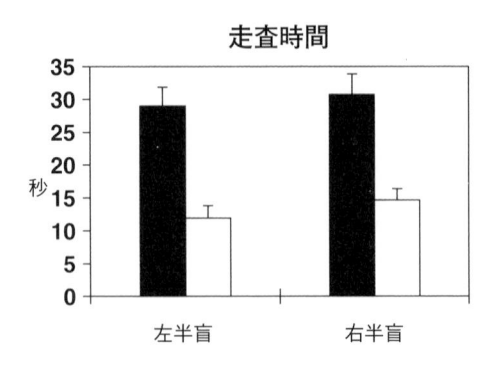

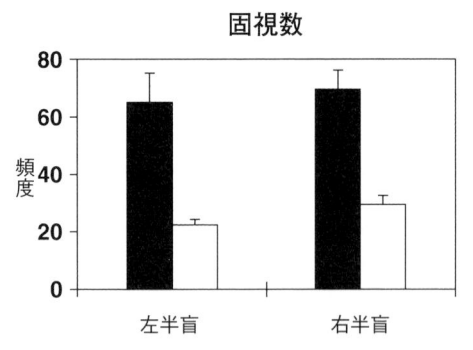

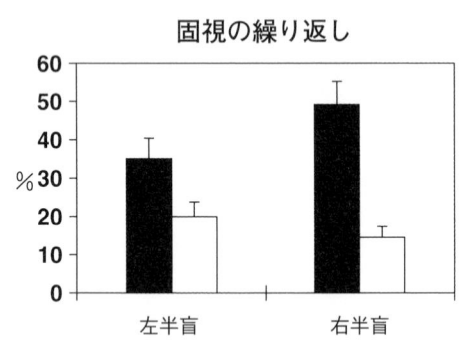

図2-24　視覚的探索の枠組みによる練習前後における変化〔左半盲(9名)と右半盲(8名)の患者の，練習前(黒い棒)後(白い棒)における，走査時間，固視数，および固視の繰り返し率〕

練習後，いずれの患者群においても，走査時間，固視数，および固視の繰り返し率が減少していることに注意(それぞれについての健常対照者のデータはp.46の表2-8参照).

表2-24 視覚的探索の枠組みによる練習前後の眼球運動による走査(20個の点を数える)の成績

患者群	走査時間(秒)		固視数		固視の繰り返し率(%)	
	練習前平均(標準偏差)	練習後平均(標準偏差)	練習前平均(標準偏差)	練習後平均(標準偏差)	練習前平均(標準偏差)	練習後平均(標準偏差)
左半盲($n=9$)	28.8(5.7)	12.1(2.7)	62(16)	25(8)	46.7(8.2)	17.4(11.0)
右半盲($n=8$)	29.6(7.9)	14.3(4.1)	65(18)	27(7)	53.9(12.2)	18.5(8.6)
健常対照($n=30$)	9.3(0.8)		23(4)		12.4(6.5)	

年齢を合わせた健常対照者の値も示した.

表2-25 視覚的探索の枠組みによる練習前後およびフォローアップ時における,不馴れな環境での日常生活上の困難の報告
(数字は,同名性半盲患者の中で,その問題を訴えた患者の数.フォローアップは練習の6~8週後)

	左半盲($n=9$)			右半盲($n=8$)		
	練習前	練習後	フォローアップ	練習前	練習後	フォローアップ
見えが「遅い」	9	3	1	8	2	1
障害物にぶつかる	7	1	0	6	2	0
「道に迷う」「方向を失う」	4	1	0	3	0	0

$F>112.30$;固視:$F>58.58$;固視の繰り返し:$F>124.94$)有意($P<0.001$)だった.

以上の結果から,視覚探索の枠組みは,患者の探索と走査行動を改善させるもう1つの適切な手段であるといえよう.この改善には,衝動性眼球運動の拡大だけでなく,眼球運動による走査の空間-時間的な組織化も含まれており,その結果,視野欠損の代償が可能となる.日常生活上の問題についての患者による主観的な報告(表2-25)も,この考え方を支持する.しかし,練習を行った後にも困難を訴えた患者がわずかではあるが存

在し，他の患者達と比べると治療後の検査成績も悪かった．驚くべきことではないが，これらの患者では，先にスライドを用いた練習について記したときに治療後の成績が低かったとして言及した患者群(p.71 参照)と同様，頭頂葉か視床後部に付加的な損傷をともなっていた．この点を考えに入れても，視覚探索の枠組みは，同名性視野欠損のある患者に眼球運動を用いた代償手段を改善させる非常に効果的な方法といえよう．練習の量を考慮すると，この型の治療法を用いたほうが，より多くの利益をより速やかに手にすることができる．さらに，個々の患者に柔軟に適合させることができ，「堅苦しい治療」というよりコンピューターゲームに似た特徴を持っているのでずっと「やる気」が出る．また，小さな刺激呈示領域から，より大きな刺激呈示領域へと探索成績が汎化するという証拠も得られた．今後，技術(たとえばレーザー・システム)が進歩すれば，パーソナルコンピューターのソフトウエアを使って，もっと大きな画面に映すことができるようになるであろう．それによって，効果的な訓練方法の可能性も改善，拡大していくと考えられる．

d．長期的な効果

　先に述べた治療手続きの長期的な効果を評価するために，より少ない患者群($n=25$)に対して，訓練終了後8〜12週に走査課題中の眼球運動の記録を再び検査した．患者は治療期間終了時点でも，日常生活上ある程度の視覚的な困難があると語っていた．この再検査では，スクリーン上に20個の点をランダムに配列して呈示した．課題は点の数をかぞえることであった(図2-6に示した課題と類似のもの)．図2-25に，左右の半盲患者と両側性視野欠損患者の治療後および，フォローアップ時における走査のパターンを示した．見てのとおり，どの患者でもフォローアップ時に治療直後と同様の成績を示し，治療の長期的な効果が示された．図2-26にフォローアップのデータを要約した．走査成績の平均は，スライドの視覚的走査で練習した群($n=18$)でも視覚探索法で練習した群($n=7$)でも，練習直後と比べ，同様かあるいはより良い状態であった．したがって，系統的な練習を終えたあとも患者達は走査による手順を使っており，使い続けること

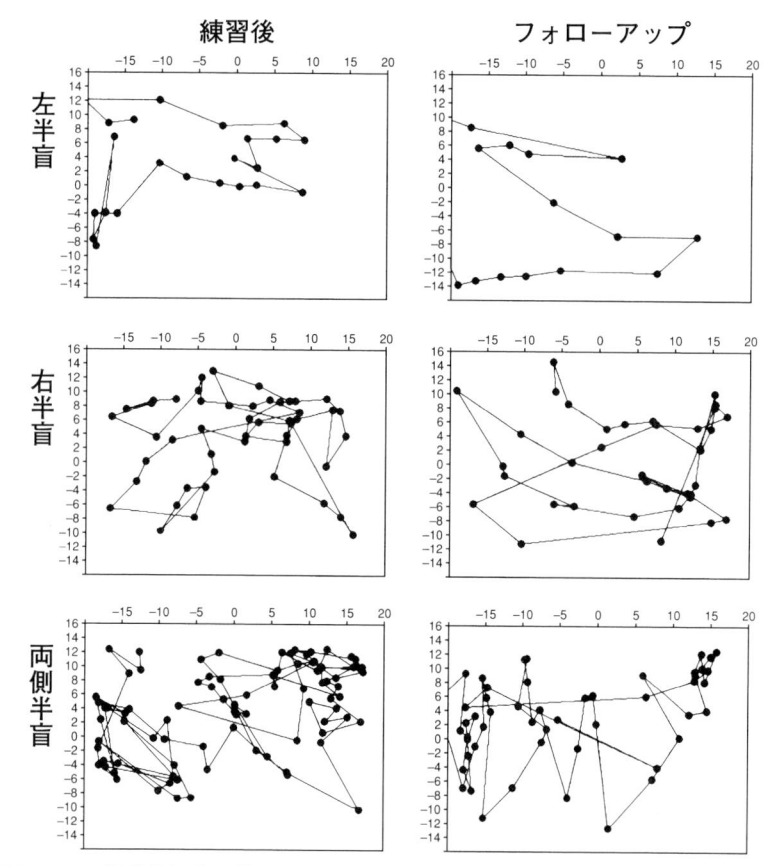

	練習後	フォローアップ
左半盲		
右半盲		
両側半盲		

図2-25 視覚的探索の枠組みによる練習後およびフォローアップ時における点の配列の走査中の眼球運動パターン〔同名性左半盲患者(視野回避3°, 発症後8週), 左半盲患者(視野回避3°, 発症後6週), および両側性半盲患者(中心残存視野11°, 発症後8週)の測定結果. 点の配列は図2-6Bのもの. フォローアップは練習後8週時〕

　一側性の半盲患者はいずれも, どちらの時期の検査でも誤りを示さなかった. 両側半盲患者は, 練習後には20個の点のうち17個, フォローアップ時には19個の点を報告した. 走査時間：左半盲患者：後：8.9秒；フォロー：8.0秒；右半盲患者：後：18.9秒；フォロー：16.9秒；両側半盲患者：後：55.4秒；フォロー：46.7秒. その他の詳細は図2-18と同様.

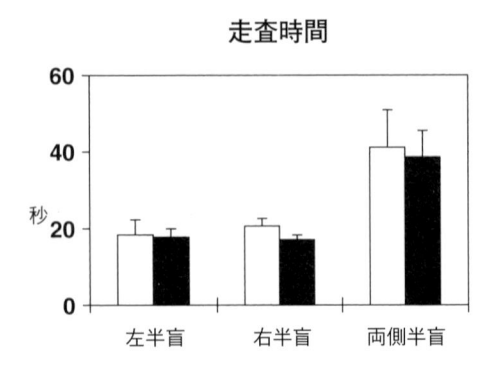

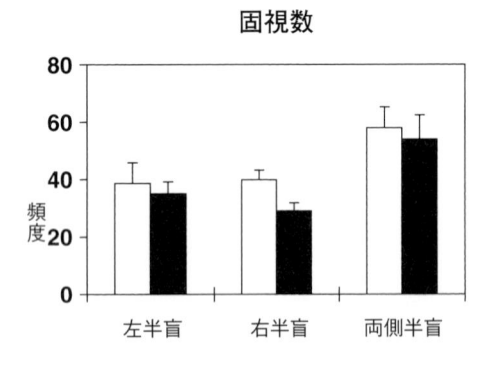

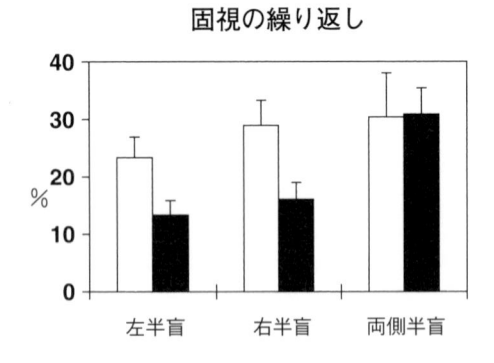

図2-26 視覚的探索の枠組みによる練習終了時とフォローアップ時の変化〔左半盲(10名),右半盲(10名),両側半盲(5名)の患者の走査時間,固視数,固視の繰り返し率.練習終了時(白い棒)と8週後のフォローアップ時(黒い棒)〕

によってさらに改善した者さえいたのかもしれない．表2-25(p.81)に，患者自身による視覚的ハンデキャップの主観的評価を示した．フォローアップ時には困難を訴える患者の数はさらに減ったが，まだ2名が混雑した場所やスーパーマーケットなどで困ることがあると訴えていた．結論として，使用された治療方法は大多数の患者の視覚的ハンディキャップを減らすことに，長期的にも効果的だったと考えられる(Kerkhoff, Munssinger, Eberele-Strauss & Stogerer, 1992a；Kerkhoff et al., 1994 も参照)．

6. 半盲性難読の治療

　読字は，脳の損傷によって視覚情報処理のさまざまな段階で侵される(Hillis & Caramazza, 1992 参照)．視覚のレベルでは，視野の問題が読字障害の最もありふれた原因である(Zihl, 1989, 1994)．回避が5°以下の視野欠損は多くの場合に読字障害をともなう．同名性視野欠損の患者の70％以上で回避が5°を超えないので(表2-2参照)，このタイプの読字障害が脳損傷者における視覚的困難の大きな源泉となっている．

　1907年にはじめてこの視覚的困難を記述し，「黄斑-半盲性読字(macular-hemianopic reading)」障害と名づけたのはWilbrandである．彼は，同名性半盲や四分盲，傍中心暗点のために傍中心窩(すなわち黄斑)の視野を失った患者が，失語による読字障害[59]や純粋失読[60]とは明らかに違う特徴的な読字困難を示すことを観察した．左側の視野を失った患者は典型的には行や単語のはじまりの部分(すなわち左端)を見つけるのに苦労し，しばしば多音節の単語の接頭辞[61]を見落としてしまう．それとは対照的に，右側の視野を失った患者は単語の最後(すなわち右端)を見つけるのに大変苦労し，しばしば語尾[62]を見落とす．典型的には患者は，単語のその部分であたかも「動きがとれなくなった」かのようにふるまい，実際そこを見つめて先へ進むのをためらう．表2-26に，左視野と右視野それぞれの半盲患者の読みの例を示した．

　Wilbrand(1907)は，傍中心窩の視野欠損は1単語を1つの全体として知覚することを妨げるので，患者の読みを困難にする主要な原因と考えた．

表2-26　半盲性難読患者の読みの例[63]
〔左視野欠損（患者1）および右視野欠損（患者2）．視野の回避は2°〕

原文
[Martin Amis（1994）より．Career move. In G. Gordon & D. Hughes（Eds.）, *The Minerva book of short stories* (p. 14). London : Mandarin Paperbacks.]
The trees were in leaf, and the rumps of the tourist buses were thick and fat in the traffic, and all the farmers wanted fertilizer admixes rather than storehouse insulation when Sixsmith finally made his call. In the interim, Alistair had convinced himself of the following: before returning his aggrieved letter, Sixsmith had steamed it open and then resealed it. During this preiod also, Alistair had grimly got engaged to Hazel. But the call came.

患者1（左半盲）
…trees were in leaf, and…rumps of the tourist uses…buses were thick and fat…the traffic, and all the…farmers wanted fertilizer mixes rather than house insulation when smith finally made his call. In the interim, Alistair had convinced self…himself of the following : before turning his grieved…aggrieved letter, smith had steamed it open and then sealed…sealed it. During this period also, Alistair had grimly got gaged…engaged to Hazel. But the call came.

患者2（右半盲）
The trees were in…, and the rumps of…tourist buses were thick and fat…the traffic, and all…farmers want fertile…wanted to be fertile…admix…admixture… rather than store…insulation when Six…finally made his call. In the interim, Ali…Alistair had convince…to convince…himself of the following: before return…the return of his aggrieved letter, Six had steamed it open and then resealed it. During this period also, Ali had grimly got engage to Hazel…an engagement with Hazel. But the call came.

半盲患者の読字中の眼球運動を観察して，Poppelreuter（1917/1990）は，それがもはや固視点の順序立った移動や右方への小さな衝動性眼球運動の跳躍からなる典型的なパターンではなく，「不規則な」ものとなっているのを認めた．この観察は，後に眼電図を用いてMackensen（1962），GasselとWilliams（1963a）やEberら（1988）によって確認された．典型的には，左半盲患者では左へ戻る眼球運動が断片化し，右半盲患者では右への眼球運

6. 半盲性難読の治療

動が小さくて不規則になる．

　赤外線を使った眼球運動記録法（瞳孔-角膜-反射法．この記録法の詳細はp.27参照）を用いて，われわれは文字を読んでいる傍中心窩視野欠損患者の眼球運動を記録した．文章は9行に61単語が並んだものを用いた．なじみの薄い単語や外国語は避けた．行間は垂直方向に2°であった．文章の文字は明るい背景に黒（輝度 $0.2\,cd/m^2$）で記された．文字の（縦の）大きさは読字に最適な（Legge, Pelli, Rubin & Schleske, 1985）1°で，文字幅は0.5°，文字同士の間隔は0.2°だった．検査室は十分に暗く（1 lx）した．被検者はテキストを黙読した後でその内容を報告しなければならなかったが，黙読の仕方についての指示は行わなかった．文章の呈示とともに記録を始め，患者が読み終えたと言ったときに終了した．固視は1.5°の範囲に100ミリ秒以上続けて視線がとどまったときと定義した．眼球運動のデータは，文章を読むのにかかった時間，衝動性眼球運動の回数と振幅，固視の回数と持続，固視の反復率について定量的に解析した．

　図2-27と図2-28に，健常者と，一側および両側の傍中心窩の視野が欠けた患者が字を読むときの眼球運動の例を示した．健常者は文を読む方向（つまり左から右）に従って典型的な階段状のパターンを示す．左半盲の患者はおもに行の終わりから次の行の始めに正確に視線を移動することが困難である．一方，右半盲の患者は始めから終わりまで行に従って視線を動かすのが非常に困難である．視線の移動は不規則で，衝動性眼球運動の逆行が何度もみられ，固視の反復が多い．読みにおける同様の眼球運動の変化は，左や右一側の，傍中心暗点や傍中心窩領域を含む半側弱視をもつ患者にもみられる．以上から予測されるように，両側性に傍中心窩の視野が欠けた患者や両側性の弱視患者では，左右の視野欠損患者が示す変化の両方がみられる．つまり，正確に行の始めをみつけることと，行の始めから終わりへと右に向かって行に沿って視線を動かすことの両方が難しくなる．

　患者の読字障害を反映する読みの眼球運動パターンの変化を表2-27に示した．1分あたり正しく読めた単語数で定義した患者の読字成績（文章は180語20行．フォントはUnivers, 12ポイント，行間は1.5行）は，年齢を合わせた健常者と比較して著しく低下していた．

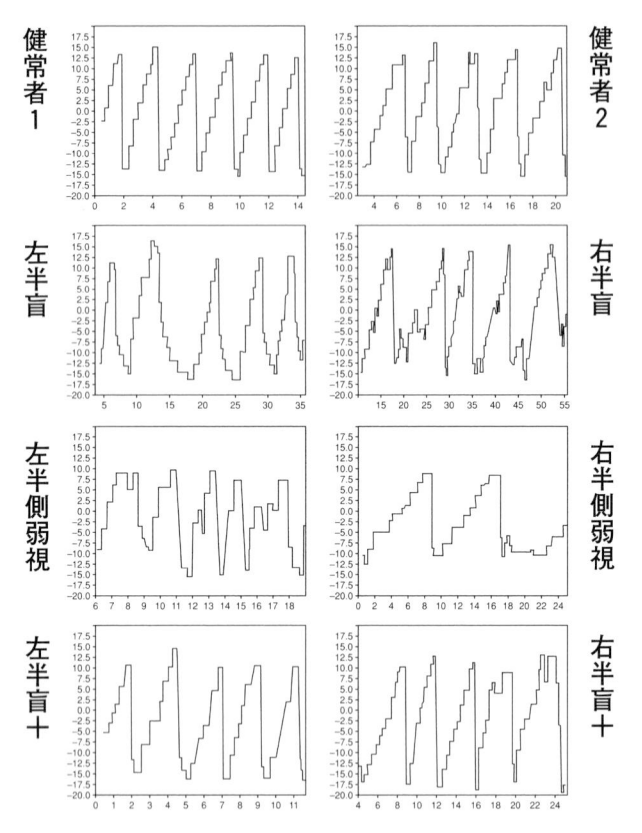

図 2-27 読字中の眼球運動〔2 人の健常被検者(対照 1 は読むことに慣れた人，対照 2 は読むことに慣れない人)，左半盲患者(視野回避 1°，損傷後 7 週)および右半盲患者(視野回避 2°，損傷後 6 週)，左半側弱視患者(視野回避 2°，損傷後 6 週)および右半側弱視患者(視野回避 3°，損傷後 5 週)の読字中の眼球運動．左半盲＋，右半盲＋：半盲性難読が軽度な左，右半盲患者(視野回避 2°損傷後 6 週と 7 週)が読んでいるときの眼球運動．横軸：記録時間(秒)．縦軸：行に沿った水平方向の位置(単位は°)．正中を 0，左方向を正の値，右方向を負の値で示す．〕

被検者は 5 行(右半側弱視患者では 3 行)の文章を黙読するように指示された．左半盲患者と左半側弱視患者では左方向への固視の移動が困難で，右半盲患者と右半側弱視患者では固視の逆行が増えることに注意．読字成績(1 分当たりに読めた語数)：対照 1：151，対照 2：95，左半盲患者：57，右半盲患者：39，左半側弱視患者：87，右半側弱視患者：72，半盲性難読が軽度な左側半盲患者：145，半盲性難読が軽度な右側半盲患者：86，健常被検者 25 名の読字成績の平均は 1 分あたり 174 語(範囲は 139～237)であった．

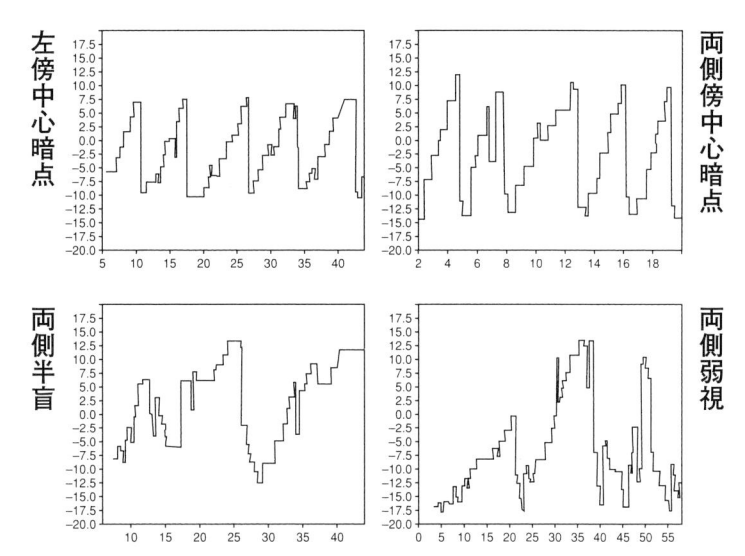

図 2-28 **読字中の眼球運動**〔左側に傍中心暗点がある患者(視野回避 2°，損傷後 5 週)，両側に傍中心がある患者(視野回避 5°，損傷後 8 週)，両側性半盲の患者(視野回避 7°，損傷後 8 週)および両側性の弱視患者(視野回避 6°，損傷後 7 週)〕

どの患者も固視を系統的に誘導するのが困難で，両側性の視野欠損がある患者では行のどこを読んでいるかがわからなくなることに注意．読字成績(1 分あたりに読めた語数)：左傍中心暗点患者：98，両側傍中心暗点患者：44，両側半盲患者：19，両側弱視患者：12．さらに詳しくは図 2-27 参照．

さらに，右の傍中心窩視野が欠けている患者は左の傍中心窩視野が欠けている患者よりも大幅に読字成績が悪かった．この違いは，欧文が左から右へ綴るということで説明がつく(Zihl, 1995a)．

つまり，昔も今も観察の結果は，傍中心窩視野の欠損は感覚レベルで読字に影響するということを強く示唆している．患者が単語を全体として知覚するのを妨げ，眼球の運動を誘導するのを障害しているのである．傍中心窩の視野領域が，文章の理解と読字の際，眼球運動の誘導に重要な役割を果たしていることはよく知られている(たとえば，Rayner & Pollatsek, 1987 ; Rayner, McConkie & Ehrlich, 1978)．中心窩は文字や数字の識別や同定を行うのに必要な最も高い視力や分解能をもっている．視力は中心を離

表 2-27 読字成績
(視野の回避が5°以下の,一側性視野障害患者152名と両側性視野障害患者13名の結果)

患者群	人数	1分間に正しく読めた語数 平均(範囲)	読みにくさを訴えた患者数 人数(%)
一側性視野障害			
左半盲	64	78 (33～141)	49 (76.6)
右半盲	51	56 (14～94)	46 (90.2)
左四分盲	6	109 (79～148)	3
右四分盲	6	76 (50～96)	3
左傍中心暗点	6	90 (43～140)	3
右傍中心暗点	5	68 (34～85)	4
左側弱視	5	81 (43～103)	3
右側弱視	9	56 (27～97)	7
両側性視野障害			
両側半盲	3	42 (27～59)	3
両側弱視	3	54 (44～62)	3
両側傍中心暗点	7	51 (31～98)	6
健常対照	25	174 (139～237)	

年齢を合わせた健常対照者の結果を添えた.

れれば離れるほど急激に低下する(Anstis, 1974)が,傍中心窩領域は,たとえば語の長さのような,広域的な特徴の情報処理を可能にしている(Ikeda & Saida, 1978 ; Inhoff, 1987).したがって,中心窩と傍中心窩の視野領域は共通の「知覚の窓」として働き,1回の固視の間に文章を読むのに使用できる範囲として定義される(McConkie & Rayner, 1975, 1976),いわゆるリーディングスパンの基礎を提供する.

われわれが傍中心窩視野の欠損患者から得た眼球運動の記録も,単語を全体として処理することと,文を読むときの眼球運動の誘導にこの視野領域が重要なことを裏づけている.表2-28に,79人の一側あるいは両側の視野欠損患者が文を読んでいるときの眼球運動パターンを定量的に分析した結果をまとめた.健常者と比較すると,左右の半盲患者は読みに要する時間が長いだけではなく,固視が多くて長く,繰り返し固視する割合が

表 2-28 一側傍中心窩視野障害患者 69 名と両側性傍中心窩視野障害患者 10 名が 48 単語の文章を読む際の眼球運動

患者群	人数	固視数 平均 (標準偏差)	固視の繰り 返し率(%) 平均 (標準偏差)	固視時間 (秒) 平均 (標準偏差)	衝動性眼球運 動の振幅(°) 平均 (標準偏差)
一側性視野障害					
左半盲	29	76(15)	36.5(14.2)	0.31(0.08)	4.0(1.1)
右半盲	27	87(23)	44.4(17.8)	0.41(0.17)	3.2(1.4)
左四分盲	2	65	28.6	0.26	4.1
右四分盲	1	81	44.7	0.36	3.4
左傍中心暗点	4	72	22.5	0.27	4.0
右傍中心暗点	1	87	26.1	0.28	3.7
左側弱視	1	69	40.4	0.28	4.1
右側弱視	4	94	44.8	0.37	3.8
両側性視野障害					
両側半盲	3	136	64.6	0.49	2.9
両側弱視	3	122	47.8	0.35	3.1
両側傍中心暗点	4	116	53.1	0.47	3.4
健常対照	25	56(1)	15.2(9.6)	0.25(0.02)	4.3(0.7)

衝動性眼球運動の振幅は読む方向(左から右)へのもの.

多く，衝動性眼球運動の振幅が小さい．予想されるように，右の視野が欠けた患者は左の視野が欠けた患者よりも重い障害を示した．表 2-29 に示したように，読字成績の悪化の程度は主に視野の回避の範囲に依存するようにみえる．視野の回避が 1～2°しかない患者は成績が悪く，中でも右視野の半盲患者は最も悪い成績であった．傍中心視野が 4°保存されていると，左半盲患者は健常者とほとんど変わらない成績を示した．しかし，右半盲患者では，「正常に」読むためには少なくとも 6°の回避が必要だった．患者の主観的な訴えはこの観察に一致していた．視野が 4～5°保存されている患者は正常またはそれに近い成績で読み，軽い読字困難しか訴えないことが多い．

しかし，わずかではあるが，回避がわずか 1～2°しかないのに「正常

表 2-29 読字成績
(種々の程度の視野回避をともなう一側性視野障害患者 144 名の結果)

患者群	視野回避	人数	1分間で正しく読めた語数 平均(標準偏差)	読みにくさを訴えた患者数 人数(%)
左半盲	<3°	36	53(33〜79)	29(80.6)
	3〜5°	28	74(51〜108)	12(42.9)
	>5°	13	124(96〜162)	2(15.4)
右半盲	<3°	31	43(14〜53)	29(93.6)
	3〜5°	20	58(47〜84)	14(70.0)
	>5°	16	98(77〜116)	6(37.5)
健常対照		25	174(139〜237)	

な」成績を示し,読字困難を訴えない患者がいる.これらの患者はまた,読字の際に全く正常な眼球運動パターンを示す(図2-27).脳損傷後の期間や年齢,学校教育のレベルを基にして計算した「病前の」読字成績については,この患者群と他の患者とにさほど大きな違いがないので,他の要因がこの違いを引き起こしているに違いない.この要因を探して,われわれは,大脳白質や後頭頭頂葉,視床後部が付加的に損傷されておらず,視放線あるいは有線野のみに病巣がある患者では大変効果的な代償を自発的に示すが,大脳白質や後頭頭頂葉,視床後部にも損傷のある患者には代償がみられないことを見出した(Zihl, 1995a).

GasselとWilliams(1963b)は35人の半盲患者中,約30%が損傷後年余にわたって経過を追うと読字中の眼球運動異常を示さなくなった,すなわち,この患者は最終的にはうまく視野欠損に適応することができたと報告した.われわれが研究した患者は,脳損傷後の期間がずっと短かった(平均6週間,3〜12週間)ので,有効な自発的代償をみせたのは50人中わずか8人(16%)にすぎなかった.もちろん,われわれの患者群でも,もっと長い間経過を追えば上手に(自発的な)眼球運動による代償を行う者が増えると推測してよいであろう.結論として,これらの観察から,視野の回避の

小ささのみが半盲性難読を永続的にする要因ではなく，脳損傷の範囲も視覚的走査に重要な役割を果たす要因の1つであることが示唆された(Zihl, 1995a，p.71参照).

　これらの観察と，傍中心窩視野や視覚性注意，眼球運動の空間的誘導が読みにおいて果たす役割を考慮して，われわれは傍中心窩の視野が欠けた患者に適した練習となると思われる治療方法を開発した．ここで，左あるいは右の傍中心窩視野を欠く患者がどのような読字困難を示すのか思い出すことが重要である．どちらのグループにおいても，固視点の左もしくは右の文の情報を見失うにもかかわらず，見えた文の要素からの意味的処理(すなわち，意味を引き出すこと)を早く行いすぎるのである．それゆえ，治療手順の重要な焦点は，次の行の始めの単語も含め，それぞれの単語の最初もしくは単語の最後への視線(もちろん，それにともなう注意)を移動することである．文の要素を視覚的に処理する際に必要な眼球運動パターンの条件は視野欠損によって変わってしまっているが，原則的には，眼球運動をその条件に適応させれば傍中心窩領域の失われた視野が代償しうると考えられる．そうすることにより，視覚的な文章情報の処理は，この「低次」のレベルで再獲得できるかもしれない．

a．電気的な読字補助装置を用いた練習

　初期の研究では，われわれは患者の読字成績を改善するため，コンピューターを用いた電気的補助装置を使った(Zihl, 1988, 1990；Zihl, Krischer, & Meissen, 1984)．この読字補助装置は，モニター(70×50 cmのテレビ画面)と，文章を産生し提示するためのマイクロコンピューターからなっていた．たとえば本や新聞などのように，複数の行が呈示されたときの困難を減らすために，文章は1度に1行だけ呈示した．

　ドイツ語では字は左から右に読まれるので，読解が容易になるよう，文章を右から左へとスムーズに移動させた．われわれは，画面の右から左へと患者の中心窩にあたる場所に向かって文章が移動することで，文を読むときに眼球運動を誘導する能力が改善し，回復が早まるという仮説を立てた．文章の移動速度，文字の大きさや余白，文字や背景の色は変えられ

るようにした．文章は，いろいろな長さの単語から短い話までさまざまであった．

　傍中心窩領域に同名性の視野障害のある患者120人がこの研究に参加した．患者の大多数(74%)は同名性半盲だった．彼らの視野の回避は1°から5°，平均2.6°だった．すべての患者が，視交叉後の視覚系に，おもに後大脳動脈領域の梗塞による，血管性病巣をもっていた．脳損傷後の期間の平均は6.3週(範囲は3～18週)だった．練習前後の読字成績は，20行(行間は1.5行)，180単語(フォントはUnivers，12ポイント)からなる文章を用いて評価した．治療前には，全患者が読字障害を示した．読字成績は健常対照者の平均プラス3標準偏差(180単語に2.2分；訂正なしの読字の誤りが最大で1個)より低かった．治療後には，患者の多く(78%)が「正常の」読字を示した．読字の速度と誤りの数が健常対照者の範囲となったのである．右側視野欠損患者は左側視野欠損患者よりもかなり多くのセッションを必要とした(右視野欠損：平均34回，範囲は17～46回．左視野欠損；平均24回，範囲は12～29回)．さらに，視野欠損がどちら側かに関らず，視野の回避が平均で3°より少ない患者は回避が3°より大きい患者に比べて多くの練習を必要とした．120人のうち42人(35%)で，練習後に，視野も2～3°(平均2.4°)拡大していたことも付け加えるべきであろう．この増大は水平軸に沿ってのみみられ，Kerkhoffら(1992a)の報告と一致した．

　すでに述べたように，治療後，患者の多く(78%)が有意な読字成績の改善を示した．しかし，字が読みやすくなったと述べた患者はこれより少なかった(63%)．もちろん，「病前」の読字能力のレベルは，読みの改善の主観的評価に影響する要因の1つである．読むことに熟達していたという患者(大学卒，特に教師)は，同じ治療をし，同様の改善があっても，改善度を低く評価した．彼らは，あいかわらず読むのが非常に困難な面があると訴え，治療後もハンディキャップは変わらず，真の改善は得られていないと感じていた．対照的に，低学歴の患者は読字能力が著しく改善したと言い，治療結果におおいに満足していた．彼らはまた，読字の改善を生活の質の改善として評価していた．極端な例として，46歳のレンガ職人と，48歳の教師の場合を示す．レンガ職人は，治療後，成績が36語/分から96語/分へ上昇したが，読むことが大変刺激的で楽しいと語った．彼は定

期的に新聞を読み始めただけでなく，おそらく人生で初めて本を読み始めたのである．対照的に，教師は再び流暢に読むことができるようになっても（64語/分から113語/分に改善），読字の改善はなかったと言い，「以前と同じような速さで読むことはできなくなったし，以前のレベルで読めないのでは，私にとって本当に読めているとは言えない」と語った．当然のことながら，この患者は読字成績の改善を生活の質の改善とは評価しなかった．これらの例は，「病前の」読字能力のレベルが，治療後の読字成績の主観的判断と生活の質に対して重要な役割を果たすことを示している．

　眼球運動による走査や探索のとき（p.52, p.68参照）と同様，治療の効果に関して患者達は2つに分かれた．上に述べたように，練習後に読字成績が正常範囲内になるという効果があった例が多かった（78%）が，一方，より多くの練習を必要としたにもかかわらず，治療期間が終了しても改善が少ない例も少数（22%）みられた．これらの患者は視交叉後の視覚路に加え，後頭葉白質および後頭頭頂葉領域と後部視床のどちらか，あるいは両方に広汎な損傷をともなっていた．したがって，これら後方脳領域の損傷は欠損視野に対する効果的な自発的適応を阻害するだけでなく，系統的な練習で得られる読字技法の獲得も阻害しうるようである（Zihl, 1995a）．

　治療終了6～8週後のフォローアップでは，読字速度は更に改善していた．しかし，後方領域の損傷が広い患者では，同様に指示どおり，毎日少なくとも30分何かを読んでいると言うにもかかわらず，8週後でもまだ成績が不良であった．

　以上の観察から，半盲性難読はうまく治療できるといえよう．改善は治療中にみられ，傍中心窩視野欠損に対する読みの眼球運動パターンの適応をともなっている．したがって，読字の改善は失われた傍中心窩視野領域の衝動性眼球運動による代償で説明できる（Zihl, 1995a）．系統的な治療が終わった後も読字成績が低下しないという観察は，治療効果が安定し持続的であることを示している．通常の読字を家で続けると更に改善するが，特定の系統的な練習の後にみられる改善ほど目立つものではない．似たような結果が，Kerkhoffら（1992a）により56人の傍中心窩視野欠損患者について報告されている．つまり，半盲性難読症はうまく治療できるという説得力ある証拠といえよう．

b. パーソナルコンピューターを用いた タキストスコープの文章呈示

　前節に述べた治療法が中心窩付近の視野欠損による読みの障害のある患者のリハビリテーションに役立つことはわかったが，不利な点が2つあった．1つには，電気的読字補助具は，おもにハードウエアに頼った造りなので融通が利かないこと．2つ目として，練習の量が，特に右側視野の欠損例で，きわめて多くなることである．そこで，もっと負担が少なくて融通が利く，代わりの方法を探すことにした．この要求は，非常に融通の利く仕方で短時間（タキストスコープ[64]的）に文字や文を呈示できるソフトウエアのプログラムを使って実現できた．読ませる語や文の組み合わせは，対象者それぞれの半盲性難読の重症度に合わせて，治療者が容易に作成できた．単語全体が見えたかどうか患者にすぐフィードバックできるように，呈示時間を変化させることができた．このフィードバックは，患者に，より有効に，すなわち，視野欠損の側に応じて語の始めや終わりにできるだけ正確に，固視を移動しうることを期待して行った．17インチの高画質モニターを用いて，画面の中央，右側あるいは左側に語句を鮮明に呈示した（図2-29）．さらに，語の大きさや色だけでなく，背景の色も変えることができた．部屋の明るさは画面に映り込むものがじゃまにならないように低く（<5 lx）した．

　典型的な治療方法は以下のようである．第1段階として，短い単語（3～4文字）や長い単語（4～7文字）を使用し，1,000，750，500ミリ秒呈示した．治療開始時には，単語は常に画面の中央に呈示した．その後，固視の移動を促すために，単語を中央より左側（左側の視野欠損患者の場合）か，右側（右側の視野欠損患者の場合）かに呈示した．最後に，単語を中央か，その左右のいずれかに呈示した．一定の長さの単語が正しく読めるようになったとき，呈示時間を短くした．第2段階では，短文（2～3語）を用い，呈示時間を1,500から750，時には500ミリ秒まで短くしていった．第3段階では，より長い節（4～6語）を用い，呈示時間を2,000，1,500，1,000，時には750ミリ秒としていった．

　先に述べた治療法同様，左側に視野欠損のある患者には単語の最初の位

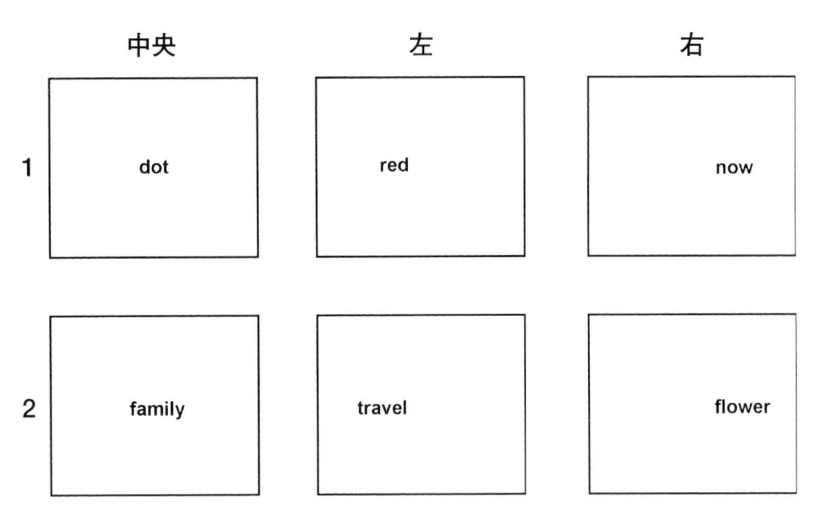

```
      中央              左              右

   ┌─────────┐   ┌─────────┐   ┌─────────┐
1  │   dot   │   │   red   │   │   now   │
   └─────────┘   └─────────┘   └─────────┘

   ┌─────────┐   ┌─────────┐   ┌─────────┐
2  │ family  │   │ travel  │   │ flower  │
   └─────────┘   └─────────┘   └─────────┘
```

図2-29 パーソナルコンピューターによる読みの練習での呈示条件
　長さの異なる単語(1, 2)を中央か，その左または右に呈示する．左右への呈示は，左または右の傍中心視野欠損患者が中央呈示の条件で読めるようになってから行う．

置をできるだけ速く探すように教示し，一方，右側に視野欠損のある患者には単語の最後の位置をできるだけ速く探すよう教示した．もし単語の，それぞれ最初や最後に，眼を動かすのが遅すぎると，読みきれないうちに単語が消えてしまうことを，あらかじめ患者たちに教えておいた．
　一側あるいは両側性に傍中心視野の欠損がある患者32名(表2-30参照)をこの方法で訓練した．練習前後の読みの成績は，180語(文字のフォントはUnivers，大きさは12ポイント)20行からなる文章を用いて評価した．半側空間無視や純粋失読，失語による読みの障害がみられる患者はいなかった．表2-31に治療前後の読みの成績と，練習のセット数を示した．どちらの患者群でも，訓練後に読みの速さが増加し，誤りの数が減少している．データを統計的に分析(ANOVA)しても，読みの成績(語/分)に有意な($F=106.01$；$P<0.001$)治療効果がみられた．読みの成績の有意な上昇は，左半盲患者にも右半盲患者にもみられた($F>35.08$；$P<0.001$)．
　読みの成績は，右側に視野欠損のある患者(平均109語/分；範囲75～153)のほうが，左側に視野欠損のある患者(平均119語/分；範囲75～164)よ

表 2-30　タキストスコープの語句呈示による治療

(同名性視野欠損患者 32 名の内訳)

患者群	患者数	性 (男／女)	年齢(歳) 平均(範囲)	損傷後(週) 平均(範囲)	回避(°) 平均(範囲)
左半盲	12	1/11	56(41～79)	18(9～38)	2.1(1～3)
右半盲	7	3/4	48(21～66)	14(9～22)	2.3(1～4)
左四分盲	3	0/3	45(28～72)	12(9～14)	2.3(1～3)
左傍中心暗点	1	0/1	41	11	2.0
右側弱視	3	0/3	28(18～46)	19(15～26)	3.0(2～4)
両側半盲	2	0/2	62(60,64)	13(10,16)	6*(5,7)
両側弱視	2	1/1	51(43,58)	12(11,13)	7*(6,8)
両側傍中心暗点	2	0/2	57(54,60)	17(16,18)	5*(4,6)

*残存中心視野の直径.

り幾分低かったが，その差は統計学的に有意とはいえなかった．先に述べた訓練法と同様，右側に視野欠損のある患者は要した練習のセットの数(平均 10 セット；範囲 7～14)が，左側に視野欠損のある患者のそれ(平均 8 セット；範囲 4～12)より多かった．読みの能力が改善するのに要したセットの数は，電気的読字補助具を用いたとき(左側に視野欠損のある患者のセット数は平均 24，範囲 12～29；右側に視野欠損のある患者のセット数は平均 34，範囲 17～46)より少なかった．したがって，文字や文をタキストスコープ的に呈示するこの方法は，どちらの患者群においても眼球運動による有効な代償手段の獲得を促進したと考えられる．

今回も，読みの成績の改善は，文章を読んでいる最中の眼球運動パターン(図 2-30)や，眼球運動の種々の定量的変数(表 2-32 参照)の変化をともなっていた．眼球運動の変数を ANOVA を用いて統計的に分析するため，2 つの患者群を 1 つにまとめた．分析の結果，固視数($F=31.76$)，固視の繰り返し数($F=44.69$)，固視の持続時間($F=24.75$)，および右への衝動性眼球運動の大きさ($F=23.57$)が，練習前後で有意($P<0.001$)に異なっていた．それゆえ，練習後，固視の数は有意に減少し，固視の持続時間は短縮，右への衝動性眼球運動の振幅は大きくなったといえる．

同じ読みの練習を用いて，両側の傍中心視野欠損のある患者 6 名にも治

6. 半盲性難読の治療

表 2-31 タキストスコープの語句呈示による治療前後の読み

[一側性 26 名および両側性 6 名の傍中心窩視野欠損患者(表 2-30 参照)の成績]

患者群	語数/分		訂正しなかった誤りの数		セット数	試行数
	練習前	練習後	練習前	練習後		
左半盲 (n=12) 平均(範囲)	82(38〜128)	114(75〜151)	2.8(2〜5)	0.3(0〜1)	7(4〜11)	1,650(920〜2,760)
右半盲 (n=7) 平均(範囲)	67(39〜90)	113(75〜153)	4.4(3〜7)	0.6(0〜2)	9(7〜14)	2,360(1,380〜3,040)
左四分盲 1	81	119	5	0	11	2,080
左四分盲 2	116	150	0	0	6	1,560
左四分盲 3	78	109	6	2	12	2,380
左傍中心暗点	104	164	2	0	5	1,050
右半側弱視 1	86	138	7	2	8	2,110
右半側弱視 2	54	88	5	0	8	1,750
右半側弱視 3	53	84	4	1	7	1,680
両側性半盲 1	21	43	9	3	16	3,440
両側性半盲 2	27	64	11	2	14	3,280
両側弱視 1	64	99	7	1	12	2,820
両側弱視 2	30	51	6	2	11	2,560
両側傍中心暗点 1	81	126	3	0	9	2,250
両側傍中心暗点 2	23	38	5	1	10	2,660
健常対照	174(139〜237)					

1 セットあたり 190〜260 試行を実施. 左半盲および右半盲については平均と範囲を示し, 他の患者についてはそれぞれの値を示した. 比較のため健常対照 25 名の成績を示した.

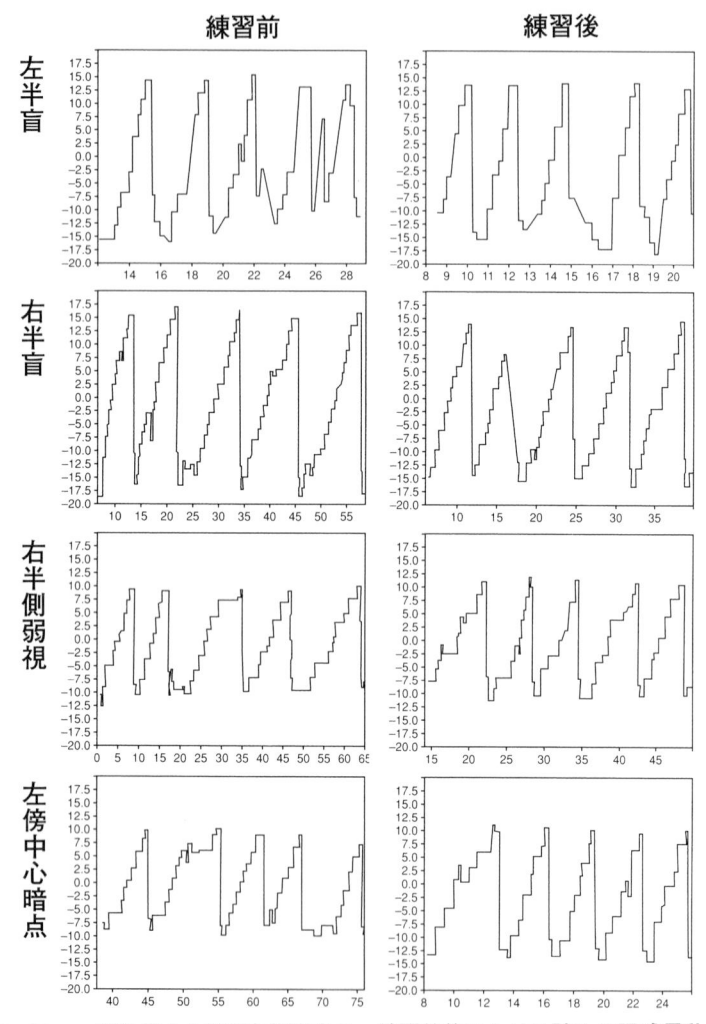

図 2-30　一側性傍中心視野欠損患者の,練習前後における読みの眼球運動

　左半盲患者(回避は 2°,練習開始は損傷後 7 週);右半盲患者(回避は 1°,6 週);右半側弱視患者(回避は 3°,7 週);左傍中心暗点患者(回避 2°,6 週).練習後,どの患者でも読みに際しての眼球運動パターンに改善がみられることに注意.読みの成績(語/分)は,左半盲:前:102,後:138;右半盲:前:35,後:53;右半側弱視:前:27,後:51;左傍中心暗点:前:47,後:99.比較のため,健常対照 25 名の読みの成績は 174(範囲:139〜237).その他の詳細は図 2-27 と同様.

表2-32 練習前後の読みの眼球運動の諸変数

〔48語の読み．一側性16名および両側性3名の傍中心窩視野欠損患者（表2-30参照）における測定〕

患者群	固視数	固視繰り返し率(%)	固視持続(秒)	衝動性眼球運動の振幅(°)
左半盲($n=6$)				
平均（範囲）				
練習前	80(52～112)	25.1(12.7～37.8)	0.29(0.24～0.32)	3.8(3.2～4.4)
練習後	64(33～95)	17.9(3.7～35.6)	0.25(0.24～0.27)	4.6(4.3～5.0)
右半盲($n=5$)				
平均（範囲）				
練習前	98(73～125)	42.1(22.4～75.6)	0.43(0.28～0.50)	2.9(2.7～3.3)
練習後	77(57～109)	33.7(11.8～65.4)	0.33(0.26～0.42)	3.2(2.7～3.6)
左四分盲($n=3$)				
平均（範囲）				
練習前	67(48～91)	17.2(9.8～24.4)	0.27(0.24～0.29)	4.2(3.9～4.5)
練習後	56(54～72)	14.6(7.8～20.0)	0.25(0.24～0.26)	4.7(4.4～5.1)
左傍中心暗点				
練習前	78	23.1	0.26	3.5
練習後	57	19.3	0.24	4.6
半側弱視				
練習前	170	45.5	0.45	2.6
練習後	88	25.9	0.38	2.8
両側半盲				
練習前	165	63.0	0.36	2.8
練習後	108	39.8	0.28	4.3
両側弱視				
練習前	143	51.7	0.34	3.4
練習後	83	38.6	0.26	4.1
両側傍中心暗点				
練習前	102	36.3	0.35	3.7
練習後	62	14.5	0.28	4.7
健常対照($n=25$)				
平均（範囲）	54(23～42)	15.8(1.8～11.6)	0.24(0.20～0.28)	4.4(3.6～5.2)

衝動性眼球運動の振幅は読む方向（左から）のもの．左半盲および右半盲については平均と範囲を示し，他の患者についてはそれぞれの値を示した．比較のため年齢を合わせた健常対照群の成績も示した．

療を行った．読みの問題が「両側性」なので，この種の患者は個々の語を読む前に，その最初の部分と最後の部分の両方を探さなければならない．表2-31に，この患者群の治療の結果を示した．ここでも，速さの点でも誤りの数の点でも，明らかな読みの改善がみられた．眼の動きを記録すると，読みに際しての眼球運動パターンは期待通りの変化を示していた(図2-31)．治療後には，衝動性眼球運動が大きくなり，固視数が減り，固視の持続時間が短縮した(表2-32)．両側の傍中心視野欠損のある患者(平均12セット)には一側性の視野欠損患者(平均8セット)より多く練習が必要だった．とはいえ，訓練はこの種の患者達の役にも立った．

一側あるいは両側に同名性の弱視がある患者の読みの障害に対しても，一側あるいは両側性の同名性半盲患者と同様な方法で治療を行った．8セットのうち7セット終了後には，眼球運動パターンにも反映される，読みの改善を示した(図2-30と図2-31，および表2-32)．読みの改善の程度や練習のセット数は，じつに右半盲あるいは両側半盲患者の値に匹敵した．ここでもまた，傍中心窩領域の形態視の消失は同じ部位の視覚全体の消失と同様に読みを障害し，同様の治療がその視覚的障害を減少させることが示された．

患者には，治療前後に自分の困難を評定してくれるように頼んだ．表2-33がその結果である．予想どおり，治療前には右側の視野欠損患者のほうがより頻回で，より重度の困難を報告していた．治療後には，患者の大部分が，読みの能力が明らかに改善したと語った．主として後頭葉以外の大脳後部にも病巣のある患者群に当たる少数の患者は，いまだに軽度から中等度の困難があると述べた．

どの患者にも，退院しても自宅でいつも読むことを続けるよう指導した．訓練終了8週後のフォローアップ検査では，読みの成績がさらに向上し，読んでいる間の眼球運動にもこの改善が反映していた(図2-32)．したがって，再獲得した読みの能力を使い続けるなら，読みの成績を維持できることがわかる．

結論としては，タキストスコープの単語や文を呈示する方法はより少ない練習で読みの再獲得ができるので，半盲性難読患者にとって前の節で述べた方法より有効であることが判明した．これは，ことに右側の傍中心部

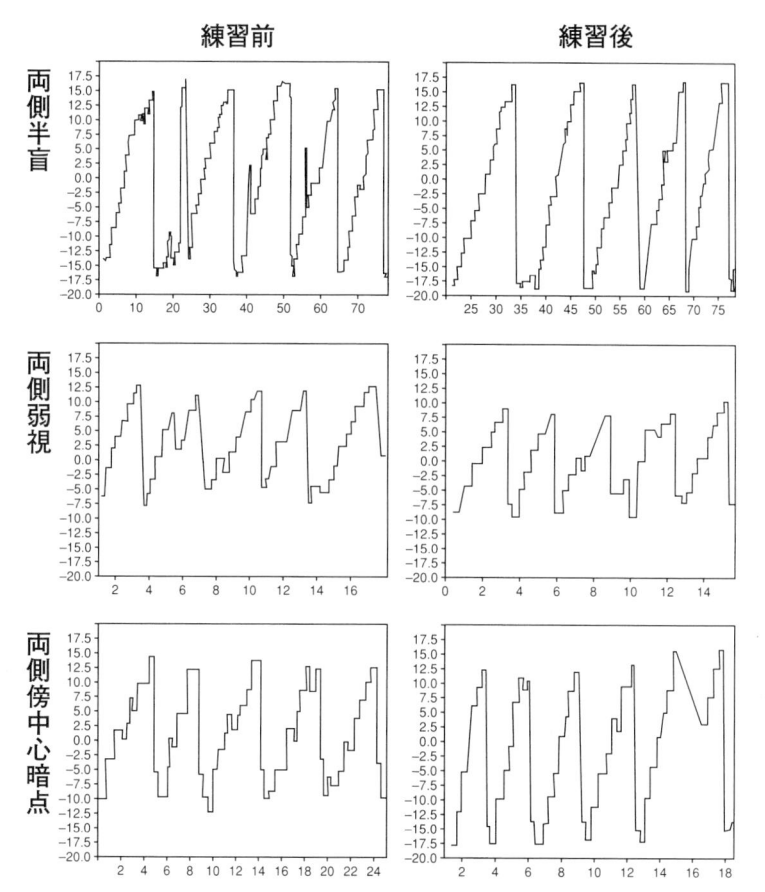

図 2-31 練習前後における読みの眼球運動〔両側性半盲患者(残存中心視野 4°, 損傷後 9 週), 両側性弱視患者(残存中心視野 6°, 8 週)および両側性傍中心暗点患者(残存視野 4°)の記録〕

読みの成績(語/分)は, 両側半盲：前：21, 後：31；両側弱視：前 106；後：123；両側暗点：前：75, 後 103. その他の詳細は図 2-27 と同様.

に視野欠損のある患者において成り立つ. 彼らは治療後, 平均すると左側に視野欠損のある患者と同程度の成績を示したからである. この方法はプログラムに融通が利き, 対象者個人に合わせた訓練プログラムを組み立てることができる. また, 治療者にとって使いやすく, はじめに用いた方法

表 2-33　読みに関する困難を訴えた患者数

〔同名性視野欠損患者 32 名（表 2-30 参照）による，練習前後とフォローアップ（治療後 6〜8 週）時の報告〕

患者群	練習前患者数	練習後患者数	フォローアップ患者数
左一側欠損（$n=16$）	16	2	1
右一側欠損（$n=10$）	10	4	1
両側欠損（$n=6$）	6	3	2

一側性視野欠損患者には，半盲，四分盲，傍中心暗点，および半側弱視の患者を含む．

よりずっと安価である．つまり，この方法は半盲性難読患者に対する有用で応用範囲の広い治療手続きの本質的条件を満たすことが示された．

　眼球運動の記録が，傍中心窩の視野欠損にともなう読みのパターンの異常を正確に検出し特定するのに大変役に立つことを強調しておくべきであろう（Ciuffreda, Kenyon & Stark, 1985 も参照）．さらに，練習前後に読みに際しての眼球運動を記録すれば，読みの改善の背後にある適応過程を測定し理解することができ，より客観的な練習効果の評価が可能になる．

7．視覚的補助具と頭部のシフト

　失われた視野を代用するものとして，鏡やプリズムを用いた視覚的補助具の記述が散見される．しかし，このような補助具の効果と有用性については意見が分かれている．これらの補助具が多少有用であったとする研究者（Igersheimer, 1919 ; Rossi, Kheyfets, & Reding, 1990 ; Weiss, 1969, 1972）もいるが，有用性を認めなかった研究者（Teuber et al, 1960）もいる．さしあたり，これら補助具の支持，不支持に関して説得力のある論拠を見つけることは難しいように思える．視覚的補助具は高価で，調整に長い時間を要し，患者と治療者の双方にとって特別な努力を必要とする．患者のためになるのは，徹底的に練習した場合だけかもしれない．しかも，鏡を使って

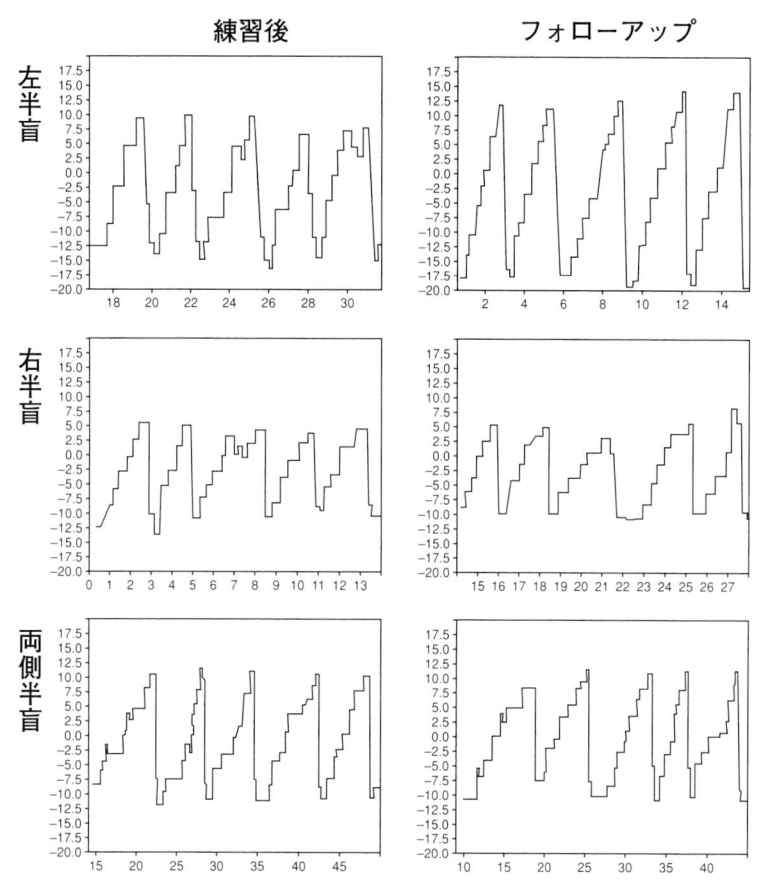

図 2-32 読みの眼球運動〔左(回避 3°)，右(回避 3°)，および両側(中心視野の回避 6°)の視野欠損患者における，練習直後と 8 週後のフォローアップ時の記録〕

読みの成績(語/分)は，左半盲：練習後：53，フォローアップ：75；右半盲：練習後：61，フォローアップ：66；両側半盲：練習後：33，フォローアップ：37．その他の詳細は図 2-27 と同様．

視覚イメージを反転すると，患者が視線を移動させたり歩いたりしているときに重大な困難を引き起こすことがある．視線の移動は吐き気を引き起こし，患者の視知覚を混乱させることもある．患者は歩いている間プリズ

ムの特別な部分だけを使うことを学ばなければならない．固視点を変えるためには，患者は歩くのをいったんやめ，固視点を変え，また歩き始めなければならない(Weiss, 1972)．Rossi ら(1990)は半盲を有する患者に，両眼の同じ側に屈折度数が変更可能なフレネル膜プリズム[65]を掛けさせて，その結果を報告した．プリズム使用群の成績は視空間機能検査で有意に良かったが，日常生活機能上の利点は示せなかった．結論として，視覚的補助具は，少なくともある条件のもとで，半盲患者の視覚的ハンディキャップを改善する興味深い可能性を示している．しかし，それらの有用性の検証と，補助具によって利益を得る患者を選択する基準を得るための研究がさらに必要である．

　半盲や他の同名性視野障害のある患者は視野欠損を克服するために，頭部を障害のある側へ向け，そのままの状態にしておくようによく言われる．頭と眼の動きの正常な生理学的順序を考えると，この教示は時代遅れにみえる．頭部の運動は普通，眼の運動の後に続き，頭部の向きの変化は衝動性眼球運動の幅と時間経過に依存する(Uemuraら，1980)．眼球運動による走査と，対象物の固視に際しての目と頭の協調を考えると，同名性半盲を補完するためにこの順序を逆にすることは，効果的な注視のシフトに役立つとは限らない(Zangemeister et al. 1982)．そればかりか，視覚的探索や読みに有害な影響さえ与えるかもしれないのである(Kerkoff et al. 1992a, b)．

# 第 3 章

視力，空間コントラスト感度，視順応の障害

視索に病巣がある場合を除けば，一側の視交叉後の脳損傷で視力が低下することは一般的に少ない．一方，空間コントラスト感度[66]や視順応[67]は一側の交叉後損傷で障害され，たとえば字を読むときのような高い空間解像度を必要とする視覚能力に影響することがある．空間コントラスト感度が低下した患者でも，コントラストの高い視標（視力検査表の文字など）で調べたのでは視力の低下は示さないことがある．にもかかわらず，このような患者にも後述するような視覚的障害がみられるのである．

1. 視力

視索に一側性の損傷がある患者は，損傷部位と同じ側の眼あるいは両眼で視力が低下することがある(Savino, Paris, Schatz, & Corbett, 1978)．Frisen(1980)が論じたように，たとえば正常範囲内と評価される90%の相対視力でさえ，本当はすでに視力の減少を示しているかもしれない．脳損傷の前の相対視力は（ふつう，正確に知ることはできないが），100%あるいはそれ以上だったかもしれないからである．このように，末梢性の原因によらず眼科的矯正によっても改善しない100%を少し下まわる視力が，一側の交叉後の脳損傷で生じる可能性もある．この視力の減少によって視覚的なハンディキャップが生じるか否かは，他に（たとえばコントラスト感度などの）視覚機能障害があるか否かにかかっている．一方，視交叉後に両側性の脳損傷をもつ患者では，正常な視力を示すこともあるが，おおざっぱな形しかわからないくらいまで著しい視力低下を示すこともある(Poppel et al., 1978; Symonds & MacKenzie, 1957)．

2. 空間コントラスト感度

大脳後部に後天的な損傷を受けた患者は時々，視力，調節，輻輳とも正常なのに「ぼやけ」たり，「かすん」で見えると訴える（「ぼやけた見え」とそのさまざまな原因についての総説はWalsh, 1985を参照）．コントラスト

感度の測定は，字を読むときや細かい形を見分けるときなど，視覚システムの高い解像力を必要とする課題にみられる障害を理解するのに有用なことがわかっている．先に述べたように，空間解像度の障害は，いつも視力の低下をともなっているとは限らない．したがって，視力の測定だけではこの隠れた障害を見つけることはできない(Acheson & Sanders, 1995 ; Arden, 1978 ; Hess, 1984)．

空間コントラスト感度は，通常，0.5〜50 cycles/degree(c/°)の範囲の白黒の縞状刺激に対する単眼または両眼でのコントラスト検出閾値を測定し評価する．その縞状の刺激は，空間周波数(すなわち，白黒からなる縞の幅と空間間隔)とコントラスト(白い縞と黒い縞の明るさの違い)を各々変化させて，モニター画面上に呈示される．被検者は，コントラストが段階的に増減する縞の検出を求められる(Bodis-Wollner & Diamond, 1976 ; Bulens, Meerwaldt, van der Wildt, & Kemink, 1989 ; Hess, Zihl, Pointer, & Schmid, 1990)．

われわれは，（白色 P4 蛍光体が画面に塗られている）Joyce Electronics (Cambridge, UK)社のモニター画面を用いて，正弦波状に明るさ(輝度)の変化する垂直の縞を呈示した．マイクロコンピューターを用いて縞を作り，呈示し，反応を記録して分析した．スクリーンの平均輝度は 100 cd/m^2 で，画面の書き換え頻度は 100 Hz とした．画面の輝度は，コントラストが 98% まで直線的に増加していた．測定用の画面は被検者から 6 m の距離に置かれ，視角が水平 6°，垂直 4°の大きさだった．薄明視条件のもと，単眼および両眼のコントラスト閾値を二者択一の強制選択法で測定した．被検者は，画面のどちらか半分に呈示された垂直の縞を検出し，縞が出現したのがどちら側かを，右または左のボタンを押すか(「右」，「左」と)口頭で回答する．画面の残り半分には，縞の出る側と平均輝度の等しい何も描かれていない画面を呈示した．縞を呈示する左，右の順序はランダムだった．測定は，被検者の反応によって変化し，コンピューターによって制御される相互的階段法[68]で行った．呈示時間は 500 msec だったが，判断までに制限時間は設けなかった．階段法により正誤が反転したコントラストの値 20 回分の平均を各空間周波数の平均値とした．空間コントラストの検出閾値の逆数を，空間コントラスト感度の値とした．図 3-1 は健

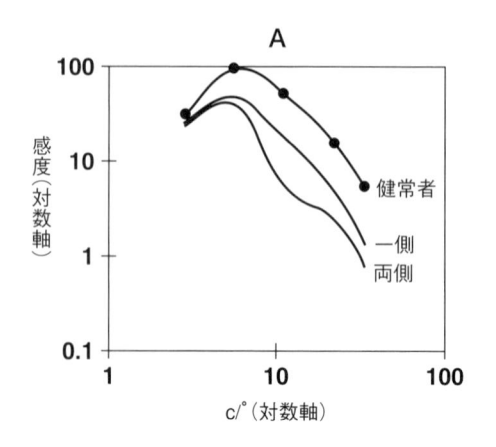

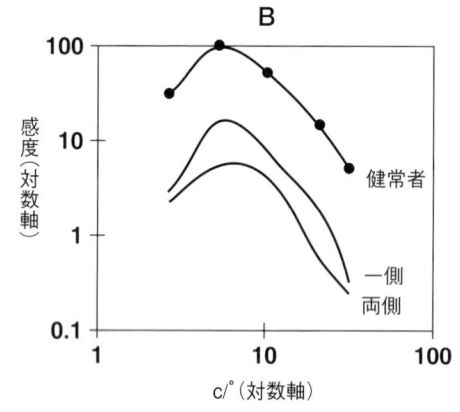

図 3-1 コントラスト感度のグラフ(両眼検査条件．健常対照群 5 名と，一側性と両側性，後頭葉梗塞患者の測定結果)
　A：中等度と，B：重度の空間コントラスト感度障害の例．c/°：cycles/°

常者対照群と一側性，両側性の後方脳損傷患者についてコントラスト感度の曲線を示している．患者は，全体的なコントラスト感度の低下を示すことも，ある空間周波数に選択的なコントラスト感度の低下を示すこともある(Bodis-Wollner, 1972, 1976；Bodis-Wollner & Diamond, 1976；Bulens et al., 1989；Hess et al., 1990 を参照)．コントラスト感度の低下のある患者は，特

に字を読むとき，文字が「はっきりせず」「隣りの文字と混ざってしまう」と困難を訴える．

a. コントラスト感度の自然回復

　Bodis-Wollner(1972)は大脳後部に占拠性病変のあった患者2名の空間コントラスト感度の低下について報告した．症例1は膿瘍に対する抗生物質治療のあと，症例2は髄膜腫の外科的除去とステロイド剤投与のあと，いずれも6～8週以内にコントラスト感度の(自然)回復をみせた．コントラスト感度の低下はどちらの例でも残存はしたが，これらの観察はこの視覚機能が部分的には元に戻りうることを示している．一方，一側性または両側性の後方脳損傷がある患者62例についてのHessら(1990)の報告では，古くは検査の数年前に脳損傷を受けた患者で空間コントラスト感度が著しく低下しているのが見出された．この研究結果は，コントラスト感度が永続的に障害される場合もあることを示している．

b. コントラスト感度の訓練

　コントラスト感度の自然回復についてのBodis-Wollner(1972)の報告と，空間周波数に特異的な知覚の習得についてのこれまでの報告(Fiorentini & Berardi, 1980)は，特に縞の検出に対して行う練習がコントラスト感度を上昇させるかもしれないことを示唆している．われわれは3名の患者に対し，閾値[69]レベルでのパターン検出を訓練して空間コントラスト感度の改善を試みた．3つの空間周波数(2.8, 11.2, 33.6 c/deg)だけを訓練に，6つの空間周波数を訓練前後の検査に用いた以外，練習と検査は同じ手続きで行った．うち2名の患者ではかなりの視力低下もあったので，改善するかもしれない空間コントラスト感度が視力に与える影響を評価するために，訓練前後の視力測定も行った．

　3名の患者は皆，字を読むとき，特にぼやけて見えるとはっきり訴えた．患者は，まわりが「かすんで」見え，日常活動の多くがずいぶん障害されていると述べた．2名(患者1と患者2，どちらも男性，49歳と56歳)

は，左（患者1）と右（患者2）の後頭葉の梗塞例で，3人目（患者3，女性，36歳）は両側の後頭葉出血例だった．発症後，患者1では6週間，患者2では7週間，患者3では9週間が経過していた．患者1と患者2には，それぞれ6°と8°の回避がある不完全な半盲がみられた．患者3には，回避の直径が14°の両側性の半盲があった．両眼での〔スネレン（Snellen）視力表による〕視力は，患者1が1.0，患者2が0.65，患者3が0.10だった．患者にとって縞を検出する訓練は大変で，約20〜30回の呈示で疲労を訴えたので，25回の呈示からなるブロックの終了ごとに1〜3分の休憩をはさみ，1回の練習ではブロック数を5つに制限した．

図3-2に治療結果を示した．程度の差はあるが，空間コントラスト感度はすべての患者で改善した．改善は練習に使用した空間周波数に限らず，他の空間周波数にも般化した．しかし，どの患者でも最も改善が著しかったのは，ものを見るのに特に重要とされ健常者で最も低い閾値を示すとされる（Sekuler & Blake, 1985）中等度の空間周波数であった．興味深いことに，コントラスト感度の練習の後では，視力の上昇もみられた．患者2の視力は正常まで戻り（スネレン視力表による値＝1.0），患者3は部分的な改善（同＝0.40）を示した．患者1と患者2は，特に字を読むのに以前と違って「はっきり見える」ようになったと語った．コントラスト感度の練習前，文字（180語，20行からなる文章．フォントはUnivers，12ポイント）読みの成績は，患者1で1分間に70語，患者2で64語であり，患者3は全く読むことができなかった．練習後には，患者1は1分間に139語，患者2は121語の速さで読むことができた．結局患者3は，より大きな文字（フォントはUnivers，18ポイント）で印刷された30単語のうち21単語を正しく読むことができるようになった．

われわれの観察は，特別の系統的な練習によって，原則的には，空間コントラスト感度を改善しうるという予備的な証拠となった．しかし，症例数が限られているので，どんな患者がこの種の治療から効果をえることができるか，視覚的障害の減少に最も効果があったのは何かについては，はっきりと結論づけることはできない．方法論的な見地からは，さらに異なった治療手続きの使用や治療効果の評価も試みられることが望ましい．

2. 空間コントラスト感度

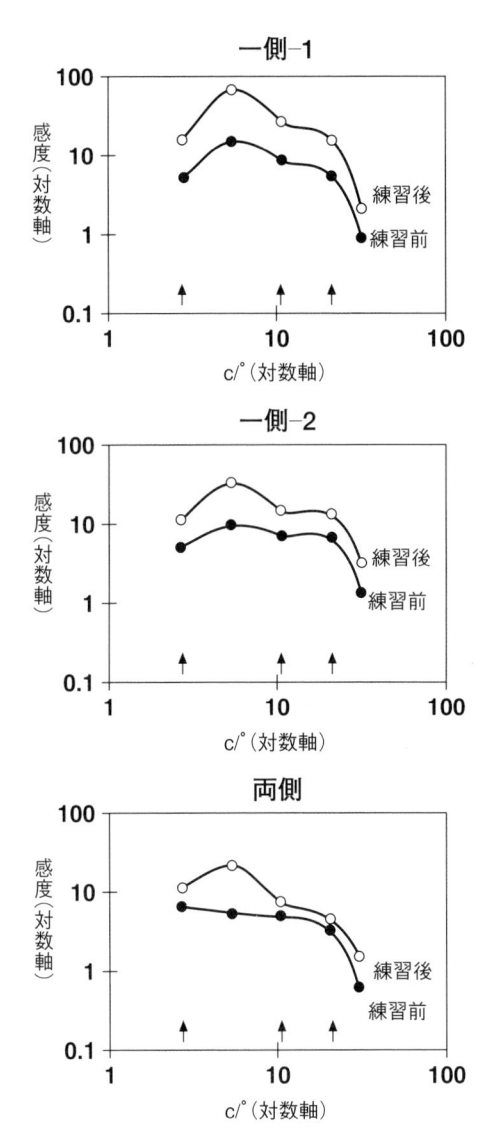

図 3-2 空間コントラスト刺激を用いた練習の前後における,コントラスト感度のグラフ〔一側性の後頭葉梗塞 2 例(一側 −1,一側 −2)と両側性の後頭葉損傷 1 例(両側)の測定結果〕

c/°: cycles/°. 矢印は,練習に用いた空間周波数を示す(本文参照). 特に中等度の空間周波数領域で,訓練後に感度上昇がみられることに注意.

3. 明順応と暗順応

　明順応と暗順応[70]は，両側性だけでなく一側性の視交叉後の脳損傷によっても影響を受ける(Zihl & Kerkhoff, 1990)．明順応に障害のある患者はしばしば，「見えなくなる」という強い感覚を，通常の日光や人工的な照明下で訴える．彼らは，たとえば白い紙を見ると，光の反射で見えなくなり，文章がかすんだり消えてしまったりするので，不快になる．暗順応に障害のある患者は，通常の日光や人工的な照明下でさえ周囲が暗すぎると訴えることが多い．この「暗くなる」現象によって，特に白黒写真の顔や物の同定，字を読むのが困難になる．3番目の患者群として，明順応と暗順応両方の障害をともなう場合がある．この状態は，通常の照明が「良く見える」のに十分でないばかりか，見えにくさをも引き起こすので，最も問題が多いにちがいない．116名の脳損傷患者の研究で，われわれ(Zihl & Kerkhoff, 1990)は90名(78%)に視覚順応の障害を認めたが，そのうち23名(26%)が明順応に，21名(23%)が暗順応に，46名(51%)が両方に障害を示した．患者は皆，そのような症状は脳損傷の発症前にはなかったが発症後に「突然」生じたと語った．健常対照と比べて，明順応に障害のある患者はより暗い照明を，暗順応に障害のある患者はより明るい照明を好む．明暗両方の順応に障害のある患者は，照明を明順応障害患者と似たように見積もった．すなわち，そのような照明はふつう正常な読みには不十分なのに，暗い照明を好んだのである．

　残念ながら，視覚の順応の自然回復に関して利用可能なフォローアップの報告はない．しかし，われわれの研究(Zihl & Kerkhoff, 1990)では発症後の時間は2カ月から6年以上になり，この視覚障害が持続しうることを示唆した．明順応障害をもつ患者には，特に字を読むときに，サングラスやさまざまな照明の調整が役に立つ．われわれの経験では，暗順応に障害をもつ患者は，常に読みや仕事に必要なほどに照明を強くしておく必要があった．明暗両方の順応に障害のある患者は，両方の手段を最大限に活用すべきである．さらに，減光レンズを使用することによって，脳損傷患者の

光による苦痛が減少するという証拠がある．Jackowski, Sturr, Taub や Turk(1996)は，7人の外傷性脳損傷患者で，そのようなレンズをかけると光による苦痛が減り，コントラスト感度が有意に上昇し，読みが改善したと報告した．彼らは視覚の順応やコントラスト感度について詳しく述べていないが，これらの予備的な結果は見込みのあるものに思われる．このように，減光レンズは，後天的な脳損傷後に「まぶしさ」を訴える患者にとって適切な治療手段といえよう．

第4章

色覚障害

一側の後頭側頭葉の脳損傷によって反対側の半視野や上 1/4 視野の色覚が失われることがある(Albert, Reches & Silverberg, 1975 ; Damasio et al., 1980 ; Henderson, 1982 ; Poulson, Galetta, Grossman & Alavi, 1994 ; Zihl & von Cramon, 1986b). 患者はたいていこの障害に気づいており, その視野の部分で周囲が「古い映画のように」,「とても色あせて」,「白黒に」見えると語る. 色覚の障害された視野の範囲を測定するには, 白い標的のかわりに色のついた標的を使う(Aulhorn & Harms, 1972). これらの症例では, 障害された視野でも明るさの感度や形態視は損なわれておらず, 選択的に色覚だけが失われていることに注意する必要がある(Zihl & Mayer, 1981). 中心窩の色覚も障害されることがあり, 患者は典型的には, 脳損傷の発症以来, 細かな色彩の弁別が困難になったと語る. われわれの経験では, 専門家(画家)や女性患者(おそらく服を仕立てたり花束を作ったりするときに, より色彩に注意をはらうからだろう)で, 脳損傷後, 繊細な色を扱うことの困難に気がつく頻度が高いようだ.

色彩の弁別の障害は Farnsworth-Munsell 100-hue 検査[71](FM100-hue 検査 ; Farnsworth, 1943 ; Meadows, 1974 ; Zihl, Roth, Kerkhoff & Heywood, 1988 ; 図 4-1)を用いると最もよく評価することができる. 列の始めと最後の色が「とりかかり」として示されており, 対象者は, 少しずつ異なる種々の色彩を, 前の色に最も似た色を次に置くようにして, この 2 色の間をとばさずに配列するよう要求される.

両側の後頭側頭葉に損傷のある患者では, 全視野にわたって色覚が軽度に障害されたり(大脳性色弱 ; Rizzo, Smith, Pokorny & Damasio, 1993), まれには完全に失われたり(大脳性色盲[72] ; Damasio et al., 1980 ; Meadows, 1974 ; Pearlman, Birch, & Meadows, 1979 ; Poppel et al., 1978 ; Zihl & von Cramon, 1986b)することがある.

色覚を必要とするすべての課題が影響を受けうる. 色の弁別や分類, 色の呼称, 色と色名の連合, 色と独特の色をもつ物品との連合(たとえば黄色とバナナ, 赤といちご, 緑と草, 空と青)が障害される. FM100-hue 検査では, 一側の後頭葉損傷患者に比べてかなり多数の誤りがみられる(図 4-2). 対照的に, 種々の明るさの灰色は正しく弁別できることが多い(Heywood, Wilson & Cowey, 1987). これらの患者は, 日常生活では, モ

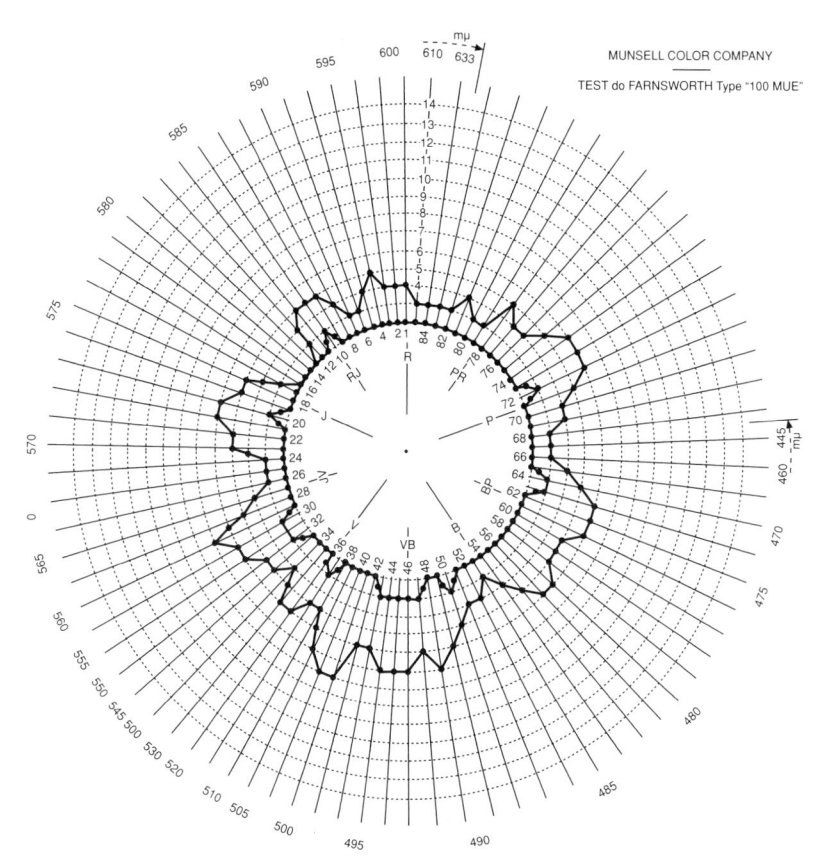

図 4-1 一側性（左）の後頭側頭葉梗塞によって色弱をきたした 46 歳の患者における，FM100-hue 検査の色配列成績の輪郭（内側の輪郭は年齢を合わせた対照者 1 名の成績を表す．検査の点数は患者が 391，健常者が 187）

ノや絵が「色あせて」見え，「色がなくなり」，「汚れて茶色っぽい」とか「赤味を帯びて」いるとか，「白黒」であるなどと語る．

1. 自然回復

　色覚の回復については，完全な皮質盲が自然回復した患者に関する記述

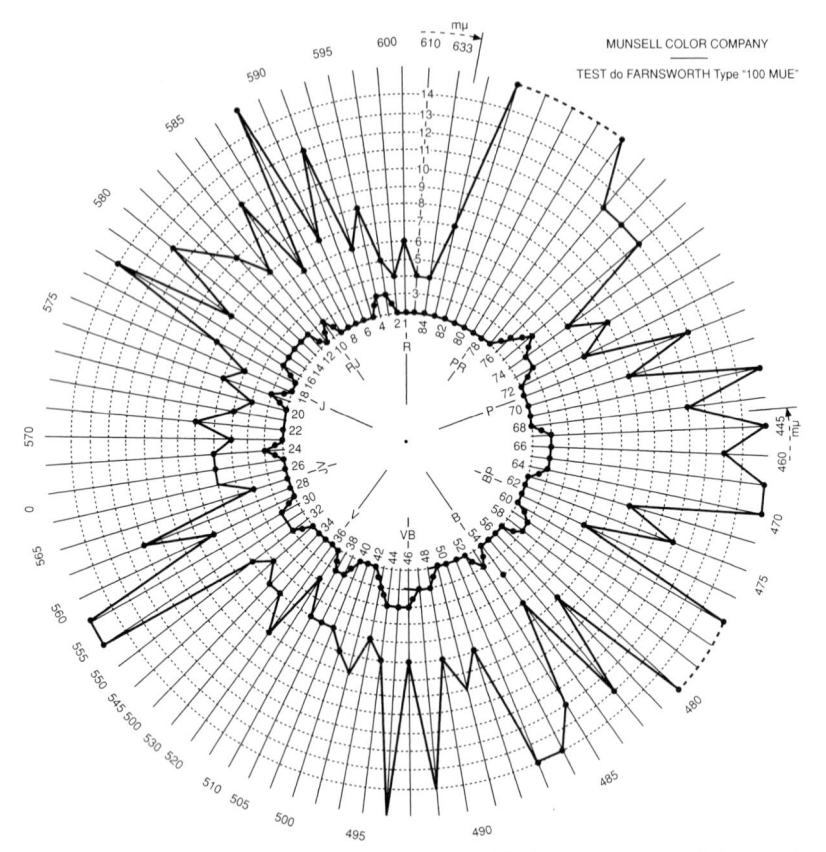

図 4-2　両側性の後頭側頭葉梗塞によって色弱をきたした 64 歳の患者における，FM100-hue 検査の色配列の輪郭（内側の輪郭は年齢を合わせた対照者 1 名の成績を表す．検査の点数は患者が 839，健常者が 207）

の中で観察されている (p. 19 参照)．Pearlman ら (1979) の記述した色盲の症例では，6 年間自然回復はみられなかった．しかし，色覚や色の弁別，特別の練習の後の改善についての系統的な追跡調査はいずれも存在しない．すでに述べたように，一側性の後頭葉の損傷で色覚が軽度に障害された患者のすべてが自分の欠陥に気づいているわけではないので，そういう患者は障害の報告もしない．特に専門性や他の理由で，繊細な色の弁別が本質的だったり重要だったりする人でない場合，そうである．一方の半側

視野での色覚の不在は，ある左半側視野の色盲の患者の言葉を借りれば，ある種の「不快感」をともなうが，形は正しく識別し認識できるし読みも可能なので，視覚的な不自由を引き起こすことはない．色覚が障害された側に現れる刺激を検出し，それに向かって正確に視線を向けることには何の困難もない．われわれの経験では，数週間後にはもはやこの不快感をもたず，この状態に順応しているようにみえる．これらの症例で，より小さな範囲の盲野について知られているような「補充現象[73]」(Popple, 1986 ; Sergent, 1988 参照)が起こっているのかどうかは，きわめて興味深い問題である．

2. 色覚の練習

　過去20年間に経験した大脳後方の損傷による視覚障害の患者786名中，わずかに8名(<1％)のみが重い色覚の障害を示した．全例が両側後頭葉の損傷によるものだった．以下に，脳損傷により大脳性色弱となった2症例の訓練効果について記す．1人目の患者(患者1)は53歳のビジネスマンで，両側性の後頭葉の梗塞によって色覚をほとんど完全に喪失した．患者が自分の専門的な仕事を続けるのには色覚がどうしても必要だった．はじめてFM100-hue検査が行われたのは梗塞発症後9カ月の時点で，それは色弁別の特別の練習が始まる17カ月前のことだった．2人目の患者(患者2)は21歳の学生で，交通事故のため閉鎖性頭部外傷や，大脳性色盲の原因となることが知られている(Young, Fishman & Chen, 1980)重症の低酸素に陥り，視覚性失認[74] (p.162～163参照)に加えて，重度の色覚障害をきたした．FM100-hue検査が行われたのは，受傷後16カ月の時点で，それは特別の練習が始まる10カ月前のことだった．患者1はたとえば花や果物，動物などの名を言われて，その色を聞かれると思い出して正しく答えることができたが，患者2には色のイメージ喚起も色の呼称も困難であった．

　色の弁別を改善するための練習方法は，脳に実験的な病巣を作って色の弁別が障害されたサルの研究(たとえばHeywood, Gadotti & Cowey, 1992)

から取り入れたものであった．そのために作ったソフトウェア・プログラムを用いて色の刺激を作成し，高解像度の画面に呈示した．モニター画面上に映り込むものが邪魔にならないように，部屋を暗く(<5 lx)した．*Munsell Book of Color*(1976)[75]を用いて，種々の色を調整した．刺激の輝度(明るさ)は，色同士の違いが2％より少なくなるまで等しくした．練習の第1段階では，たとえば赤と青など，異なるカテゴリーの色の対を呈示した．第2段階では同じカテゴリーの色の対，第3段階では同じカテゴリーから採った色3つを用いた．第1段階，第2段階では，弁別がだんだんと困難になり，それによって弁別感度が上がるように，色同士の違いを徐々に少なくしていった．はじめの2つの段階では，2つの色が同じか違うかを答えさせた．第3段階では異なる色1つを示すよう指示した．患者たちは，決して色の名を言う必要がなかったことに注意．「誤りなき弁別」[76]と呼ばれる方法を用いた．いつも正しい答えだけを強化し，その結果，誤りはそのまま消去された(Sidman & Stoddard, 1967)のである．表4-1のAとBに2人の患者の訓練手順をまとめた．練習の効果を評価するために，治療の前後FM100-hue検査を使って色の弁別能力を測定し，特徴的な色の決まっていない物品(たとえば自動車，衣類，建物など)のカラー写真を使って色の呼称能力を検査した．物品の色は，それぞれの色を呼称することで同定するよう指示した．

　表4-2に示したように，どちらの患者にも色弁別の練習は有効だった．異なるもの1つを選ぶ課題の成績は，弁別する色の違いを小さくしても，患者1では86％，患者2では92％だった．図4-3と図4-4に，FM100-hue検査で評価した色弁別の系統的な練習の結果を示した．初回の検査では患者1(発症後9カ月)の点数が689で，患者2(受傷後16カ月)の点数が605だった．比較するために，各症例に年齢を合わせた健常対照者の同検査での値を示すと，それぞれ202と176であった．治療直前，すなわち発症後26カ月の時点では，患者1と患者2の点数はそれぞれ682と611だった．治療後には，どちらの患者の弁別成績も明らかに良くなり，患者1では361，患者2では378であった．

　したがって，おもな改善は色の弁別訓練中に起こったといえる．色弁別の改善は物品の色の認識や色の呼称においても明らかとなった(表4-3)．

2. 色覚の練習　123

表 4-1A　両側後頭葉損傷による大脳性色弱患者 2 名に対する色弁別練習の手順

刺激	色
色刺激	
赤	6.25R, 4/12
緑	1.25G, 5/12
青	5B, 4/10
黄	2.5Y, 8/12
刺激の組み合わせ	赤-緑，赤-青，赤-黄，緑-青，緑-黄，青-黄

色はそれぞれ *Munsell Book of Color* (1976) の値に基づいて選んだ.
段階 1：異なるカテゴリーの 2 色間の弁別（同じか違うか）

表 4-1B　表 4-1A の患者

段階	赤(2.5R)	緑(7.5GY)	青(7.5B)	黄(2.5Y)
2	4/14～6/12	5/8～7/12	5/10～7/8	8/16～8/10
	5/14～3/10	6/10～8/12	4/10～6/8	7/12～8.5/12
	5/12～4/12	5/8～7/12	6/10～4/10	6/10～8/10
	5/14～6/10	7/10～6/8	6/6～5/8	8/12～8/8
	4/14～3/10	6/8～7/12	4/8～6/6	7/12～6/10
3	*5/12*～5/10	*5/10*～5/8	*5/10*～4/10	7/12～*8/14*
	5/14～5/12	*5/12*～5/10	*6/10*～5/10	8/14～*8/10*
	4/12～4/10	6/10～*5/10*	5/8～*4/8*	8/12～*8/8*
	4/14～4/12	7/10～*6/10*	6/8～*5/8*	7/10～*6/10*
	6/10～*6/8*	7/10～*6/10*	6/8～*7/8*	*8/16*～8/12
	6/12～*6/10*	8/10～*7/10*	6/10～*6/8*	8/10～*8/16*
	4/10～5/10	*7/8*～6/10	*4/8*～4/6	*8/12*～7/12
	3/10～4/10	*7/10*～7/8	*4/10*～4/8	*8.5/10*～8/12
	5/12～4/12	*8/8*～6/10	*6/8*～6/6	*8/8*～8.5/12
	6/12～5/12	*8/10*～8/6	*7/6*～6/8	*8/16*～8/8

段階 2：同じカテゴリーの 2 色間の弁別（同じか違うか）.
段階 3：異なるもの 1 つを選ぶ（2 つは同じ色，1 つは違う色）.
段階 3 で同じ色が 2 つあるほうを斜字体で示した.

表 4-2 大脳性色弱の患者 2 名（患者 1，患者 2）における色弁別の改善
[異なるカテゴリーの色同士(A)，同じカテゴリーの色同士(B)の異同判断，および異なるものの 1 つを選ぶ課題(C)（表 4-1 参照）]

	試行数	練習の セット数	赤 練習前 正答率%	赤 練習後 正答率%	緑 練習前 正答率%	緑 練習後 正答率%	青 練習前 正答率%	青 練習後 正答率%	黄 練習前 正答率%	黄 練習後 正答率%
(A)										
患者 1	600	6	80	92	64	72	56	72	64	88
患者 2	600	6	58	92	24	64	20	60	36	82
(B)										
患者 1	760	5	70	88	40	70	33	78	55	80
患者 2	900	5	47	82	27	69	36	58	40	80
(C)										
患者 1	1,200	10	68	89	53	70	60	75	65	83
患者 2	1,600	10	73	93	48	70	43	65	53	85

各カテゴリー 40 試行．

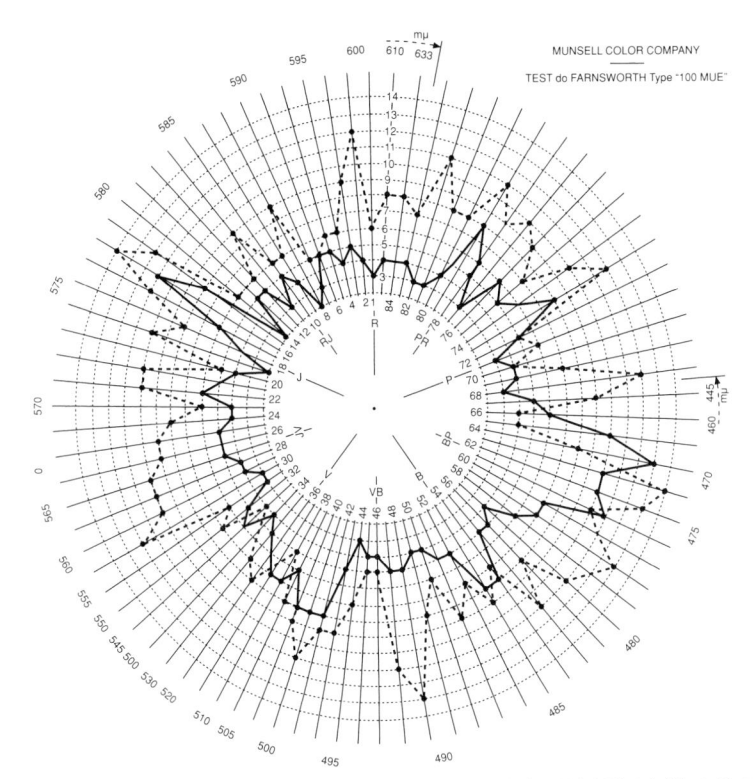

図4-3 両側性後頭側頭葉梗塞の患者1における，色弁別練習前(破線)と後(実線)のFM100-hue検査成績（検査の点数は練習前611，練習後が378）

表4-3 大脳性色弱の患者2名の色弁別練習前後における色名呼称

	赤		緑		青		黄	
	練習前	練習後	練習前	練習後	練習前	練習後	練習前	練習後
	正答率%		正答率%		正答率%		正答率%	
患者1	56	96	48	88	50	88	54	94
患者2	48	88	24	74	26	66	42	92

各色25試行．

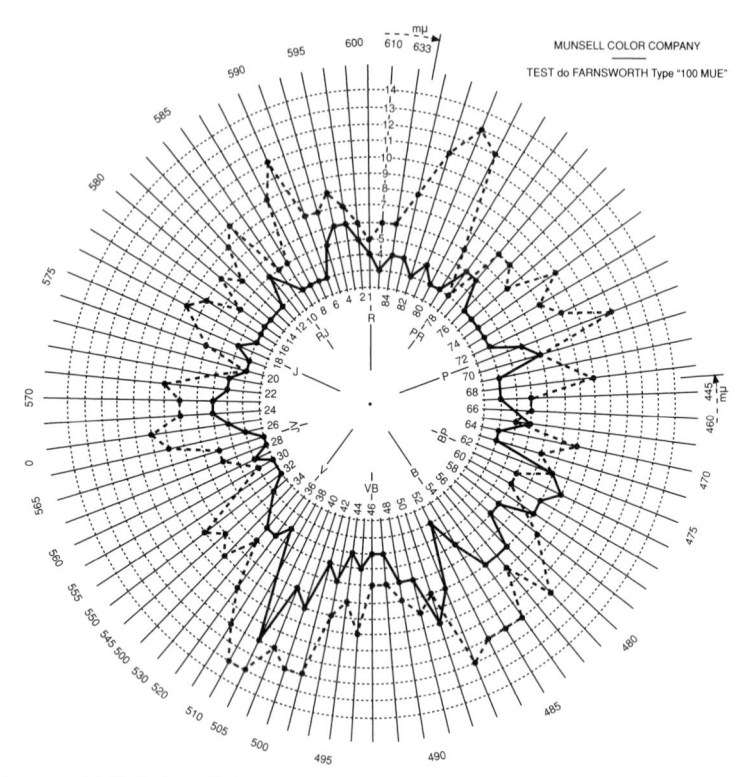

図 4-4 低酸素症の患者 2 における，色弁別練習前（破線）と後（実線）の FM100-hue 検査成績（検査の点数は練習前 682，練習後が 361）

色の呼称の訓練はどちらの患者でも行っていないので，色の呼称の困難は，少なくとも患者 1 では主として色覚の障害によるものかもしれない．

どちらの患者も色覚の改善により不自由が減った．患者 1 は，少なくとも部分的には織物の色を比較し，選択することがまたできるようになったと語った．患者 2 は，物品をよりうまく同定するために色を利用することが可能となった．

これらの観察から，脳損傷者の色覚障害は系統的な練習によって改善しうることが示唆された．われわれの方法はおもに試験的な性格のものにすぎないが，その結果はおそらく脳損傷後の色覚障害を再調整しようとする試みをさらに刺激するものといえるだろう．

第5章

視空間知覚の障害

視空間知覚の障害には，例えば視覚による定位のような要素的なものの障害から，空間認知や視覚構成能力のような複雑なものの障害まで，さまざまなものが含まれる．このような障害はふつう後頭頭頂葉の損傷でみられるが，「高次の」視空間性能力の障害は右半球損傷によることが多い（Benton & Tranel, 1993 ; De Renzi, 1982 ; Grusser & Landis, 1991 など参照）．

一側性の脳損傷患者では，視空間性の定位障害はふつう脳損傷と反対側の半側視野でみられる．この障害は衝動性眼球運動の定位の正確さに影響することがあるが（図5-1，表5-1），ほとんどの患者は，日常生活では視空間性の定位の困難を訴えない．一方，両側性の後部脳損傷により全視野で衝動性眼球運動の定位障害のある患者では，視覚を用いる活動に中等度から重度の困難を訴えるのが普通である（図5-1と図5-2参照）．困難になるのは，特に対象物の正確な固視，読み書き，対象物へ手を伸ばすことと関係した活動である．

さらに，視空間性の障害は，自己を中心とした垂直軸，水平軸や真正面（の奥行き方向）の軸[77]が脳損傷と反対側へ一貫して偏位することと関係している（表5-2）．垂直軸，水平軸の偏りは特に右の後頭頭頂葉損傷患者でみられる（Kerkhoff, 1988 ; Lutgehetmann & Sstabler, 1992）．正面方向の偏位は左右の後頭葉や後頭頭頂葉損傷の患者で報告されてきた．同名性の視野欠損をともなうことが多いが，視野回避の程度と客観的中心からのずれとの間に一貫した関係が見出されたことはないので，視野欠損がずれの原因ではない（Zihl & von Cramon, 1986b；表5-2参照）．しかし，両者が並存することが多いため，この視覚的障害を1900年に初めて記述したLiepmanとKalmusは，「半盲性測定錯誤（hemianopic measurement error）」と命名した．視覚的な垂直軸，水平軸の偏位があると，たとえば字を書くときの行や，描画や模写するときの線が曲がってしまう．自己を中心とした真正面軸の偏位があると，廊下を歩いたり出入り口を通ったり車椅子を操縦したりするときに，まっすぐ前に進むことが困難になる．

奥行き知覚[78]や立体視[79]の障害は，一側性あるいは両側性の後部脳損傷患者で生じるが，一側性損傷では障害がより軽いと報告されてきた．奥行き知覚の障害があると，階段を降りたり対象物に正しく手を伸ばしたりするのが困難になることがある．

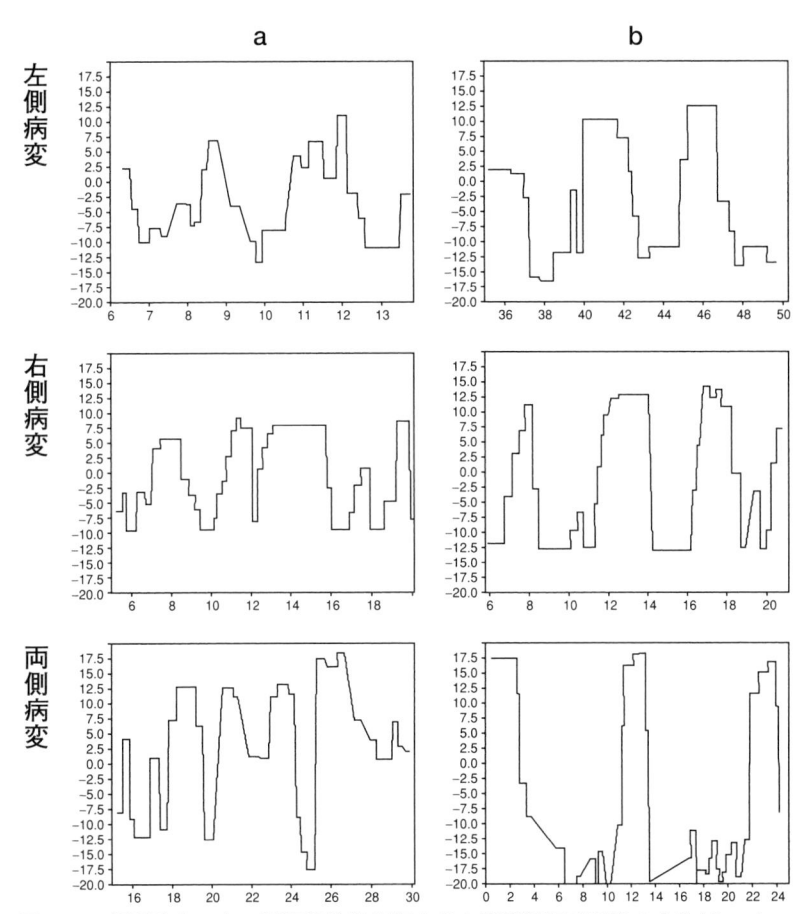

図5-1 視野障害のない頭頂葉後部損傷患者の衝動性眼球運動の定位(左，右，両側病変例による，左右の半側視野にある標的への，自発的な水平方向の眼球運動)

a：標的間隔20°，b：標的間隔30°．下が左，上が右．横軸：記録時間(単位は秒)；縦軸：衝動性眼球運動(0＝中心)の水平方向の振幅(単位は°)．衝動性眼球運動の測定障害が全例でみられることに注意．対応する健常対照者の眼球運動については図2-7参照．

　最後に，しばしば半盲にともない(p.69参照)，いわゆるバリント症候群[80](p.145参照)の患者に最重度の形で認められる，視空間的な方向づけの障害(visual-spatial disorientation)も視空間知覚の障害のひとつと考える

表 5-1 衝動性眼球運動の正確さ
〔一側性(左,右)および両側性の後部脳損傷患者における,水平方向の標的に対する眼球運動の測定結果〕

眼球運動の方向		20°($n=20$) 平均(標準偏差)	30°($n=20$) 平均(標準偏差)
左病変($n=5$)	←	8.1°(2.5)	8.9°(3.6)
	→	11.9°(4.3)	17.0°(6.8)
右病変($n=5$)	←	11.0°(3.1)	17.1°(7.7)
	→	13.4°(5.2)	14.7°(7.3)
両側病変($n=5$)	←	9.1°(4.8)	8.9°(5.2)
	→	9.9°(6.7)	10.5°(6.8)

ことができる.

1. 自然回復

　Meerwaldt(1983)は,右脳後部を損傷した患者17名で6カ月以内に視空間軸の知覚の自然回復がみられたと報告している.右脳後部損傷後の視空間障害の回復に関するこれより前の研究(Meerwaldt & van Harskamp, 1982)では,ごくわずかしか改善がみられなかった.Hierら(1983b)は,脳卒中発症後約4カ月以内の患者41名のうち70%が視空間障害や視覚構成障害から回復したと報告した.残念ながら,視空間能力の検査にみられた改善が行動上どのような意味をもったかという点に関しては,情報がない.

2. 視覚による定位の練習

　系統的な訓練を用いて脳損傷患者の視空間能力を改善しようとする幾つかの試みがなされてきた.Dillerら(Diller et al., 1974)は,患者に積み木

一側(右)病変例

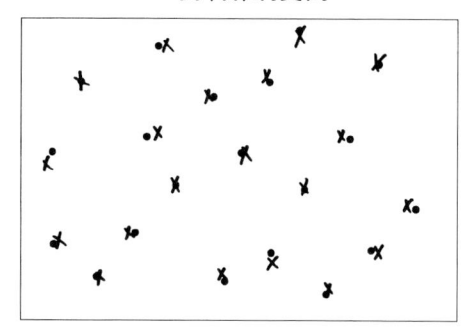

両側病変例

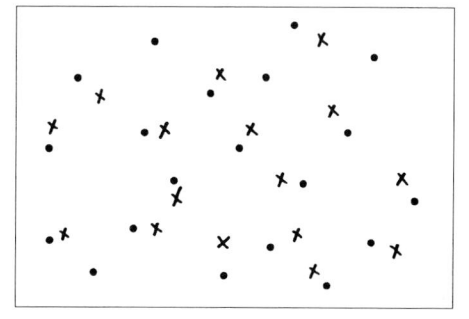

図5-2 一側(右)および両側の頭頂葉後部損傷患者における点抹消検査の結果
×の位置が，一側例では軽度，両側例では著しくずれていることに注意．

問題(block-design)を集中的に練習させ，この課題が改善しただけでなく日常生活の自立度も増加したことを認めた．「標準的なリハビリテーション」を受けた患者群は同程度の改善を示さなかった．Weinbergら(1979)は，距離や長さの見積もりと「感覚の自覚」(sensory awareness)を右半球損傷患者30人について訓練した．系統的な練習を4週間行った後では，この患者たちは「標準的なリハビリテーション」を受けた対照患者群と比べ種々の検査で有意に高い得点を示した．練習効果の評価には，読み，計算，模写，線分2等分のみならず，絵画完成(picture completion)，顔の照合，数の順唱(digit span)が含まれた．これらの研究の結果は，特異的なものより非特異的な治療効果を示唆している．しかし，視空間課題による

表 5-2 左半盲，右半盲各 10 名の患者における正面奥行き方向の軸の偏位

患者	左半盲：回避(°)	偏り(°視角)	右半盲：回避(°)	偏り(°視角)
1	1	2.9	1	4.6
2	1	3.8	1	3.8
3	1	3.1	1	3.8
4	2	2.3	2	6.0
5	2	2.5	2	2.3
6	2	5.3	3	2.8
7	3	4.8	4	3.8
8	3	2.7	4	3.4
9	4	3.6	4	3.1
10	4	3.1	5	2.9
平均(標準偏差)	2.3(1.2)	3.3(0.9)	2.7(1.5)	3.4(1.2)

左半盲患者はすべて左側へ，右半盲患者はすべて右側への偏位を示した．

系統的な作業が視空間能力に有用な効果を示すことは疑いない．けれども，治療前の成績不良は主に，視空間的な操作に限らず(どの感覚によるものでも)空間内で注意を移動させなければならないような操作にはすべて影響を及ぼす，半側空間無視によって生じていたように思われる．したがって，視覚的検査のみならず日常生活活動(ADL)得点にもみられる改善は，あまり視空間能力に「特異的なリハビリテーション」によるものではなく，半側空間無視の回復や，注意能力の改善，自覚の上昇によると仮定できるかもしれない．Kerkhoff(1988)や Lutgehetmann, Stabler(1992)は，垂直軸と水平軸の視覚的な調整や刺激位置の視覚による定位，線の長さの弁別，線分2等分，線の傾き判断を改善するために，コンピューターを使った訓練プログラムを用いた．少なくとも(半側空間無視のない)個々の症例においては，種々の検査で，成績の特異的で有意な改善がみられた．残念ながら，視空間性検査にみられた改善が行動上のどのような意味をもったかに関しては，示されていない．

　以下に，ある患者の視空間的定位の練習の効果を報告する．この患者の視空間的定位や視空間的な方向づけの著しい障害は，ものを見ることや読

みなどをも障害し，日常生活で重度な視覚的ハンディキャップとなっていた．患者は，48歳の会社員で，初めて検査を受ける7カ月前に両側の後頭頭頂葉の出血を起こしていた．両側の下1/4視野の不完全な弱視(色や対象物がわかる範囲は垂直軸に沿って中心から18°だった)，視力低下(10% 形態視力；p.139, 表5-5参照)，立体視の消失，奥行き知覚の障害を認めた．色覚は正常だった．固視と衝動性眼球運動の定位は非常に不正確で，単純な点の配列を走査することさえ非常に困難だった(図5-3)．しかし，明らかな半側空間無視やバリント症候群の症状はなかった．視覚によって対象に手を伸ばすことが著しく困難で，平均約5°誤っていた．視覚による認知は保たれていたが，空間内の対象物を見つけることやそれを固視することが著しく困難なので，形，物品，風景の同定や認知が困難だった．初回の検査で視力が実際より低く見積もられてしまったのはこのためかもしれない．検査時には，右上下肢の麻痺を除き，明らかな神経学的，神経心理学的な症候や障害はみられなかった．麻痺があるので，運動を要求される検査では左手を使用した．

　表5-3に訓練と検査の手順を示す．まず，白い紙の上に10°，20°あるいは30°離して配置した2つまたは3つの大きくて(40 cmの距離から見て直径2.1°)色の付いた円の各々を，できるだけ正確に固視し，それらの間で固視を移動させた後，左手の人差し指でその円を触る練習から始めた．固視やその移動の際に「認識的な」方法を用いて(頭を使って)考えず，刺激を固視したとき「最も良く」見えるよう(感覚的)に目を動かすことを奨励した．固視が正確に行われたかどうかのフィードバックとしては，「最も良く」見えたという患者自身の感覚を基準とするように求めた．

　18セットの練習すなわち，2,420試行の後には，固視の正確さと刺激間の固視移動の成績にかなりの改善がみられた．そこで，チュービンゲン視野計を用いて，左右の水平軸に沿ったより大きな距離で，衝動性眼球運動の定位の改善をはかった．

　その方法は，それぞれの半側視野の1カ所にだけ標的を呈示することから始め，後に呈示カ所を各視野3つまで増やすようにした以外は，衝動性眼球運動を拡大する訓練としては先に述べたものと同じである．呈示時間は5～7秒から始め，後には1秒，さらには500ミリ秒まで短縮した．9

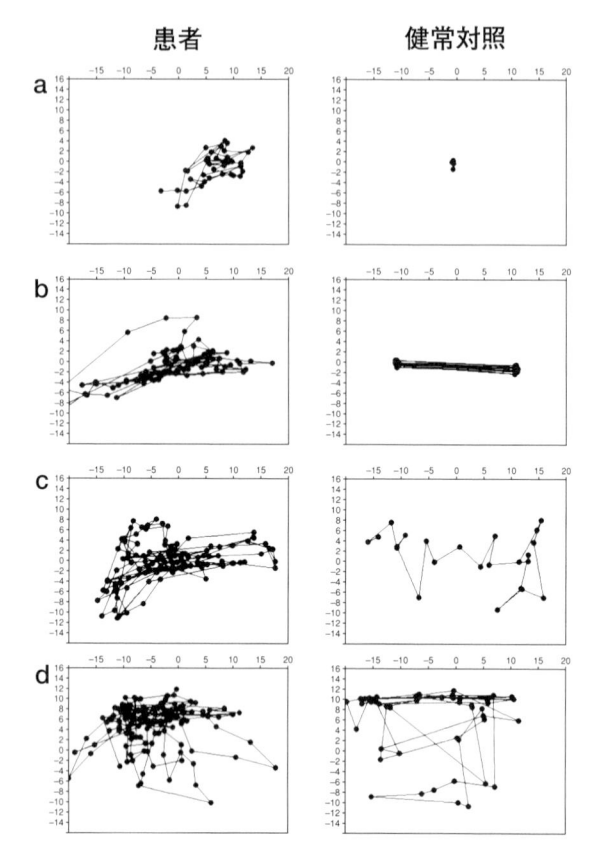

図 5-3 固視，自発的な衝動性眼球運動，走査の際の眼球運動（両側頭頂葉の後部損傷患者と年齢を合わせた健常対照者の，a：固視（正中），b：自発的な衝動性眼球運動（標的間の距離は 20°），c：点の配列の走査（図 2-6B）と d：光景の走査（7 つの要素，漁師 6 人と犬 1 匹．図 6-1 参照の記録）

記録時間は，a では患者が 30 秒，対照は 15 秒，b では患者が 60 秒，対照が 30 秒．c と d での走査時間は，患者が 64.7 秒と 75.5 秒，対照が 8.3 秒と 16.0 秒．患者は c では 20 個の点のうち 11 個，d では 7 つの要素のうち 3 つしか報告できなかったが，健常対照者は両課題とも全要素を正確に報告した．a や b での患者の固視の不正確さと，c や d での眼球運動による走査の空間的組織化の欠如に注意．横軸：水平方向の刺激配列の広がり（単位は°；0 が正中，負の値はそれより左，正の値は右を表す）．縦軸：垂直方向の広がり（0 が正中，負の値はそれより下，正の値は上を表す）．点は固視した位置を示す．詳細は図 5-1 参照．

表 5-3　両側頭頂葉後部の脳損傷による重度の視空間性障害患者の治療手順

段階	治療
1	単一の視覚対象の定位と，視覚対象に対して手を伸ばすこと 2～3個の対象；対象間の距離は 10°，20°，30° 22 セットで 2,640 試行
2	視野計上の視覚的標的に対する衝動性眼球運動の定位 左右の半側視野の各 1～3 箇所，10°，20°，30° の位置に 20 セットで 3,600 試行
3	スライドおよびモニター画面上での視覚的探索 スライド：26 セットで 1,560 画面呈示 モニター：22 セットで 2,496 画面呈示
4	対象に触れる タッチスクリーン上の 2～6 カ所の定位 21 セットで 1,890 試行
5	読み 単語のタキストスコープによる呈示 9 セットで 1,620 試行

セットすなわち，3,600 試行の練習を実施した．図 5-4 に示したように，個々の標的の固視だけでなく，固視の移動もより正確にでき，視覚的走査も改善した．最後に，スライドやモニター画面を用いて視覚的走査と視覚的探索の練習を行った(p.59, p.72 参照)．この練習の後にはさらに改善が見られた(図 5-5，表 5-4)．この時点で，患者は日常生活でも視覚が改善したと語った．たとえば，再び扉のノブに正確に手を伸ばし，フォークで正確に食べ物をとり，鏡を使って化粧ができるようになった．このように固視が正確になったことが，正確に見つめることを可能にし，対象を定位したり同定したり，手を伸ばしたりする困難を減少させたものと思われる．そこで，この段階で視力と視覚的認知の再評価を行ったところ，どちらの視覚能力にも少なからぬ改善を認めた(表 5-5)．

次に，タッチスクリーン[81]を用い，視覚的な標的へ手を伸ばす特別の訓練を行った．残念なことに，治療開始前に標的へ手を伸ばす能力の測定

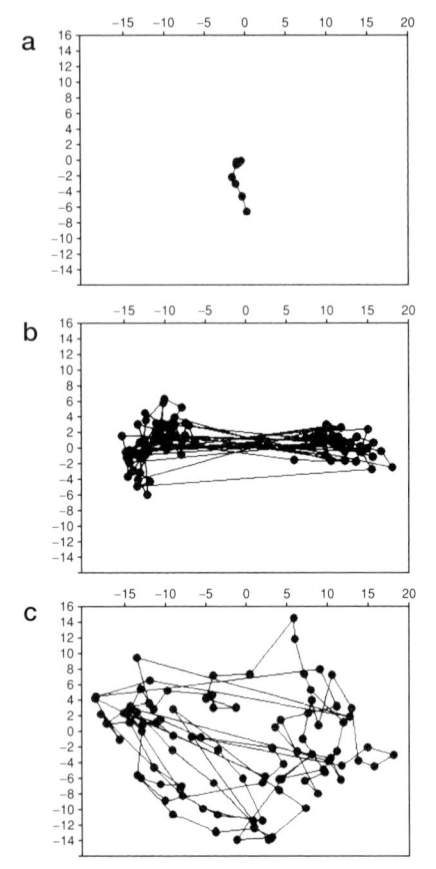

図 5-4 両側頭頂葉の後部損傷例(図 5-3 と同じ患者)**における，視覚的定位の練習後の，固視の正確さの改善**

A：正中固視(30 秒)，b：自発的な衝動性眼球運動(60 秒)と c：点の配列の走査(走査時間：46.6 秒)．患者は 20 個の点のうち 13 個報告できた．詳細は図 5-1 と図 5-3 参照．

を行っていなかった．そのため，下記の訓練以前に，上述の衝動性眼球運動による定位の系統的練習によって，すでにこの能力に一定の改善を示していたのかどうかは判断できなかった．対象に手を伸ばす際の正確さを検査するために，われわれは，タッチスクリーンに位置や数，呈示時間を変化させて標的を呈示するプログラムを作った．患者は，スクリーンが水平

2. 視覚による定位の練習　**137**

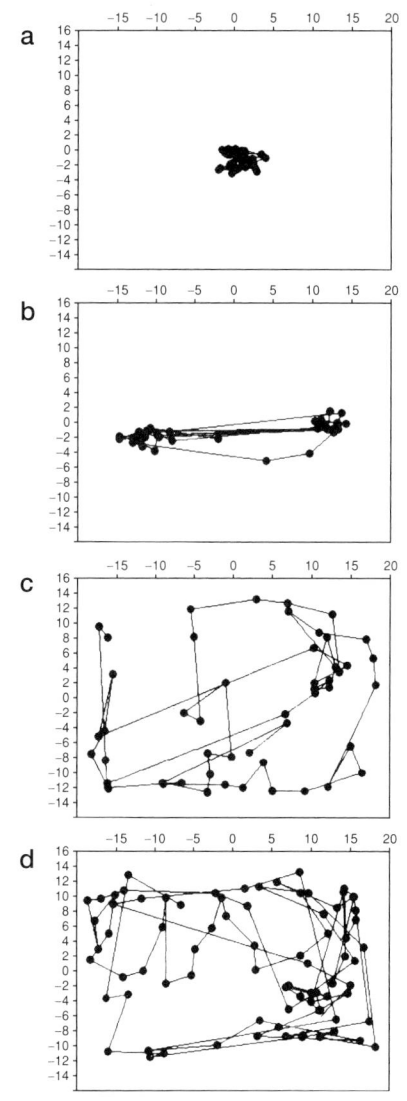

図 5-5　視覚性探索の訓練後の，眼球運動による走査の改善〔両側頭頂葉の後部損傷例（図 5-3 と同じ患者）〕

　刺激条件は図 5-3 と同様．a：正中固視（30 秒），b：自発的な衝動性眼球運動（30 秒），c：点の配列の走査（走査時間：31.6 秒）と d：光景の走査（41.4 秒）．患者は c で 20 個の点のうち 16 個，d で 7 つの要素のうち 5 つを報告した．詳細は図 5-1 と図 5-3 参照．

表 5-4 各練習段階における眼球運動の諸変数
(両側頭頂葉後部の脳損傷による重度の視空間性障害患者の結果。各練習段階の内容は表 5-3 参照)

眼球運動に関する変数	段階平均（標準偏差）				固視数	固視の繰り返し率（%）	固視持続/秒 平均（標準偏差）	衝動性眼球運動の振幅 平均（標準偏差）
	1	2	3	4				
固視の正確さ（偏位）								
患者	3.6°(1.7)	2.1°(1.5)	2.2°(1.4)	1.8°(1.2)				
健常対照	1.2°(0.6)			1.1°(0.8)				
衝動性眼球運動の正確さ								
患者	4.2°(1.3)	7.3°(1.7)	12.6°(2.6)	13.3°(3.2)				
健常対照	20.9°(1.1)			19.8°(1.4)				
走査：点の配列								
患者段階1					144	62.5	0.36(0.12)	3.7(1.3)
段階2					93	35.5	0.32(0.09)	4.7(1.8)
段階3					50	24.0	0.28(0.06)	5.3(2.9)
段階4					44	26.0	0.26(0.07)	5.5(3.1)
健常対照					23	13.0	0.22(0.05)	5.8(2.4)
走査：光景								
患者段階1					110	54.5	0.38(0.14)	4.2(1.6)
段階4					80	26.2	0.28(0.08)	5.3(2.7)
健常対照					48	23.8	0.24(0.09)	6.7(2.9)

衝動性眼球運動の正確さ：20° 離れた2つの標的の定位。固視の記録時間は30秒、各スライド20回衝動性眼球運動を行った。年齢を合わせた健常対照者の対応する値をそれぞれ比較のために示す（図5-3参照）。

表 5-5 各練習段階における視力，物品と光景の同定
(両側頭頂葉後部の脳損傷による重度の視空間性障害患者の結果)
(A)：視力(両眼による形態視力；Snellen 視力；5 回測定の平均)
(B)：物品と光景の視覚による同定(n=30)．各練習段階の内容は表 5-3 参照)

	形態視	Snellen	物品(%)	光景(%)
(A) 視力				
訓練前	0.10	−		
階段 1 後	0.40	0.13		
階段 2 後	0.60	0.22		
階段 3 後	0.70	0.29		
階段 4 後	0.80	0.30		
(B) 視覚による同定				
訓練前			40	20
訓練後			80	53

に 38.7°，垂直に 31°の範囲に見える 50 cm の距離に座った．標的の直径は 1.1°で黒の背景に黄色で呈示された．部屋の照明はモニター画面にものが映り込んでじゃまになるのを防止するため低く(1 lx)した．開始時，スクリーンの中央に青い十字が現れ，標的呈示の開始とともに消えた．患者には，青の十字を固視し，標的が現れたら左手の人差し指でできるだけ正確にそれに触るよう指示した．標的の呈示位置は，中央の 1 カ所から始め，ついで 2 カ所，最後に 4 カ所とした．標的の呈示位置はランダムで，それぞれの場所を患者が触るまで消えなかった．

それぞれの位置について約 300 試行(全部で 1,800 施行)の後には，少なからず改善がみられたが，まだ正確に標的に手を伸ばすことができなかった(図 5-6，図 5-7 参照)．それにもかかわらず，実際の対象物へ視覚性に手を伸ばすときの正確さを練習の前後で比べると，より良く行うことができていた．この改善は，点の抹消課題で練習後に難しさが減ったことと平行していた(図 5-8)．患者は，日常生活でも対象物へ手を伸ばすのが明らかに楽になったと語った．たとえば，ワイングラスやティーカップへ正確に手を伸ばすことができるようになった．おそらく普通の対象物はスクリーン上で光るだけの標的に比べ，視覚的誘導によって手を伸ばし(そして

140   第5章　視空間知覚の障害

練習前

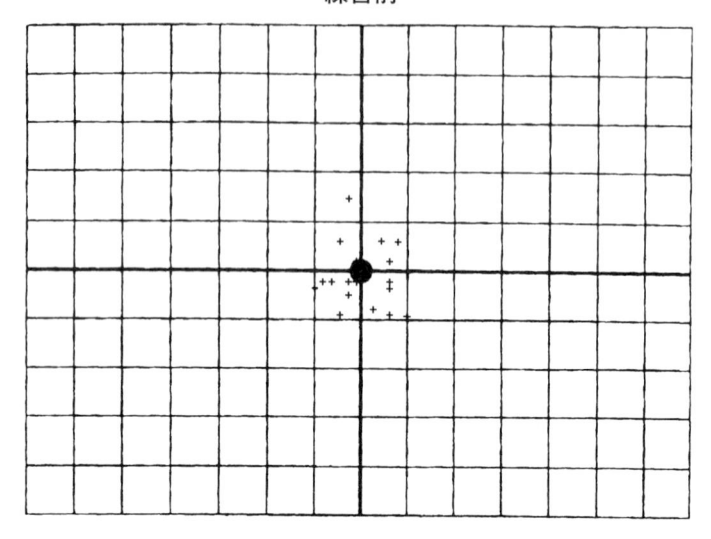

練習後

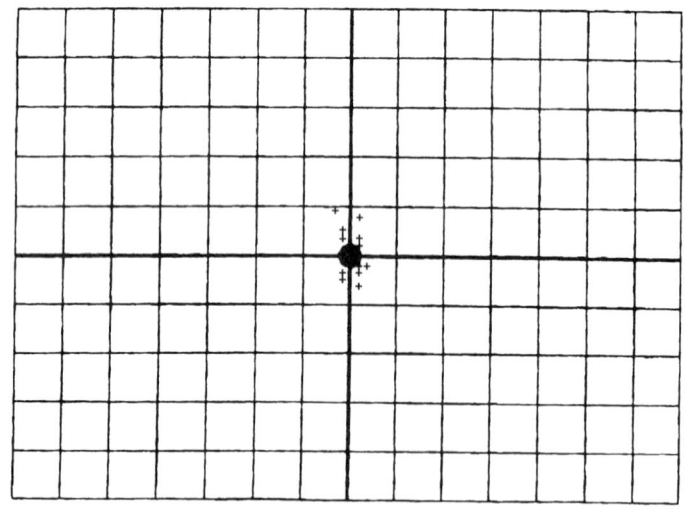

図 5-6　両側頭頂葉の後部損傷例(図 5-3 と同じ患者)における，練習前後の 1 つの標的に触る正確さ

　点は標的の位置，十字は患者の反応を表す．練習後，触る正確さは向上した．

2. 視覚による定位の練習　141

練習前

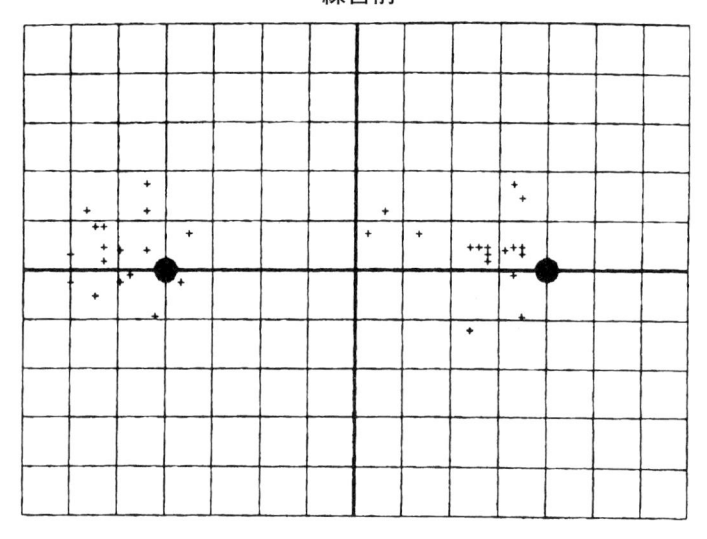

練習後

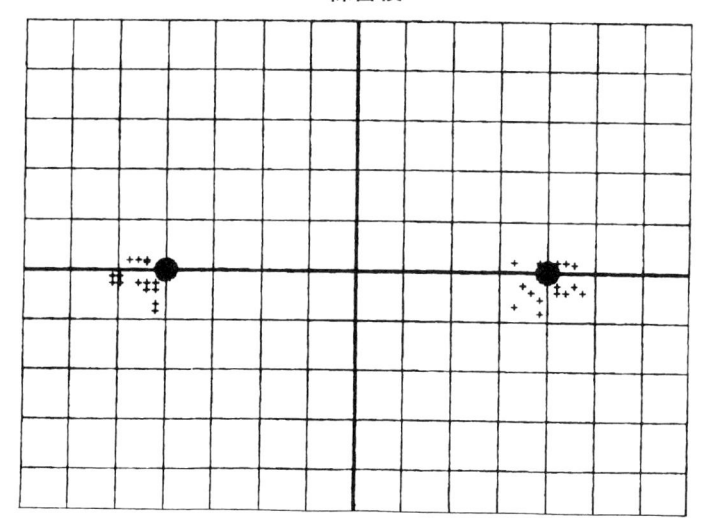

図 5-7　両側頭頂葉の後部損傷例(図 5-3 と同じ患者)における，練習前後の 2 つの標的に触る正確さ

　点は標的の位置，十字は患者の反応を表す．練習後，触る正確さは向上した．

142　第5章　視空間知覚の障害

練習前

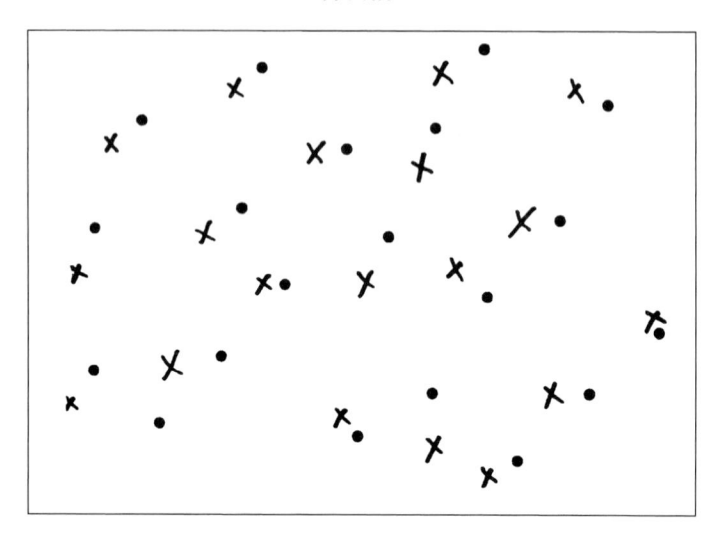

練習後

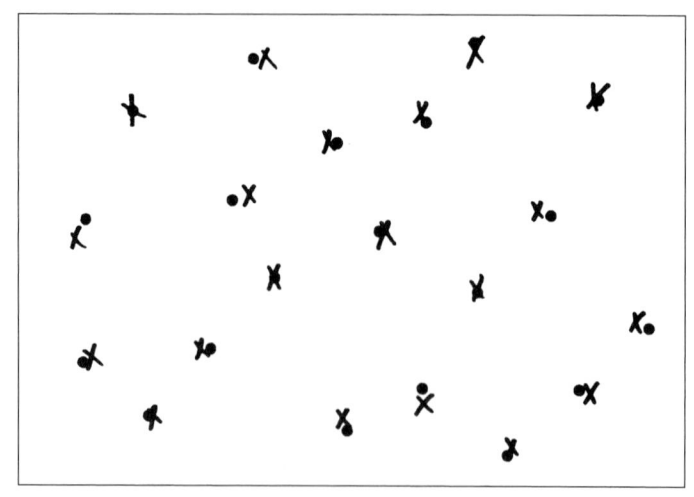

図5-8　両側頭頂葉の後部損傷例（図5-3と同じ患者）における，練習前後の点抹消検査成績
　練習後，×印の位置が正確になったことに注意．

把握する)のに役立つ視覚的手がかりをより多く含んでいるのであろう．患者はこの人工的な状況での練習から少なくともある程度の利益を得たといえよう．

　文を読むには視覚による眼球運動のきわめて正確な誘導が必要なことが知られているので，われわれは最後に読みについて検討を行った．**図 5-9** は文を読んでいる間の眼球運動を記録したものである(記録条件は p.27 参照)．視空間課題の練習を精力的に行ったのち，3 つか 4 つの文字からなる 1 単語なら正確に解読できたが，まだ文を読むことはできなかった．文を読むことにより即した練習として，2～3 文字の短い単語から始め，タキストスコープによる単語の呈示を行った(p.96 参照)．**表 5-6** に，読む対象の長さの種類ごと，読みの成績と試行数を示した．練習の後には，長い単語でも短時間で正しく読めるようになり，短い文も読めるようになったが，通常の文章を読むことはできなかった．それでも，彼女はこの改善をとても喜んでいた．この改善が，自分を「少なくとも，再び読めるようになるかもしれない」状態にしてくれたからである．

　以上のように，重度の視空間障害がリハビリテーションを必要としていることは疑いないことである．適切な方法はあり，視空間的な定位と視空間的な方向づけの改善によって視覚の障害を減らす良い機会があるということが示された．ここで示したデータはやり方のヒントを 1 つ与えるだけだが，役に立つ洞察をいくつか与えてくれるであろう．1 つ目は，患者の「低次」および「高次」の視空間能力とその障害について詳細な分析が必要であるということ．2 つ目は，1 つの標的の視空間的定位の改善により，視覚的誘導による固視や対象に手を伸ばすことも改善するが，視空間的な方向づけの改善には必ずしも結びつかないということである．視空間的な方向づけは，系統的な，すなわちしっかりと組織化された，展望と整合的な空間的時間的処理，視空間作業記憶的なものをも含む，もっと複雑な能力と考えられる．最後は，文を読むには，文章の情報を整合的に処理するため，眼球運動に対する独自の空間的時間的誘導が必要であるということである．したがって，視空間的定位，視空間的方向づけ，読みの眼球運動の視空間的誘導は，脳における共通のメカニズムに基づくものではなく，それぞれ独自に組織された別々の能力として理解できるであろう．

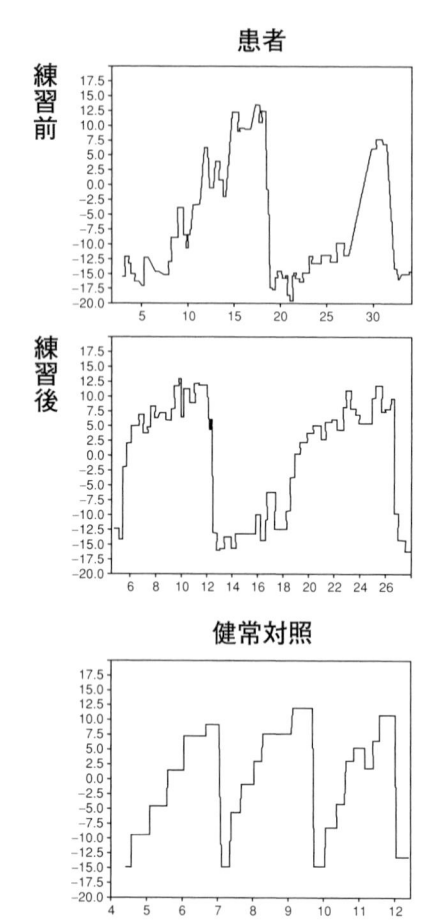

図5-9 文を読むときの眼球運動〔両側頭頂葉の後部損傷例(図5-3と同じ患者)の練習前後の記録と,年齢を合わせた健常対照者の記録〕

眼球運動のパターンはいまだ正常被検者のような固視と衝動性眼球運動のステップの典型的な系列をなしてはいないが,練習の後,患者はひとつずつの単語なら読むことができた.横軸:記録時間(単位は秒),縦軸:行の水平方向の広がり(単位は°).0は正中,負の値はそれより左,正の値は右を表す.

表 5-6　両側頭頂葉後部の脳損傷による重度の視空間性障害患者の，タキストスコープによる呈示を用いた読みの練習

	訓練手順		結果($n=30$)	
	呈示時間 (ミリ秒)	試行数	治療前 (%)	治療後 (%)
2〜3文字語	2,000	620		
	1,000	460		
	500	320	36.7	93.3
4〜5文字語	3,000	960		
	1,500	920		
	750	780	20.0	90.0
3語文			−	73.3

3. バリント症候群とその治療

　「バリント症候群」[82] という用語は Balint(1909)にちなんで名づけられたもので，視覚性注意の空間的な著しい縮小と，視空間的定位や視空間的方向づけの障害，奥行き知覚の障害などいくつかの視覚症状が組み合わされた概念である(Grusser & Landis, 1991 ; Pierrot-Deseilligny, Gray & Brunet, 1986)．その結果，バリント症候群の患者は視野の中心部分の中でしか「見る」ことができず，1度に1つか2つより多くの対象や，対象の特徴を見ることができない(「同時失認」[83])．自発的な衝動性眼球運動はないか，少なくとも数が減っている場合がある．言葉で命じられると衝動性眼球運動が行える例もいるし，それでも行えない例もいる．患者にとっては，注視の移動開始と，空間上のある位置から他の位置へ注視を誘導することが，大変困難となる(「精神性注視麻痺」)．衝動性眼球運動による視線の移動は，不規則で，さまようような動きを特徴とし，意図的な制御を受けず，光景や刺激配列の空間的構成と対応しないものとなる〔眼球運動失行(oculomotor apraxia)〕．すべての症状が揃わない不全型も存在するが，以上の記述からみて明らかなように，バリント症候群の患者は概して日常生活

146　第5章　視空間知覚の障害

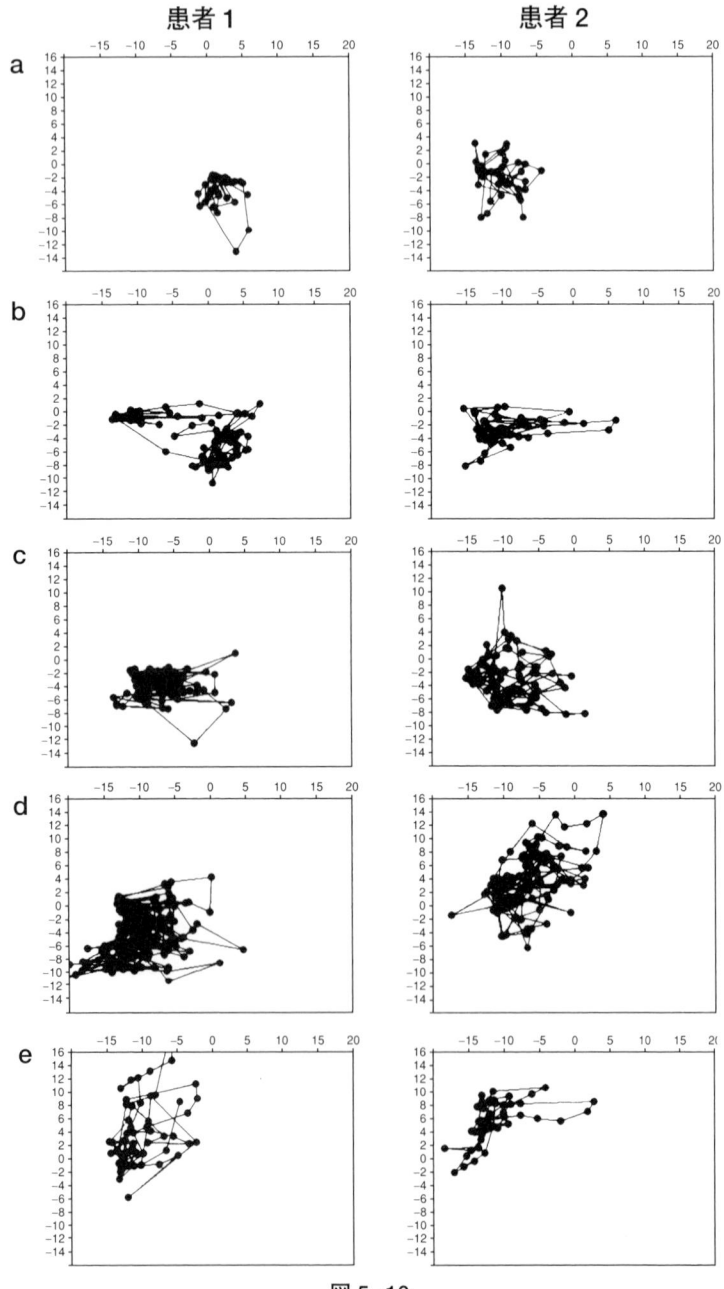

患者1　　　　　　　患者2

図 5-10

において著しい視覚的な不自由さを示す(Hecaen & Ajuriaguerra, 1954). バリント症候群はそう多くない. GloningとHoff(1968)によれば, 241症例中5名(2%)だけにこの症候群がみられた. 原因となる障害は, 後頭葉と前頭葉, および頭頂葉と前頭葉の連絡線維を含む, 両側頭頂後頭葉の損傷である(Alexander & Albert, 1983).

図5-10にバリント症候群の患者2名の眼球運動による走査の例を示した. 両者とも, 固視と衝動性眼球運動による定位の正確さが著しく障害されている. 点の配列や光景を見ているときの走査パターンは, 刺激の存在する領域のうち限られた部分に制限されており, 文を読むような眼球運動は皆無である.

Allison, Hurwitz, WhiteとWilmot(1969)はバリント症候群の軽症例について報告した. その患者は, 約4年後には中心窩視[84]の使用や眼球運動による走査行動(固視, 衝動性眼球運動), 視空間的方向づけに関して良好な(自然)回復を示した. これらの改善とは対照的に, 文を読むことや, いくつかの対象あるいは対象の特徴を一度に知覚すること(同時的知覚)は障害されたままであった[85]. Monteroら(1982)は4症例におけるバリント症候群の回復を報告した. そのうち3名は9〜12週間のうちに良好な改善を示したが, もう1名の視覚は5年以上かけてゆっくりと改善した.

脳損傷によって起こる, 他の「複雑」で出現頻度の低い視覚障害と同様, バリント症候群患者の治療の研究は行われたことがない. われわれ

図5-10 バリント症候群患者2名の眼球運動〔a:固視(正中), b:自発的な衝動性眼球運動(標的の間隔:20°), c:点の配列の走査(図2-6), d:光景の走査(6人の漁師と1匹の犬. 図6-1参照), e:文章1行(6単語)の読み〕

aとbの記録時間は60秒. 走査時間は, 患者1がcで84.6秒, dで116.5秒, aで78.4秒, 患者2が, cで59.3秒, dで59.7秒, eで78.4秒であった. 患者1は, cで20個の点のうち11個を, dでは7つの要素のうち3つを報告した. 患者2は, cでは14個の点を, dでは2つの要素を報告した. aでは, 両者の固視の著しい不正確さ, bでは, 左右への視線の移動の困難さに注意. さらに, 両者の走査パターンは他の刺激条件すべてで著しく制限されている. 詳細は図5-1と図5-3参照.

は，両側性の梗塞による重度なバリント症候群の患者3名(患者1，患者2，患者3)の治療を試みた．患者1と患者2は男性，患者3は女性であった．年齢はそれぞれ，58歳，59歳，61歳であった．脳損傷後，治療開始までの期間は患者1が17週，患者2は9週，患者3は21週であった．正確な量的視野計測は練習期間の終了前にはできなかった[86]．その時点では，患者1と患者3は両側性半盲を示した(回避視野の直径はそれぞれ34°と46°だった)．患者2は左側半盲(視野の回避は2°)と右の半側性弱視(形態と色がわかる範囲は6°)であった．彼らは視覚障害のため，日常生活に著しい不便を感じていた．目の前の皿にある食べ物など，目の前の対象を見つけることができなかった．したがって，彼らは全盲に対するような対応と手助けを必要としていた．

　治療の根本は，視知覚に含まれる眼球運動機能(衝動性眼球運動の定位と対象物の固視)を改善させることにより，注意の領域を広げ，視空間的方向づけの再確立を目指すことである．訓練手順は，注意の領域拡大のためのものを除いて，視空間性能力の改善のための手順として本章のはじめの部分(p.130参照)に記したものと似ていた．すべての患者において，眼球運動を視覚によって誘導すること，文章や物品，顔，風景を見て十分に把握することが困難だった．さらに，実際に固視しているものが何なのかということや，自発的にしろ命じられているにしろ，ある視覚刺激に対して自分が注視の移動を行ったのかどうかについて知ることも，気づくこともなかった．彼らはたいてい，複雑な視覚刺激の一片のみを報告し，さらに情報を探索しなかった．彼らの視力は，形態視や視覚による対象認知同様不良だった．しかし，測定用の視標が彼らの小さな視界の中に呈示されると，3名とも小さな形でさえ認知できた．この条件で検査すると患者1の視力は0.8，患者2と患者3は1.0(Snellen視力；両眼視での値)であった．色覚はすべての患者で保たれていた．

　衝動性眼球運動の定位と，対象に触ること，視覚刺激の走査の集中的な練習を，全患者に対して行った．1日あたり，それぞれ10～15試行からなる8～10ブロックを1セットとして，3～4セットの練習が行われた．どの患者にとっても訓練は非常に疲れるものだったので，各ブロックの後に3～5分ほどの休憩を設けた．1セットには約45分を要した．試行の数

表5-7 バリント症候群の患者における治療手順

段階	治療
1	単一の視覚対象の定位と把握 1~3個の対象；対象間の距離は5°，10°，15° 刺激呈示範囲の直径：15°，→30°，→45°
2	視野計上の視覚的標的に対する衝動性眼球運動の定位 左右の半側視野の各1~3カ所，10°，20°，30°の位置に
3	スライドおよびモニター画面上での視覚的探索 スライド：標的数3~15(ディストラクターなし) モニター：標的は，3~7個のディストラクターに対し1個

は1日に240~600回とさまざまだった．**表5-7**に治療の方法を示した．

　衝動性眼球運動の正確さを改善するために，標的として赤，黄，緑，青の円(直径3cm)を用い，患者の前に設定した直径15cmの刺激呈示範囲内の異なる位置に1つずつ置いた．練習を始める前に，患者が刺激の呈示される領域の空間的な広がりに十分慣れるようにした．訓練のもとになる考えは，まず視覚環境についての手がかりを与え，ついでそこへ目を向け，標的を探し，見出し，そして触れるようにしようというものであった．標的に触るのはそれが置かれた場所を視覚によって見つけてからで，手探りで標的を探すことは禁じられた．この条件で，位置と色をランダムに変えながら，980(患者3)から1,480(患者2)試行を行った．治療者は患者の目と手の動きを注意深く観察し，視線の移動とそれに続く固視，標的に触る反応の「良し，悪し(失敗)」を患者にフィードバックした．この条件で視空間的定位の改善がみられた後に，色の異なる2つから，後には最高5つまでの標的が同時に呈示された．呈示される標的の数は患者に知らせた．触る前に，それらの標的をできるだけ正確に固視するよう指示した．標的が呈示されると考えた特定の場所を探すのではなく，領域一帯を最初にチラッと見て全体の光景を把握するよう求めた以外，フィードバックはこの訓練の最初の部分で与えたものと同じだった．標的が現れる領域の直径は，今回は15cmから45cmに段階的に広げた．

　治療の次の段階では，チュービンゲン視野計の上に呈示された標的に対

表 5-8 バリント症候群患者 3 名(患者 1〜3)の，練習前後における固視と水平方向の衝動性眼球運動の正確さ

	固視の正確さ (偏位，単位日度)		衝動性眼球運動の正確さ (20°)	
	練習前平均 (標準偏差)	練習後平均 (標準偏差)	練習前平均 (標準偏差)	練習後平均 (標準偏差)
患者 1	3.4(2.2)	1.1(0.9)	5.5(3.9)	12.6(4.2)
患者 2	3.6(2.1)	2.6(1.3)	3.6(2.2)	15.3(2.9)
患者 3	2.1(3.1)	1.8(1.1)	5.4(3.4)	11.4(3.2)
健常対照	0.5(0.4)		19.3(1.4)	

衝動性眼球運動の定位の標的間隔は 20°．固視の記録時間は 15 秒．左右各方向に 20 回，衝動性眼球運動が行われた．比較のため，同年齢の健常対照者の対応する値を示した(図 5-3 参照)．

する衝動性眼球運動の定位を練習した．ここでも，左右どちらかの半側空間内のただ 1 カ所に十分長い時間(5〜8 秒)標的を呈示することから始めた．呈示位置の数は，それぞれの半側空間で 3 個まで継次的に増加させ，呈示時間は 2 秒まで段階的に短縮していった．この練習条件での試行の総数は 730 回(患者 1)から 1,120 回(患者 2)だった．さらに，スライドやモニター画面に呈示した標的を走査する訓練を行った(p.59, p.72 参照)．この課題を，患者 1 では 1,720 試行，患者 2 では 1,440 試行，患者 3 では 2,240 試行行った．その後，視覚的探索理論の枠組み(p.72 参照)で患者 1 は 1,200 試行，患者 2 は 1,560 試行，患者 3 は 1,620 試行の訓練を行った．

　図 5-11〜5-13 に治療前後の 3 名の眼球運動の記録を示した．患者の間でかなりの違いがあるが，衝動性眼球運動の正確さや固視は練習前の記録と比べ明らかに改善していた．それは，記録の量的な分析によっても確認できた．固視の変動範囲の平均は練習前の約 4°から練習後の約 1°まで減少した．衝動性眼球運動の正確さも，依然として低い値ではあるが，増加した(表 5-8 参照)．眼球運動による走査の範囲は練習後，明らかに拡大したが，どの患者にも，まだ少なくとも配列された点を走査する条件では，視覚的方向づけの障害の兆候がみられた．走査時間はどの患者でも訓

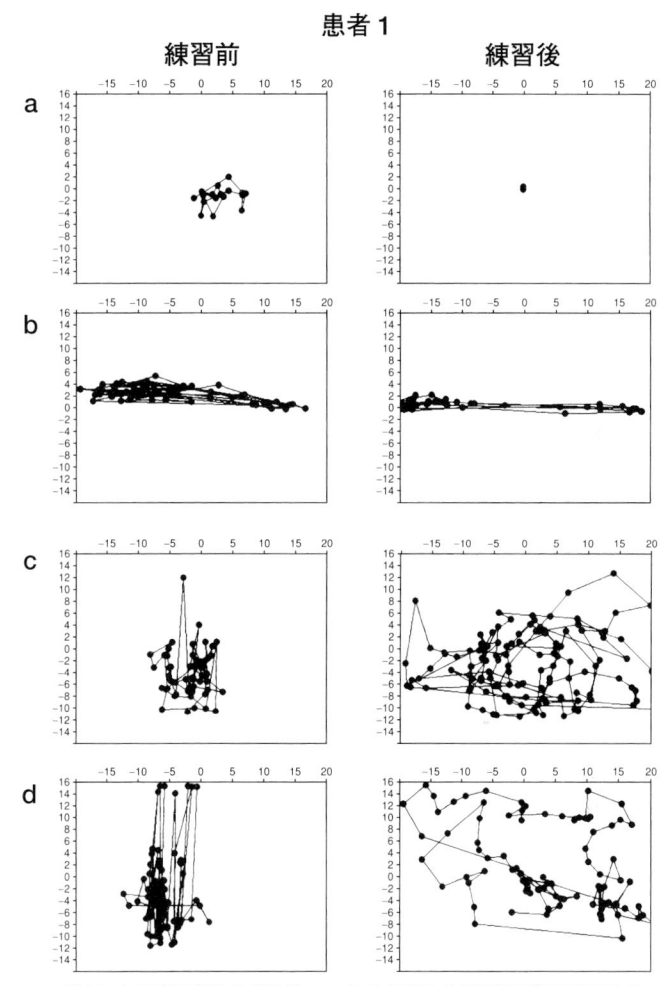

図 5-11 バリント症候群患者（患者1：本文参照）の**眼球運動**〔練習前後のa：固視（正中），b：自発的な衝動性眼球運動（標的の間隔：20°），c：点の配列の走査（図2-6），d：光景の走査（6人の漁師と1匹の犬．図6-1参照）〕

　aとbの記録時間は30秒．走査時間は，cでは練習前が60.3秒，後が84.3秒，dでは前が61.2秒，後が110.9秒であった．練習前には，患者はcで20個の点のうち11個，dでは7つの要素のうち3つを報告した．訓練後には，点は15個，要素は5つ報告できた．練習後，aとbで固視の正確さの改善，cとdでは走査時間の増加をともなう走査領域の拡大がみられていることに注意．詳細は図5-1と図5-3参照．

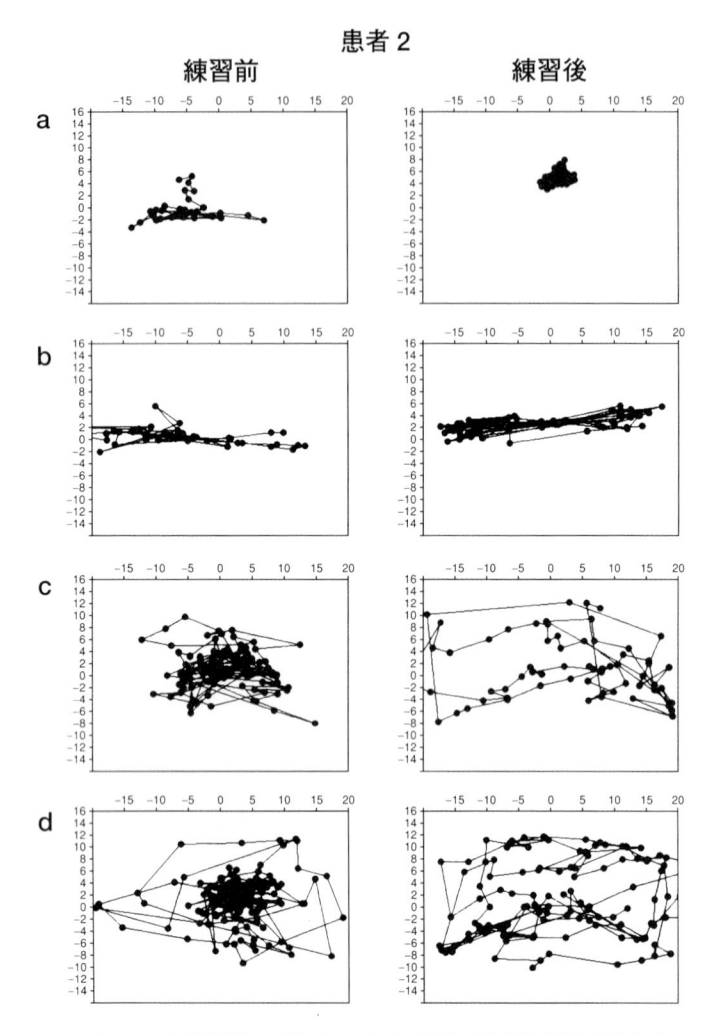

図5-12 バリント症候群患者(患者2：本文参照)の**眼球運動**〔練習前後のa：固視(正中)，b：自発的な衝動性眼球運動(標的の間隔：20°)，c：点の配列の走査(図2-6)，d：光景の走査(6人の漁師と1匹の犬．図6-1参照)〕

　aとbの記録時間は30秒．走査時間は，cでは練習前が44.8秒，後が90.8秒，dでは前が60.3秒，後が60.4秒であった．練習前には，患者はcで20個の点のうち12個，dでは7つの要素のうち3つを報告した．訓練後には，点は17個，要素は5つ報告できた．練習後，aとbで固視の正確さの改善，cとdでは走査領域の拡大がみられているのに注意．詳細は図5-1と図5-3参照．

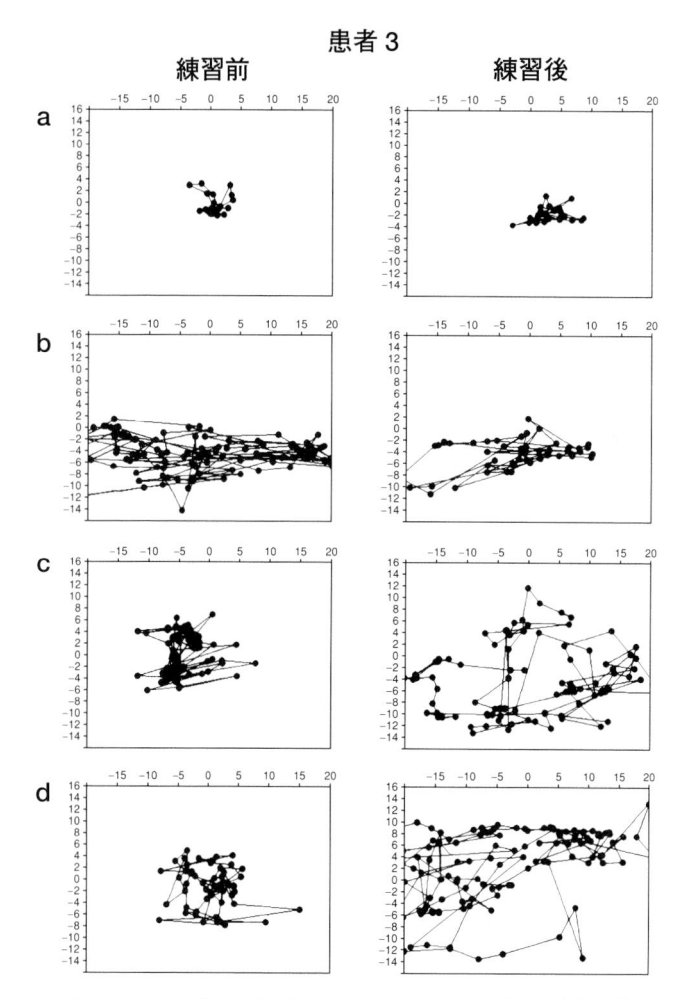

図 5-13 バリント症候群患者(患者3:本文参照)の眼球運動〔練習前後のa:固視(正中), b:自発的な衝動性眼球運動(標的の間隔:20°), c:点の配列の走査(図2-6), d:光景の走査(6人の漁師と1匹の犬. 図6-1参照)〕

a の記録時間は30秒, b では60秒. 走査時間は, c では練習前が30.6秒, 後が50.2秒, d では前が33.1秒, 後が60.2秒であった. 練習前には, 患者はcで20個の点のうち4個, d では7つの要素のうち1つを報告した. 訓練後には, 点は9個, 要素は4つ報告できた. 練習後, a と b で固視の正確さの軽度の改善, c と d では, 患者1同様, 走査時間の増加をともなう走査領域の拡大がみられているのに注意. 詳細は図5-1と図5-3参照.

表 5-9 バリント症候群患者3名(患者1〜3)の視覚的探索課題における,眼球運動に関する変数の練習前後での値

	固視数	固視の繰り返し率(%)	固視持続(秒)平均(標準偏差)	衝動性眼球運動の振幅 平均(標準偏差)
(A)点の配列				
患者1				
練習前	125	60.3	0.51(0.06)	3.2(2.2)
練習後	58	42.4	0.46(0.12)	4.2(2.1)
患者2				
練習前	107	64.4	0.32(0.11)	3.9(1.6)
練習後	104	33.6	0.30(0.06)	5.5(2.1)
患者3				
練習前	91	65.2	0.24(0.06)	4.5(1.3)
練習後	69	40.7	0.24(0.07)	5.2(2.1)
健常対照	26	16.2	0.23(0.03)	5.6(2.6)
(B)光景				
患者1				
練習前	83	67.5	0.44(0.18)	3.3(3.2)
練習後	92	41.3	0.39(0.11)	5.3(2.1)
患者2				
練習前	139	62.6	0.32(0.09)	3.5(1.4)
練習後	122	40.2	0.32(0.06)	4.4(2.2)
患者3				
練習前	56	51.8	0.26(0.08)	3.4(1.1)
練習後	119	48.7	0.26(0.09)	5.6(2.3)
健常対照	54	21.7	0.26(0.06)	6.4(2.4)

それぞれに対応する健常対照者の値を比較のために示す.

練前より延長した(図5-11〜5-13と表5-9参照).この結果は,患者が練習の後,刺激配列をより注意深く,以前より広範囲に走査していることを反映している.治療後には,対象物や風景の視覚性認知の成績も向上した(表5-10参照).この改善は,知覚と注意の範囲が広がったことによって最も良く説明されうる.展望が良くなったことにより,保たれていた視覚

表 5-10 バリント症候群患者 3 名（患者 1〜3）の練習前後における，物品と光景の同定成績

	物品（正答率%）		光景（正答率%）	
	練習前	練習後	練習前	練習後
患者 1	40.0	87.0	13.3	53.3
患者 2	20.0	80.0	16.7	70.0
患者 3	53.3	90.0	26.7	73.3

各カテゴリー 30 試行．詳細は本文参照．

的同定や視覚的認知の能力をより効率的に使うことができるようになったのであろう．しかし，1個の単語なら解読できるのに，文を読むことはこの訓練の後でも不可能であった．患者の1人（患者2）に対し，先に重度の視空間性知覚障害を有する患者に行ったのと同様の方法で，読みの訓練を行った（表5-6参照）．しかし，タキストスコープを用いた呈示を940回続けても読みは改善されず，これ以上訓練したくないという患者の意向を尊重して終了した．

　バリント症候群の患者に集中的な訓練を行う意義は何だろう？　最も重要なのは，3人の患者すべてが，部屋や物品を見つけるのには比較的長い時間かかるにしろ，慣れた環境では道がわかるようになったという点である．少し離れた場所やスーパーマーケットなど馴染みの薄い複雑な環境では，視空間的方向づけに困難を感じ，道に迷う恐れがあった．しかし，何回か試した後では，こういった環境でも多かれ少なかれ方向がわかるようになったという患者（患者2）もいた．他の患者（患者1）は妻に手伝ってもらうほうを好んだ．「なんでそんな努力をしなければいけないんです？　妻がこんなに良く私の世話をしようとしてくれているのに？」と，彼は納得のいく説明を求めた．3人目（患者3）は，馴染みのない環境での視覚的方向づけを回復できなかった．練習を続ければこの2人にも良い結果がもたらされたかどうかは未解決のままである．たぶん，慣れた環境の外でさらに練習をするほうが良く，そうすれば，新しい状況に対して既に学んだ代償法をよりうまく汎化できただろう．しかし，バリント症候群がさらに回

復するのを期待して，何カ月も訓練を続けながら待つことを望む人は少ないように思われる．われわれのアプローチは主として，日常生活での行動上に重要で，眼と手の運動の視覚による誘導，歩行など，より複雑な活動の基礎をなしていると考えられる視空間的能力の回復に基づいている．残念ながら，これらの患者を治療したときにはタッチスクリーンがなかったが，われわれは，視覚の誘導によって対象に触れることの系統的な練習は訓練手段の有用な拡大をもたらすだろうと考えている．

స
第6章

視覚性失認

視覚性失認(visual agnosia)[87]は，視-知覚的機能と視覚-認知的機能の両者およびその相互作用に基づく「高次」あるいは「複雑」な視覚能力の障害である．注意や，(作動)記憶，視覚刺激の検出や区別，同定，認識にあたっての計画，視覚による運動の誘導など多数の認知能力が関与するので，認識は視知覚のほとんどすべての側面において役割を果たしている．診断に関しては，一次的な視覚性失認と，「低次」あるいは要素的な視覚機能の欠陥によって説明しうる，二次的なものを区別することが重要である．視野欠損や視力低下，色覚の欠陥，視覚的走査の障害の組み合わせが，視覚による同定や認識の重大な障害につながりうることを示して，この問題を詳しく論じたのはSiemerling(1890)である．興味深いことに，Siemerlingの症例報告は，Lissauerのよく知られ受け入れられている視覚性失認の古典的な症例報告(Lissauer, 1890)が掲載された *Archiv für Psychiatrie und Nervenkrankheiten* という雑誌の同じ号に掲載されたにもかかわらず，今まで彼の議論が注目されることはなかった(Zihl, 1989)．Poppelreuterが1923年に，Lissauerの症例に大変よく似た視覚障害をきたした患者について克明に記述し，この症状を正真正銘の視覚的認識の障害とするLissauerの視覚性失認の理論を，自分の症例の観察からは完全に証明することができなかったことを示している(Humphreys, Riddoch, & Wallesch, 1996参照)ので，この事実はさらに驚きを誘う．Lissauerの定義によれば視覚性失認は，「同定を誤ること」によって視覚を通して対象を認識できなくなることとされる．したがって，視覚性失認では，主に全般的な(大きさや形)あるいは局所的な(色やテクスチャー[88]，形の詳細)特徴の類似性による対象同定の誤りが問題であり，視覚による認識が完全に消失するわけではない．

現在でも，正真正銘の視覚性失認と，要素的な視覚機能の欠陥によって二次的に生じる視覚的同定や認識の障害との明瞭な区別は存在しない．しかし，基礎となる神経学的な機構を考えれば(Damasio, Tranel, & Damasio, 1989)，そもそも視覚性失認の背景にある視知覚の欠陥と視覚認知の欠陥とをきれいに分離することなどは不可能かもしれないので，上に述べたような区別が容易ではない(Charnallett, Rousset, Carbonnel & Pellat, 1996 ; De Haan et Al., 1995参照)という事実は，そのまま受け入れねばならない．そ

れゆえ，種々の視覚的かつ視覚 - 認知的な欠陥を特定して高次の視覚障害を記述することが，賢明で有用な方法と思われる．つまり，視覚による同定や認識に障害のある例では，「低次」の視覚機能も「高次」の機能も注意深く，詳細に検査することを奨めたい．「純粋な」視覚性失認は比較的まれなので，よけいこのようなアプローチが適切と思われる．Gloning ら (1968) は，重い「低次」の視覚機能や知的機能の低下のある患者を除外すると，脳の後部に損傷のある患者 241 人のうちわずか 3 人 (1% 未満) にしか視覚性失認を認めなかった．さらに，言語や知能，全般的認識能力が，その障害が対象を同定したり認識したりすることの失敗の原因としては除外できるほど十分に，保たれている必要がある点も重要である．加えて，視覚性失認は視覚という感覚様式に限られたものでなければならない．すなわち，患者は他の感覚様式においては，対象を正しく認識できなければならないのだ[89]．患者が視覚的な対象の名前を言えないときにも，同定や認識ができていることを，対象の記述をしたり，ジェスチャーをしたり他の方法で示すことができるならば，その失敗は名前を言うことが困難だから[90]で，視覚的な同定や認識の欠陥によるものではないとみなされる．

　正真正銘の失認の症状と二次的な障害を区別することは，治療に関してもきわめて重要である．二次的な理由で視覚による同定や認識が障害されている例では，主なアプローチが元となる要素的な視機能の改善であることは明らかと思われる．前述したように (p. 21 や p. 135)，視覚による同定は，元になる視覚的欠陥が自然回復や特定の練習によって減少すれば，普通はさらに訓練を行わなくても回復する．

1. 視覚性失認の諸型

　視覚性失認の患者の治療に関する観察を提示する前に，患者が正しく認識できなくなる視覚対象のカテゴリーの観点から，主な視覚認知障害について手短に記しておくと役に立つであろう (視覚−認知障害に関する包括的な記述は Benton & Tranel, 1993；Damasio et al., 1989；Grüser & Landis, 1991；Warrington, 1985 参照)．カテゴリー (すなわち，物品，顔，場所，文字) 特異

的な失認[91]の報告が多いが，2つ以上の視覚カテゴリーで失認のある患者[92]もいる(たとえばOgden, 1993)．

　視覚性物体失認とは，他の感覚を通せば(すなわち物品を触ったり，それが使われるときの音を聴いたりすることが許されれば)同定や認識ができるのに，視覚を通しては物品を同定，認識することが困難な状態とされる．典型的な同定の誤りは，大きさや形，色など対象の特徴の不完全ないしは不適切な利用によって起こる．視覚性物体失認の患者は，同じあるいは共通の特徴をもつ対象同士を取り違えることが多く，自分が利用している特徴が(十分に)問題の物品特有のものではないかもしれないということを考慮しない．さらに，正しく同定し認識するのに役立つ他の特徴を無視していることに気づかないことも多い．したがって，視覚性物体失認における視覚−認知障害の主たるものは，ある対象を特定しうる諸特徴を選択，統合し，似通った物品と区別することの失敗にある．さらに，同定や認識の結果を制御し利用した手順の誤りを見つけるための，監視機構がなくなっていたり，減少したりしている(Damasio et al., 1989 ; Zihl & von Cramon, 1986b)．

　相貌失認の患者は，見慣れた顔を見て認識したり，新しい顔を覚えたりする能力を失っている(Damasio et al., 1989)．相貌失認は対象選択的な視覚障害だとよくいわれるが，報告されている相貌失認の多くは，動物，鳥，自動車など慣れ親しんだ他の対象の視覚認知にも困難を示す．しかし，見慣れた顔の視覚認知の困難がより重度のことが多い．もちろん，患者がもはや配偶者や子供，さらには鏡や写真に写った自分の顔さえ認識できないことのほうが，他の対象の視覚認識が同程度に障害されているときよりも衝撃的に見える．患者の症状がもっと穏やかな形だと，同じ特徴をもつよく似た顔の区別が困難になり，混同してしまうこともある．

　地誌的失認(topographical agnosia)という言葉は，現実世界や地図上，またはその両者での種々の地理的方向づけ[93]の困難を表すのに用いられる．患者は，よく親しんだ環境での方向づけに問題があり，地図を利用したり，よく知っている道順や，自宅や自室の見取り図を描いたりすることができない．時に患者は，とてもよく知っているはずの場所や環境でさえ，見てもそこがどこであるかわからなくなり(環境失認)[94]，そのために道に

迷うと訴える．地理的方向づけの困難と環境失認とは一緒に起こることが多いが，それぞれ単独でも生じうる．

純粋失読(pure alexia)の患者は，個々の文字，または文字で作られる語(「逐字読み」)の同定が困難になる．「純粋」という語は，読みの障害が失語の症状の一部ではないことを表す．失読の程度は文字の字形によることがある．その場合はふつう，手書きの文字の読みは，患者自身のものでさえ，はっきり印刷された文字や語の読みより障害が強い．傍中心視野の欠損や半側空間無視による難読[95]の患者と対照的に，失読の患者は単語を縦に呈示しても成績が良くならない．

2．自然回復

視覚性失認からの自然回復に関する報告はわずかしかない．Adler(1944, 1950)は一酸化炭素中毒のために視覚性失認となった患者[96]が5年後もごくわずかの回復しか示さなかったことを報告した．約40年後，この患者にはSparrとJay, Drislane, Venna(1991)によって再び詳細な検査が行われた．視覚性失認は，視覚性物体失認，相貌失認，失読，視覚的イメージの障害を含め，依然として存在した．さらに，視空間的方向づけの障害もみられた．Sparrらは，一酸化炭素中毒による複雑な視覚障害の予後がきわめて不良なことを指摘した．Kertesz(1979)は，自動車事故で外傷性の脳損傷を受けた視覚失認患者[97]について，フォローアップのデータを示した．視覚性失認は10年以上たっても有意の改善なく続いていた．WilsonとDavidoff(1993)は，事故で重症の頭部外傷によって視覚失認となった患者[98]を10年後に再検査した．彼らの患者の視覚性失認は，実物では回復しており，他の種類の視覚刺激(物品や顔の写真，文字)の同定でも幾分改善していたBruyerらは，相貌失認の患者で12カ月の観察期間，回復が見られなかったことを報告している．

3. 治療

　視覚性失認の患者に初めて治療を行ったのは Poppelreuter(1917/1990) である．彼の訓練法は，主として，ある対象に特有か固有でさえある特徴を患者に教え，それらの特徴を利用できるようにすることに基づいていた．Poppelreuter は視覚性失認例6名のうち，3名に何らかの改善を認めた．

　視覚認知が困難な患者は，もちろん文脈中の情報や非視覚的な手がかりを物品や顔，建物や場所に利用するよう，他人にアドバイスされていることもあるし，自ら用いていることもある．にもかかわらず，特定の練習によって視覚性失認を軽減することができるかどうか，この目標を達成するにはどの訓練手続きが役に立つのかを知ることは，興味深いことではなかろうか．

　視覚による同定や認識の元になる機能や過程を改善するために，われわれは Poppelreuter が用いたのと似た訓練方法を考案した．誤りのない学習[99]が誤りのある学習よりすぐれているという実験(Sidman & Stoddard, 1967 ; Wilson, Baddeley, Evans, & Shiel, 1994 ; Wilson & Evans, 1996)に基づいて，色の弁別訓練(p.123参照)のときと同様，推測をさせず，正しい反応のみを許す治療法を採用した．ここで紹介する2人の患者[100]は，1人(患者1)が両側後頭側頭葉の梗塞で，もう1人(患者2；p.121の患者2と同一人物)が重度の低酸素をともなう閉鎖性の頭部外傷で，視覚失認となった．どちらの患者も左の同名性半盲があり，回避は患者1が中心から3°，患者2が2°であった．どちらの患者も視力は1.0で，目のかすみを訴えることもなく，空間周波数ごとのコントラスト感度は正常だった．患者2には大脳性色弱もあった．視覚性失認は患者1では15週，患者2では22カ月，はっきりした改善なしに続いていた．どちらの患者も，程度の差はあるが，物品，顔，文字などすべてのタイプの視覚対象で認知が障害されていた(表6-1)．顔については，見慣れた顔の認識が著しく障害されているだけでなく，性や年齢の判断も困難だった[101]．表情の同定は保たれてい

表 6-1 視覚性失認患者 2 名の視覚対象同定成績
(眼球運動による走査と,視覚的方向づけの練習前後において,正しく同定できた項目の数.詳細は本文参照)

対象の カテゴリー	各カテゴリー の項目数	患者 1		患者 2	
		練習前	練習後	練習前	練習後
食べ物	30	3	4	5	4
衛生用具	20	2	4	1	3
衣類と靴	30	1	3	2	2
動物	30	1	3	2	4
有名人の顔	20	0	0	0	0
なじみの顔	10	0	3	0	0
文字	20	3	3	0	0
光景	30	0	2	0	1

た.患者 2 で軽度の言語性記憶の問題があったことを除き,両患者にその他の認知障害はみられなかった.図 6-1 に,点の配列,光景および顔を見ているときの健常対照者の眼球運動記録を示す.図 6-2 は,視覚性失認患者 2 人の眼球運動である.患者が点の配列を走査するときの眼球運動の特徴は,視覚による方向づけの障害と走査時間の延長である.顔を走査するときの眼球運動はさらに障害されており,患者は顔について正しく報告することができなかった.患者 1 は若い男性の顔(図 6-1d)を「肌の黒っぽい若い女の子」だと言い,患者 2 は「中年の女性」だと言った.どちらの患者も図 6-1e の 2 つの顔が同一人物のものだと判断するのがきわめて困難だった.

はじめに,視覚対象の同定のために必要な前提条件を改善する試みとして,眼球運動による走査の訓練(方法は p.46 と p.72 を参照)を行った.どちらの患者も同名性半盲と視覚による方向づけの障害があったからである.両者とも有効な眼球運動による代償を獲得した(図 6-3 参照)が,それによって視覚的な同定や認識が改善することはなかった(表 6-1).患者 2 は,対象を同定するのによく色を利用するにもかかわらず,色の認知に重

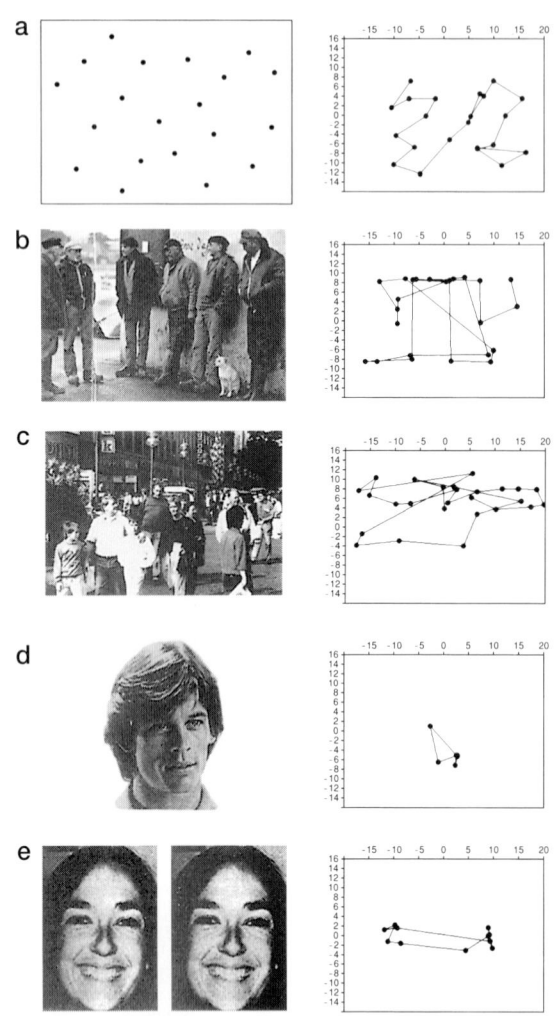

図 6-1 健常男性の眼球運動による走査パターン〔呈示した視覚刺激（a：点の配列，b：漁師と犬，c：買い物広場，d：若い男性の顔，e：同一の中年女性の顔2つ），および20個の点(a)を正しく報告し，それぞれの視覚刺激を正しく同定した〕

走査時間は a：8.5秒，b：11.7秒，c：10.9秒，d：2.6秒，e：4.6秒．横軸：刺激の水平方向の拡がり（単位は°；0は正中，負の値は左，正の値は右を表す），縦：垂直方向の拡がり（0は正中，負の値は下，正の値は上を表す）．点は固視の位置を示す．

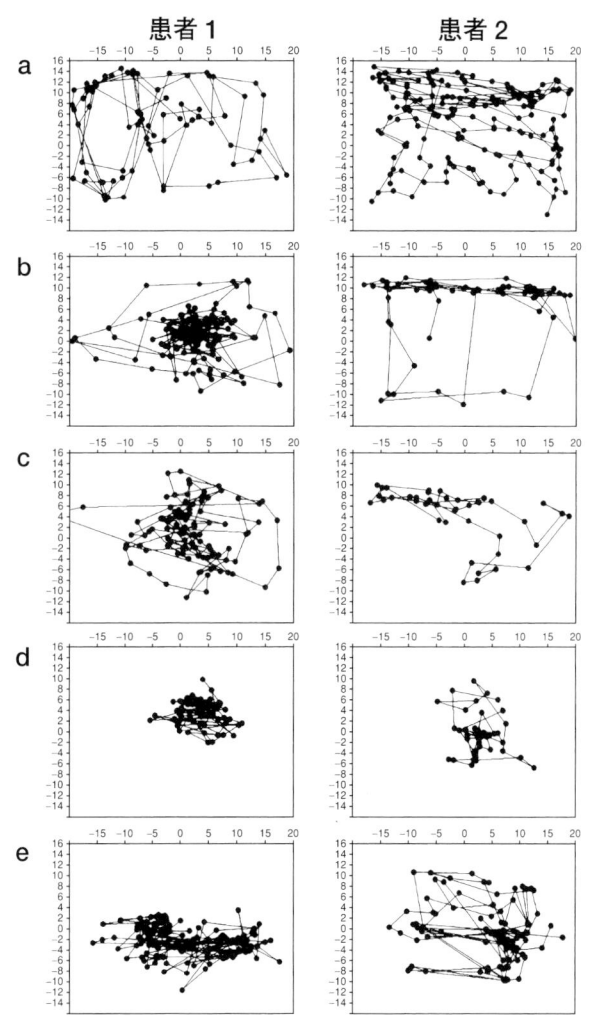

図 6-2 視覚性失認患者 2 人（患者 1，患者 2）の眼球運動による走査パターン
〔点の配列（a），光景（b, c），1 つの顔（d），同一の顔 2 つ（e）の走査記録〕

走査時間は，患者 1：a：32.4 秒，b：60.3 秒，c：42.4 秒，d：30.8 秒，e：91.3 秒．患者 2：a：58.1 秒，b：40.2 秒，c：25.9 秒，d：19.1 秒，e：44.1 秒．呈示した視覚刺激は図 6-1 と同様．2 人ともときには正確に点（a）や 2 つの光景（b, c）中の項目を報告できたが，（d）の顔（患者 1 は「男性かもしれない」，患者 2 は「若い女性」）や（e）の 2 つの顔（患者 1 は「たぶん 2 人姉妹」，患者 2 は「2 人の違う女性」）は同定できなかった．詳細は図 6-1 参照．

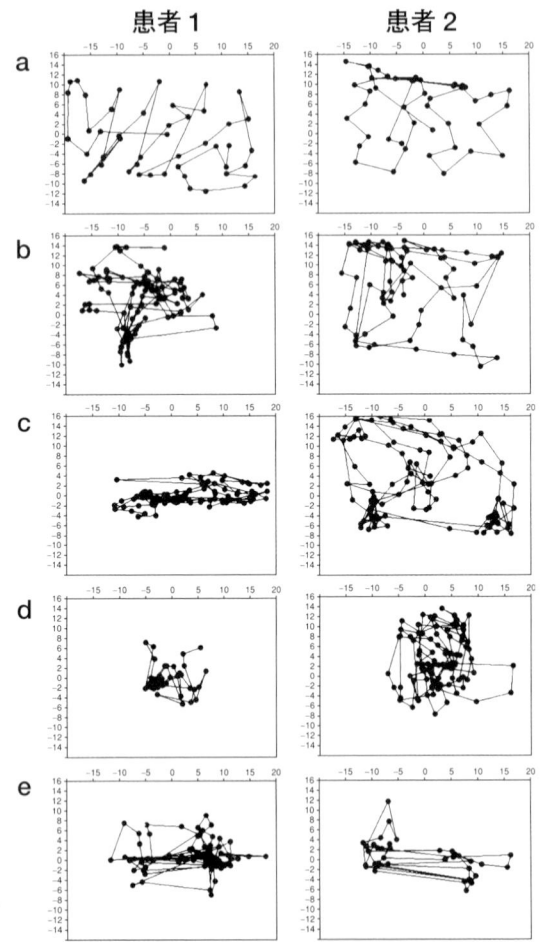

図 6-3 視覚的走査の練習後における視覚性失認患者 2 人(図 6-2 の患者 1, 患者 2)の眼球運動走査パターン〔点の配列(a), 光景(b, c), 1 つの顔(d), 同一の顔 2 つ(e)の走査記録〕

呈示した視覚刺激は図 6-1 と同様. この時点では, 2 人とも点の数も(b)や(c)の光景中の項目も正しく答えられた. 一方, どちらの患者も確信をもって(d)の顔を同定することができず, (e)の 2 つの顔が同一であることがわからなかった. 走査時間は, 患者 1：a：27.2 秒, b：56.1 秒, c：39.7 秒, d：36.3 秒, e：31.4 秒, 患者 2：a：16.1 秒, b：32.2 秒, c：42.7 秒, d：36.1 秒, e：25.9 秒. 点の配列に対しては走査時間の短縮がみられるが, 光景や顔の走査時間は多かれ少なかれほぼ同様である点に注目. 詳細は図 6-1 参照.

度の障害があったので，この患者に対しては，次に色について集中的な練習を行った．典型的な混同は，たとえばリンゴとミカンや，チーズとバターの間で起こった．正確に同定を行うには，どちらも形や大きさが似すぎていた．色の区別の改善が得られた後(p.126，図4-4参照)，2人の患者に対して視覚による同定や認識を改善するために，対象の特徴を選んで利用する練習を開始した．視覚的同定や認識の誤りを詳細に分析すると(表6-2)，2人とも種々の特徴を無視して1つの特徴しか利用しなかったり，本当に問題の対象に特有ではない特徴を選んでしまったりしていることがわかった．たとえば，緑色の丸い果物を見せられると，患者2はいつもそれを「リンゴ」だと「同定」した．これは，ある意味では正しいのだが，この世には(熟していない)緑のトマトも，緑の洋ナシも，緑のピーマンもある．この患者はまた，黄色い液体はすべて「ビール」と呼び，ミカンやパイナップルなど果物のジュースも同じ色であることは考慮しなかった．似たような誤りが顔に対してもみられた．患者はおもに髪の長さを，男女を区別する本質的な特徴として用いた．しかし，男性も髪が長いことがあり女性も髪を短く切っていることがあるので，性を間違いなく区別する役には立たない．もちろん，特徴の選択の誤りと見落としを別々のタイプの誤りとみなすことは，原理的に不可能である．彼らは，必ずしも対象に(最も)特有な特徴とは限らないたった1つの特徴を選んでしまう．他の特徴も判断材料にすべきなのだが，それをしないと視覚による同定をしょっちゅう誤ってしまう．失われているのは，もっともらしさや経験から引き出される情報に基づいて，特徴の選択を監視し，同定の結果を制御するための認知過程だった．そこで，練習の第3段階では，視覚対象の特徴を選ぶこと，選んだ諸特徴を正しい同定に役立つかどうかという観点からチェックすること，そして最後に同定の結果が正しいか，部分的に正しいか，誤っているかという点に関してフィードバックを用いてただちに吟味すること，の3点を集中的に教示した．たとえば，赤いトマトのカラー写真を見せられたとき，「赤いトマト」と答えれば正しい答えだし，「赤くて丸い果物」は部分的に正しい答え，「リンゴ」や「小さな赤いボール」は誤りに当たるだろう．

表6-3に，治療計画と各段階における施行数を示した．先に表6-1で

表 6-2　視覚性失認 2 症例(患者 1, 患者 2)の誤りの型と頻度(表 6-1 参照)

項目	反応 患者 1	反応 患者 2
「全体的」特徴		
りんご		赤っぽいボール
手紙		垂直に立った板
(四角い)鏡	白い現代的な家	
カメラ	テレビ	洗濯器
きいちご	赤いりんご	
チョコレート		暗い色のレンガをつないだもの
じゃがいも		大きくて汚れた石
スライスしたパン	サンダル	
犬	牛	大きな動物
バナナ	黄色っぽい木	黄色い葦
「局所的」特徴		
(木製の柄の付いた)ナイフ	木片	金属の鏡
腕時計	黒いひもが 2 つ	何か書いてある
じゃがいも	沢山の土くれ	
ごはん		小さな白いボタン
自転車	ボールが 2 つ	
ネクタイ	色のついた模様	
スイスチーズ		壁に穴があいている
馬	ライオン	
誤りの型別頻度(100 項目中)		
「全体的」誤り	36%	26%
「局所的」誤り	48%	62%
両者の混合	16%	12%

示した物品を練習の前後に用いて,練習と般化の効果を評価した.典型的には,毎日各 45 分,2～4 セットの練習を施行した.それぞれ 15～20 刺激からなるブロックの形で,時間に制限を設けず,物品や顔の写真を呈示した.患者には,まず物品全体を点検し,見つけた特徴をすべて述べるよ

表 6-3 視覚性失認 2 症例（患者 1，患者 2）の治療計画（誤りなき同定と認識の学習）

	試行数	
	患者 1	患者 2
対象のカテゴリー		
食べ物（50 項目）		
衣類と靴（50 項目）		
動物（40 項目）		
練習手順		
情報処理：		
対象の特徴を完全に述べる	1,630	2,040
情報の選択：		
その対象に特有の特徴を選ぶ	1,440	3,024
「仮説検証」：		
視覚による同定を監督，制御する認識手続きを開発，使用する	1,620	3,860

表 6-4 視覚性失認患者 2 名における視覚対象同定成績の改善

〔視覚情報の処理，選択，認知的制御の練習前後における，視覚同定の正答数（表 6-3 参照）〕

対象のカテゴリー	カテゴリーごとの項目数	患者 1		患者 2	
		練習前	練習後	練習前	練習後
食べ物	30	4	22	4	19
衛生用具	20	4	14	1	9
衣類と靴	30	3	18	2	21
動物	30	3	18	2	14
有名人の顔	20	0	2	0	0
なじみの顔	10	3	5	0	1
文字	20	3	5	0	2
光景	30	0	17	0	13

うに教示した．次に，その物品に最も特有と思われる(諸)特徴を選び，選択の結果をチェックし，最後に物品を同定するよう指示した．視覚的同定のための系統だった手順を身につけるため，また，反応が性急なものとならないように，いつも上記の手順に従うよう要求した．**表 6-4** に練習後の結果を示した．練習した種類の物品での成績向上に加え，文字や見慣れた顔を除く，他種の物品へも何らかの般化がみられた．同定過程の改善は，少なくとも部分的には，物品や顔の眼球運動による探索の改善を伴っていた(**図 6-4**)．

　文字や見慣れた顔の同定には改善が認められなかったので，引き続いてこれらの刺激に関する特別な練習を行った．文字の練習は，まず初めに見た目が全く違う大文字の対(たとえば I と O や，A と D)で，次により似ているがまだはっきりと区別できる文字(たとえば I と H，B と D)で行った．最後に，1 つの特徴のみが異なる文字対(I と T，O と C)を使用した．すべての文字と，1〜10 の数字について集中的な練習(各文字につき約 40〜60 施行)をした後に，どの文字についても同定のはっきりした改善がみられたが，認識の正確さは文字の組み合わせごとに異なっていた(**表 6-5**)．興味深くまた驚くべきことには，患者達は個々の文字の同定に改善を示した後では，ゆっくりと幾分ためらいながらではあったが，単語全体も正しく読めるようになっていた．さらに練習をしなくても個々の文字を単語に統合することができたのだから，これは，彼らが失読でなかったこと，少なくともその重症型のあるタイプではなかったということを示している．

　同様の方法を，患者が顔の特徴を区別し利用する能力を改善させるためにも用いた．この練習は，どちらの患者に対しても効果をあげた．効果は，(年齢，性，表情などに対する)反応の正しさ(**表 6-6**)という点にも，眼球運動の正確さ(**図 6-4** と**表 6-7**)という点にもみられた．このころ患者 1 が退院し，自宅で言語療法士による読みの練習が続けられた．患者 2 には，引き続いてタキストスコープを用いてモニター上に表示された単語を読む練習(p.96 参照)を行った．追加した 30 セッションの練習の後，患者 2 はより流暢に読めるようになったが，音読成績(55 文字/分)はまだ明らかに同年齢の健常対照者の平均(148〜186 文字/分)を下回っていた．音読時の眼球運動も改善し，練習前より規則的になった(**図 6-5**)．

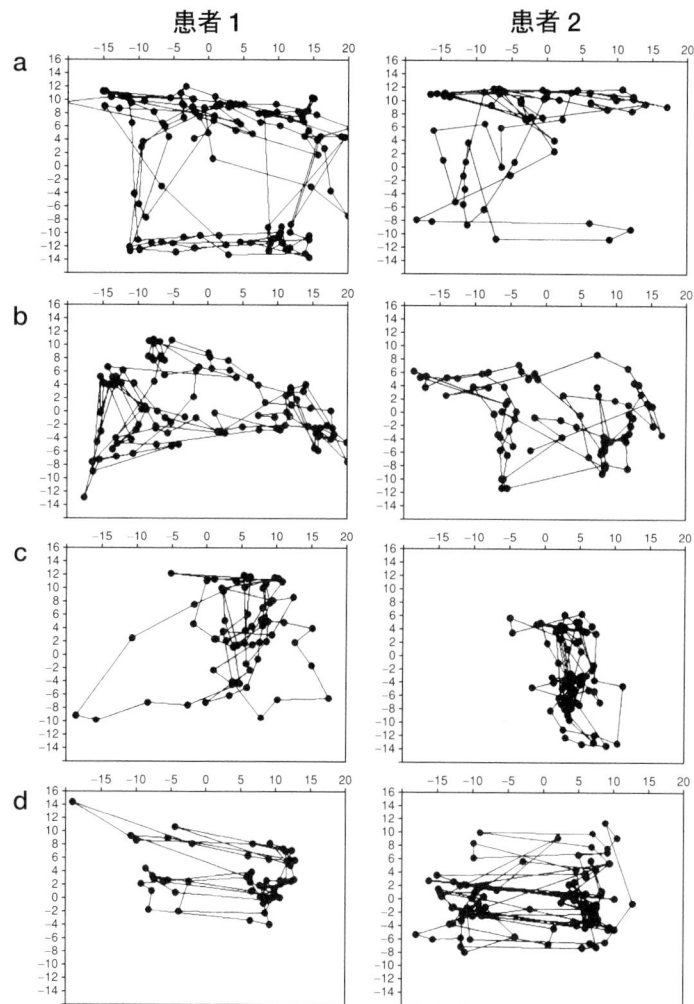

図 6-4 視覚刺激の特徴を選択，同定する練習後，視覚性失認 2 症例（患者 1，患者 2）の眼球運動パターン〔光景(a, b)，1 人(c)および 2 人(d)の顔の走査記録〕

　図 6-1 と同様の写真．どちらの患者も 2 つの光景(a, b)の中の項目を正しく報告でき，さらに今回は(c)や(d)の顔も正しく同定できた．走査時間：患者 1：a：45.7 秒，b：45.4 秒，c：30.3 秒，d：22.9 秒：患者 2：a：27.5 秒，b：42.1 秒，c：31.0 秒，d：51.1 秒．どちらの患者でも，視覚による同定の改善が走査時間の増加をともなっていることに注意（図 6-3 と比較せよ）．詳細は図 6-1 参照．

第6章　視覚性失認

表6-5　視覚性失認2症例（患者1，患者2）における文字同定の練習：治療法と結果

	試行数		結果（正答率%）			
			患者1		患者2	
	患者1	患者2	練習前	練習後	練習前	練習後
練習手順						
弁別と同定：						
類似性の低い文字同士（例：IとO）	980	1,660				
幾分類似した文字同士（例：IとT）	1,160	2,140				
類似性の高い文字同士（例：EとF）	740	1,540				
結果						
文字のカテゴリー（各カテゴリーごと50項目）						
低類似			8	6	4	82
中等度類似			2	52	0	72
高類似			0	32	0	56

　最後に，患者2の見慣れた顔の視覚的な認識と新しい顔の学習を改善しようとした．そのためにわれわれは，顔の特徴を正しく選び，物品の同定のときと同じ手順で顔を識別する練習を行わせた．練習により視覚による顔の（年齢，性，表情などに関する）区別は向上したが，馴染みのある顔が誰かという認識は向上しなかった（表6-6）．たとえば，いまや彼は自分の父親を見ただけで確認できることが多いが，そのわけは，父親を同定するときの特徴として頭がはげている点を利用することを学習したからである．もし，彼が本当に顔だけを見せられたなら，父を認知することはできないであろう．われわれは，よく見慣れた顔とそれぞれの名前とを両方向性（顔から名前，名前から顔）に連合させる訓練を行った．刺激としては，家族と親しい友人の顔写真10枚と彼らの名前を用いた．

表 6-6 視覚性失認 2 症例（患者 1，患者 2）における見慣れない顔の弁別と同定の練習：治療法と結果

	試行数		結果（正答率%）			
			患者 1		患者 2	
	患者 1	患者 2	練習前	練習後	練習前	練習後
練習手順						
弁別と同定：						
年齢（子供，青年，中年，老年）	260	580				
性（女性，男性）	160	440				
表情（悲しみ，幸福，中立）	120	180				
結果						
カテゴリー（各カテゴリーごと30項目）						
年齢			53	87	20	73
性			60	97	37	80
表情			63	97	70	93
なじみの顔（10項目）			5	9	1	2

　100試行（各顔につき10試行）の結果いくらかは向上がみられたが，非常に有望といえるようなものではなかった（**表6-8**）．顔に関する3週間の練習期間，よく見慣れた顔を認識するのに視覚だけを用いたり，少なくとも視覚を主に用いたりするよう患者を説得することができなかったことは重要である．彼は依然として，即座に正しく家族や友人を認識させてくれる声に頼り，文脈を利用していた．聴覚や，いまやさらに有効なものとなった文脈の視覚情報を，重度に障害された見慣れた顔の認識や新しい顔の学習の代用とするのがうまくいっていたことは，コスト（長期にわたる大変な訓練）と，結果（「有意の」，しかし行動上はあまり意味のない改善）のバランスが，リハビリテーションの方法を計画するにあたって考慮すべき重要なポイントとなることの好例である．視覚性失認の患者はきわめて複雑な活動

表 6-7 視覚性失認 2 症例(患者 1, 患者 2)の眼球運動の変数
〔治療前(A), 眼球運動による走査の練習後(B), 対象特徴の選択と統合の練習後(C)〕

	固視数	固視の繰り返し率(%)	固視持続(秒)	衝動性眼球運動の振幅(°)
患者 1(A)				
点の配列	79	36.7	0.20	4.5
光景 1	139	62.2	0.32	3.7
光景 2	103	49.5	0.30	4.1
顔 1	67	70.1	0.26	4.1
顔 2	149	69.8	0.30	3.2
患者 1(B)				
点の配列	47	14.9	0.26	6.6
光景 1	95	55.8	0.40	3.9
光景 2	92	66.3	0.31	3.1
顔 1	43	60.5	0.40	3.5
顔 2	81	58.0	0.30	3.7
患者 1(C)				
光景 1	69	30.9	0.26	5.5
光景 2	73	34.7	0.28	4.9
顔 1	64	40.6	0.30	4.9
顔 2	52	46.2	0.26	4.7
患者 2(A)				
点の配列	165	46.1	0.26	3.8
光景 1	66	46.1	0.33	5.9
光景 2	42	35.7	0.32	4.1
顔 1	45	46.7	0.22	4.1
顔 2	97	54.6	0.24	4.7
患者 2(B)				
点の配列	45	20.0	0.36	5.0
光景 1	73	44.2	0.30	4.2
光景 2	108	44.4	0.30	3.9
顔 1	55	53.7	0.28	4.1
顔 2	88	52.6	0.25	4.2
患者 2(C)				
光景 1	51	31.4	0.24	6.5
光景 2	73	33.8	0.28	4.8
顔 1	79	36.4	0.28	3.5
顔 2	69	33.5	0.26	4.8
健常者				
点の配列	22	13.6	0.24	5.6
光景 1	23	21.7	0.26	6.9
光景 2	29	31.0	0.26	7.3
顔 1	6	0	0.22	4.6
顔 2	10	0	0.28	6.3

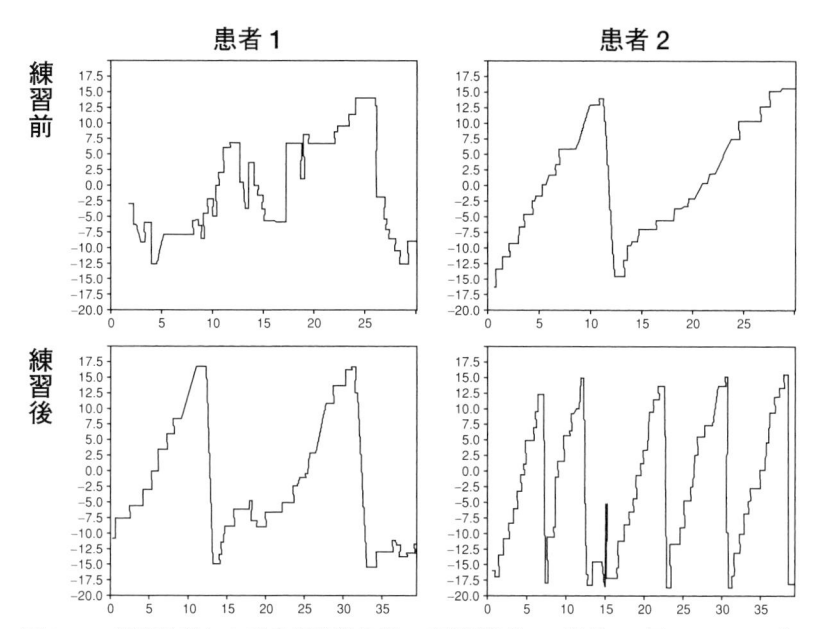

図 6-5　練習前後における視覚性失認 2 症例(患者 1，患者 2；図 6-2～6-4 と同一)の，読みの眼球運動

　読みの成績：患者 1：前：7 語/分；後：18 語/分；患者 2：前：24 語/分；後：47 語/分．練習後には，特に患者 2 において，読みに際しての整った眼球運動が再び現れたことに注意．横軸：記録時間(秒)．縦軸：行の水平方向の広がり(°)．0＝正中，負の値は左，正の値は右．

を行う能力を，視覚的-認識機能が改善しなくても，文脈情報や非視覚的な手がかりを非常に有効に用いて，取り戻すことがあるのだ．

　患者には，退院後も獲得した視覚による同定能力を使い続けるように指導した．6 カ月後，物品や顔，光景の同定や読字にはさらに改善がみられた(表 6-9)．しかし，患者 2 には依然として重度の相貌失認が認められた．

　ここに示したデータは予備的観察の性質をもつものに過ぎないが，結論として，視覚失認の患者はうまく治療できる可能性があるといえよう．他の複雑な視覚機能障害の場合と同様，はじめに損なわれた視覚機能だけでなく残された視覚機能を評価し，その後に治療計画を「低いレベル」の

表 6-8 視覚性失認症例(患者2)の見慣れた顔の同定, 呼称練習：治療手順と結果

(弁別課題は各カテゴリー55回, 同定課題は各カテゴリー30回)

	試行数	結果(正答率%)	
		練習前	練習後
練習手順*			
2つの顔の弁別	600		
顔の同定(命名を含む)	140(各顔)		
弁別		66	96
同定			
自分の顔		13	17
母親		13	23
父親		20	53
おば		7	27
おじ		13	30

*刺激は, 患者自身の顔, 父母の顔, 最も近いおじとおばの顔.

視覚的能力の改善から開始することが有用に思われる．次に助けとなるのは，たとえばある種の視覚対象に有効な特徴選択を他の種類の対象へも利用できるようにするといった，治療効果の汎化である．これに成功すれば，汎化は必要な練習の量をおおいに減少させる．しかし，汎化が有効か否かは個々の症例ごとに確かめなければならない．視覚的認識はモジュール[102]の形で組織化されているという証拠(Gainotti, Silveri, Daniele & Giustolisi, 1995 ; McCarthy & Warrington, 1988 ; Powell & Davidoff, 1995 ; Small, Hart, Nguyen & Gordon, 1995)があるが，視覚認知能力同士の関連や乖離についてはわかっていないことが多い．Wapner, Judd と Gardner (1978)が報告した視覚失認の画家が良い例である．この患者は，視覚認識の重度の障害が続いているにもかかわらず，発病前の作品同様の特徴をもつ絵を描く能力を獲得した．したがって，視覚-認知的能力の回復に関する証拠をさらに検索することは，視覚的な知識を含むより複雑な視覚機能の脳機構について重要な洞察を提供してくれる可能性がある．

最後に，複雑な視覚機能については特に，検査成績で評価される改善

表6-9 視覚性失認2症例(患者1, 2)のフォローアップ(治療6カ月後)

	対象 (正答率%)	なじみの顔	光景 (正答率%)	読み (語/分)
患者1				
治療直後	65.5	9	56.7	11
フォローアップ時	86.0	10	90.0	69
患者2				
治療直後	57.3	2	43.3	55
フォローアップ時	70.9	3	53.3	113

　視覚による物品認知(4種の物品から10個ずつ選択．表6-4参照；n=40)，見慣れた顔の認識(n=10)，光景の同定(n=30)，読み(語/分)．

とその改善の「生態学的な」価値，すなわち日常生活において視覚的困難を軽減させる度合いとを区別する必要がある．われわれの2症例においては，物品の(視覚的特徴に基づいた)視覚的弁別や認知は，視覚的な不自由を明らかに減少させる形で改善しえたので，この改善には「生態学的な」価値があった．一方，患者2では練習で視覚による顔の弁別が改善されたが，見慣れた顔の認識に有利には働かなかった．つまり，視覚による顔認識検査の得点上昇は，もし「生態学的」価値があったとしても，低い価値しかもたなかったということになる．

第7章

中心暗点

中心暗点[103]のある患者は，中心暗点の大きさや随伴する視覚障害に応じて，さまざまな視覚的障害を起こす．視野の中心部の消失や減衰は，コントラスト感度[104]や視力，読字，および形態や物品，顔の知覚に程度の差はあれ重度の障害を起こすことが多い．中心窩の視覚の相対的な，あるいは完全な喪失は，正しい注視や真正面方向を判断するために参照点となる視野の中心から，目印がなくなってしまったことも意味する．その結果，視覚刺激に対して正確に目を向けることや，1つの対象から他の対象へ正確に視線を移動させること，光景や顔を適切に走査すること，文を読むときに適切に眼球運動を誘導することができなくなる．さらに，刺激の全体を見ることもできなくなる．ある対象をより良く知覚するために注視点を他へ移動させると，かえって行き先を見失ってしまうかもしれないのだ．「ものや人をまっすぐ見ると，もうそこにはないので見ることができないし，たとえ視線を動かしたとしても何も見つけることができない」と，ある患者は表現している．室内やいろいろな場所で方向を見定めるのがとても困難になり，単語や光景を走査するときには「完全に迷ってしまう」と言う．われわれの経験では，中心暗点のある患者はたいてい自分の著しいハンディキャップを自覚している．

中心暗点の回復についての系統的な研究もないし，これらの患者にみられる種々の障害を軽減することのできる系統的な治療も知られていない．視交叉より後ろの損傷による中心暗点患者の自然回復は，どちらかというと限られたもののようである（Teuber et al., 1960；Walsh & Hoyt, 1969）．例外は多発性硬化症[105]による中心暗点の患者である．その中心暗点は，部分的あるいは完全に回復することさえある．しかし，その視覚障害は視交叉より前の病変によるものが多い（たとえばSlamovits, Rosen, Cheng & Striph, 1991）．

有効な治療を考えるに際して中心的な問題となるのは，視覚による形や対象物の知覚の障害が一次的なものか，それとも，視覚による定位や視覚による眼球（や手の）運動の誘導を含む，中心窩の視機能の消失や重度の減衰によって起こった二次的なものなのかという点である．

図7-1に6名の患者の視野を図示した．表7-1には，これらの患者にみられた種々の視覚症状をまとめた．両眼での形態視力は3名で0.05，1

名で 0.20 だった．2 名では，どんなタイプの視力も測れなかった．形やモノを見たり字を読んだりする場合，たとえ大きくて単純な形や物，文字を用いても，「粗雑な」印象しか得られなかった．

その結果，視覚による同定は大なり小なり当て推量のレベルに低下していた（表 7-2）．ものや顔を見るとき，患者は全員同じ奇妙な行動をした．暗点と正常視野の境界部が形態視の最もすぐれている場所なので[106]，そ

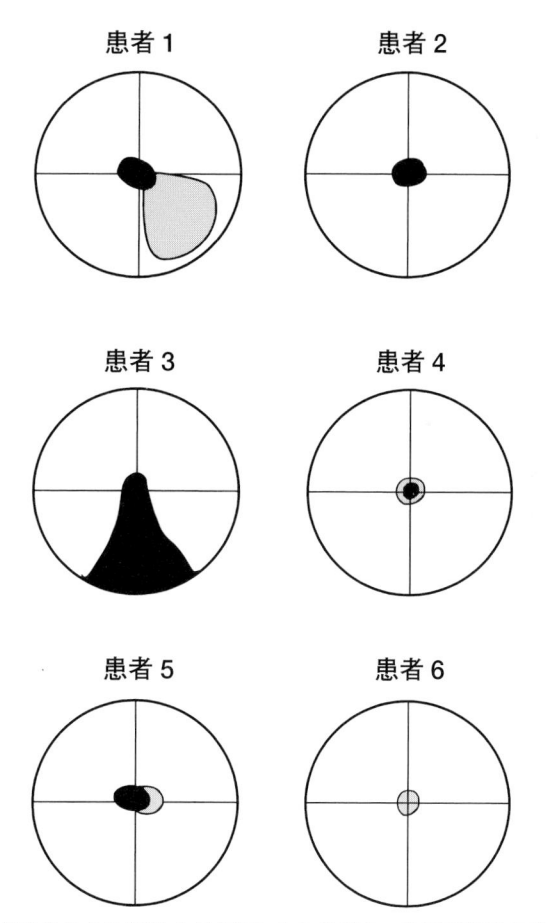

図 7-1 中心暗点のある患者 6 名（表 7-1 の患者 1〜6）の両眼での視野
　黒は絶対的な欠損，灰色は弱視の領域を表す．

表7-1 中心暗点のある患者6名の臨床像(全例，低酸素脳症による)

患者のデータと 視覚症状	患者1	患者2	患者3	患者4	患者5	患者6
年齢(歳)	26	28	48	21	36	19
性別	女	男	女	男	女	女
損傷後の時間(週)	16	9	11	28	52	8
視力	0.05	?	0.05	0.05	?	0.22
「ぼやけて見える」	○	—	○	—	—	○
色覚	(×)	(×)	○	(×)	(×)	(×)
対象視	—	—	(○)	(○)	—	(○)
視空間的方向づけ	—	—	(×)	—	—	○
半側空間無視	×	×	×	×	×	×
注意	(×)	(×)	○	○	○	○
記憶	(×)	(×)	○	(×)	○	○
言語	(×)	○	○	○	○	○
病態失認	×	○	×	×	×	×

○：保たれている，(○)：部分的に保たれている(たとえば，おおまかな形態視は保存)，×：障害，(×)：部分的に障害，—：喪失．視力は両眼視でのSnellen 視力，?：データなし．

このできるだけ近くに対象が来るよう頭を右あるいは左に動かしたのである．この戦略は衝動性眼球運動を記録することで，よりはっきりと示された(図7-2参照)．患者は視覚刺激をまっすぐ注視するのだか，数度ずれてしまい刺激の正しい位置を見つけることができなかった．

このような患者を治療するために，眼球運動の視覚による誘導や，視空間的方向づけと，コントラスト感度や形態弁別，読字を含む中心窩機能からなる特別の練習計画を作成した(表7-3)．患者の視覚的な障害を再調整するための最初の試みとして，衝動性眼球運動による定位の改善をはかった．衝動性眼球運動の定位の練習方法は，視野欠損の患者(p.44参照)や，両側頭頂葉後部の損傷で重度の視空間知覚障害をきたした患者(p.130参照)に用いたのと同じで，おもに固視の正確さの改善を意図したものである．それゆえ，呈示時間は無制限とし，患者がそれを注視したと述べたときにはじめて標的を消した．図7-3に2名の患者(表7-1および図7-1の

表 7-2 中心暗点(視野については図 7-1 参照)のある患者 6 名の視覚による同定成績
形態,顔,文字は白黒で呈示,他の対象はカラー写真で呈示

カテゴリー	患者 1 (正答率%)	患者 2 (正答率%)	患者 3 (正答率%)	患者 4 (正答率%)	患者 5 (正答率%)	患者 6 (正答率%)
形 (n=30)	6.7	3.3	6.7	3.3	0.0	26.7
果物 (n=30)	13.3	6.7	6.7	10.0	3.3	53.3
道具 (n=30)	6.7	3.3	3.3	6.7	0.0	30.0
顔 (n=30)	0.0	6.7	0.0	3.3	0.0	16.7
文字 (n=30)	3.3	3.3	0.0	3.3	6.7	36.7

使用した刺激
幾何図形:円,三角,星型,長方形,菱形,十字(大きさ:3 cm)
果物:りんご,洋なし,バナナ,ぶどう,さくらんぼ,みかん(図全体の大きさ 6~8 cm)
道具:かなづち,スプーン,くし,ナイフ,鉛筆,はさみ(図全体の大きさ 6~8 cm)
顔:男の子,女の子,中年の男性,中年の女性,老年の男性,老年の女性(図全体の大きさ 6~8 cm)
文字:A, C, D, E, S(大きさ:2 cm)

第7章 中心暗点

患者2　　　　　　　　　患者6

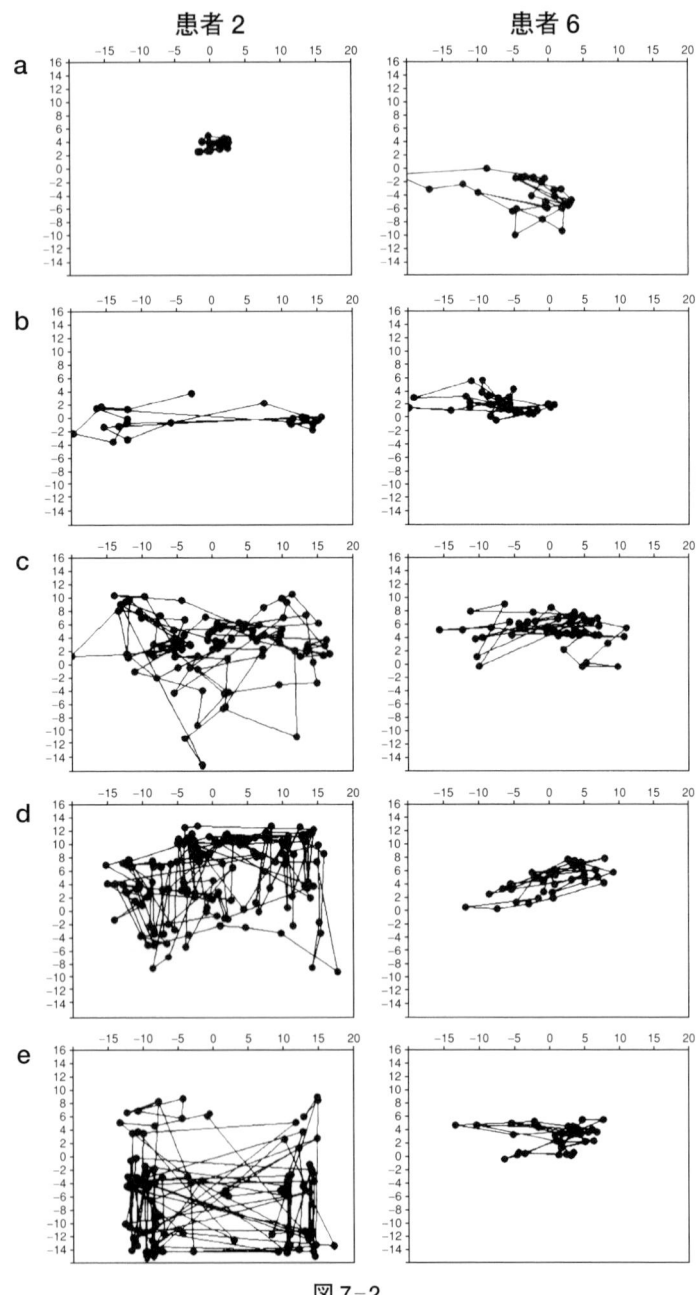

図7-2

表7-3 中心暗点のある患者の視覚障害の治療計画

階段	治療
1	注視と，衝動性眼球運動による定位 　実物品を注視し触る；視野計上の標的を定位する
2	眼球運動による走査(見わたし，視覚による方向づけ) 　大きな対象(直径2.5〜4.3°)を用いた視覚探索課題
3	コントラスト感度と形態弁別 　空間的コントラストの検出；単純な形態の弁別
4	読み(2名の患者にのみ施行) 　タキストスコープにより呈示した単語を読む；文章を読む練習

患者2と患者4)の練習前後の衝動性眼球運動による定位の結果を示した．患者2は900試行の訓練後たいへん正確に標的を注視できるようになったが，患者4は定位の正確さが改善するのに約2倍の試行数(1,720)を要した．**表7-4**に治療後の衝動性眼球運動による定位の正確さの改善を示した．しかし，患者の多くが依然として1.5〜4度の範囲で系統的な定位の誤りを犯した．また，誤りは眼球運動の過小のほうが過大より多かった．どの患者でも，練習後にも視野計測上，暗点の範囲に明らかな変化を認めなかった．

図7-2 中心暗点のある患者2名の眼球運動〔図7-1の患者2と患者6の，注視(a；正中)，自発的衝動性眼球運動(b)，点の配列の走査(c；図6-1a参照)，光景の走査(d；図6-1b参照)，人の顔2つ(e；図6-1e参照)の走査〕

　(a)と(b)の記録時間は30秒．注視のずれの平均は，患者6で3°，患者2で7°．走査時間：患者2：c：63.0秒，d：76.4秒，e：66.2秒；患者6：c：34.5秒，d：31.3秒，e：31.8秒．(c)で，20個のうち患者2は11個，患者6は16個の点を報告．(d)では，7項目のうち患者2は2項目，患者6は4項目を報告．患者6は結局(e)の2つの顔を同定できたが，患者2はできなかった．(a)と(c)〜(e)で，横軸は刺激配列の横の広がり(単位は°；0は正中，負の値は左，正の値は右)，縦軸は縦の広がり(0は正中，負の値は下，正の値は上)を表す．点は固視位置を表す．(b)では，下が左，上が右を表し，横軸が記録時間(秒)，縦軸が衝動性眼球運動の水平方向の振幅(°)(0は正中)を表す．

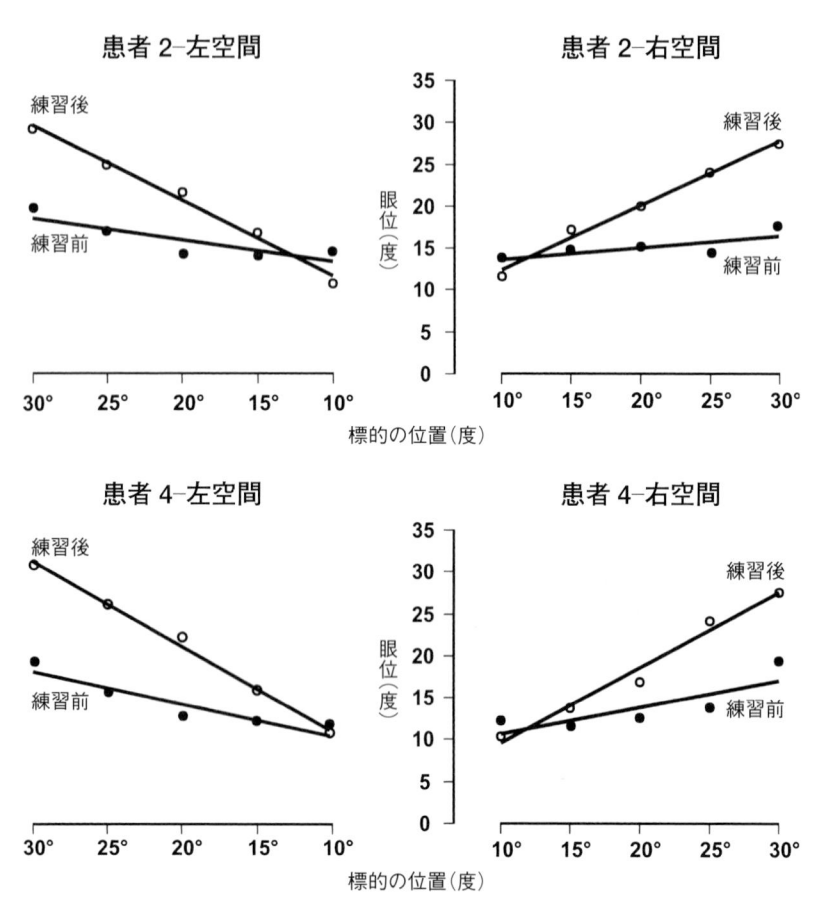

図7-3 練習の前後における，中心暗点のある患者2名(表7-1, 図7-1の患者2と患者6)の左右の半側空間への衝動性眼球運動による定位(各条件10試行の平均)

下が左，上が右を表す．横軸は記録時間(秒)，縦軸は衝動性眼球運動の水平方向の振幅(°)(0は正中)を表す．練習後，標的と眼位の一致度が改善していることに注意．

衝動性眼球運動による定位の改善や，それにともなう，空間内で対象をみつけることの改善にもかかわらず，患者は全員，あいかわらず全体を見ることや視覚によって方向づけを行うことが困難だと語った．そのため，

表 7-4 中心暗点のある患者 6 名における，チュービンゲン視野計を用いた衝動性眼球運動による定位の練習の結果：左右半側空間での標的の位置 (10°，20°，および 30°)からの平均(各位置 10 試行)距離

	左半側空間		右半側空間		
	練習前 平均 (標準偏差)	練習後 平均 (標準偏差)	練習前 平均 (標準偏差)	練習後 平均 (標準偏差)	試行数
患者 1	−5.0(2.2)	−0.9(0.7)	−4.3(2.7)	−1.3(0.9)	1,300
患者 2	−8.5(4.8)	−3.8(2.6)	−6.7(5.9)	−4.1(2.7)	1,600
患者 3	−6.1(3.6)	−1.5(0.4)	+7.1(3.9)	−2.3(1.4)	1,350
患者 4	−6.6(3.2)	−0.4(1.9)	−5.9(3.6)	+0.5(2.1)	1,400
患者 5	−4.3(3.0)	+2.2(1.1)	−5.1(2.6)	+3.1(1.6)	1,300
患者 6	+2.4(0.8)	−0.8(0.3)	−3.1(1.3)	+0.9(0.4)	600
健常対照	−1.1(0.8)		−0.8(0.6)		

＋：行き過ぎ，−：届かない
比較のため，年齢を合わせた健常対象 10 名のデータを載せた．

同名性視野欠損の患者群に対して使用したのと似たような，スライド上に配列された刺激を系統的に走査する訓練(p.59)を続けて行った．しかし，配列する刺激はより少なくし(3〜15 個)，より大きく(直径 2.7°)した．いまだに視力は低下していたので，刺激としては四角，十字と円のみを用いた．患者には，まず初めに全体的な展望が得られるようにし，刺激のある場所を見つけ，それが何かを同定する以前にレーザー・ポインターで指し示すように教示した．非標的刺激(たとえば円)の中にある 1 個の標的(たとえば十字)を見つける課題から開始した．非標的刺激の数を 3 個から 10 個へと段階的に増やし，標的刺激の数も 1 個から 5 個へと増やしていった．反応の指標としては探索時間を用いた．練習後には探索課題でも点の走査課題でも所要時間が明らかに短縮した(表 7-5)．この時間短縮が，おもに全体を見渡すことと視覚的な方向づけの改善によるものだということは，患者 2 名の眼球運動を記録することで明らかとなった(図 7-4 および図 7-5 参照)．練習後には，どちらの患者の眼球運動による走査もずっと系統

表 7-5 中心暗点のある患者 6 名における,（スライドと探索の枠組みを用いた）視覚探索の練習前後の成績　　　　　　　　（視覚探索と走査課題での評価）

	試行数	練習前	練習後
探索課題			
時間(秒)			
患者1	1,620	128.4	45.7
患者2	1,980	216.1	88.4
患者3	1,380	88.9	43.5
患者4	1,460	108.3	27.8
患者5	960	186.2	86.8
患者6	560	62.1	14.8
健常対照($n=30$)		18.7(2.2)	
見落し			
患者1	1,620	13	4
患者2	1,980	14	7
患者3	1,380	11	3
患者4	1,460	8	1
患者5	960	6	2
患者6	560	5	0
健常対照($n=30$)		0	
走査課題			
走査時間(秒)		44.6(28.6〜62.8)	31.3(20.9〜39.7)
固視数		75(56〜123)	55(39〜78)
固視の繰り返し率(%)		49.5(33〜79)	33.5(28〜61)
固視持続(秒)		0.42(0.30〜0.52)	0.33(0.26〜0.36)
衝動性眼球運動の振幅(°)		5.0(4.3〜7.2)	5.5(4.6〜7.6)
報告した点の数		9(3〜18)	17(14〜20)
健常対照(ST；$n=30$)		9.3(0.8)	

探索課題：標的は 15 個，ディストラクターは 5 個
走査課題：点が 20 個
数字は平均値と値の範囲(括弧内)を表す．

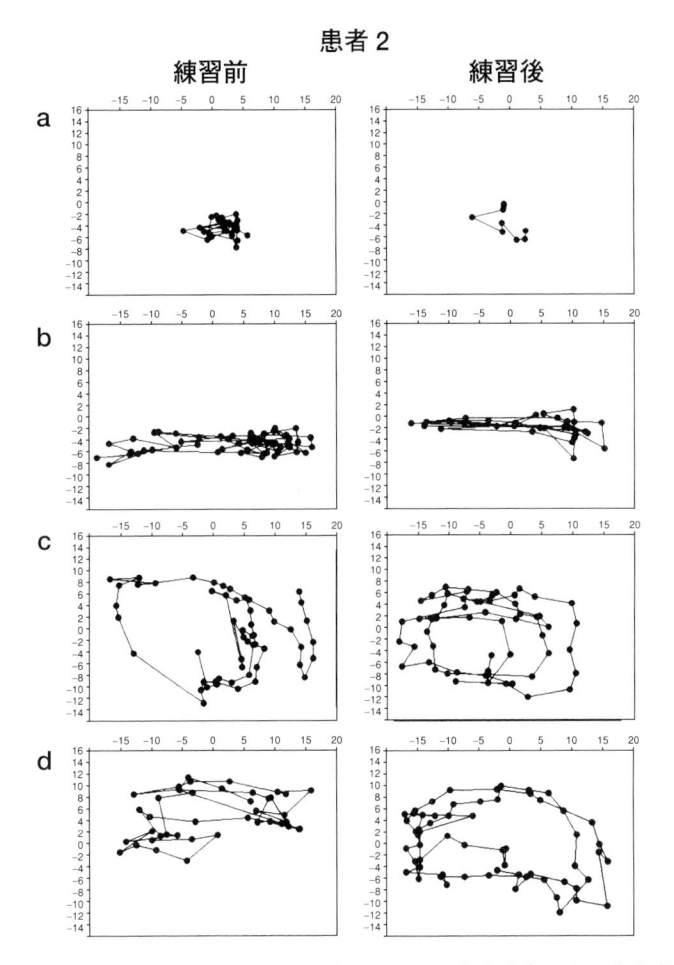

図7-4 眼球運動による走査の練習前後における,中心暗点のある患者(図7-1の患者2)の走査時眼球運動パターン

　a：注視(中心；30秒),b：自発的な水平方向の衝動性眼球運動(20°；30秒),c：点の配列の走査,d：光景の走査(図6-1b参照).患者は練習前に20個の点のうち15個,練習後には20個の点を報告した.dでは練習前に7項目中1項目,練習後には6項目を報告した.走査時間：練習前：c：37.4秒,練習後c：35.9秒；練習前d：24.8秒,練習後d：42.3秒.練習後に,注視と衝動性眼球運動の視覚による誘導が改善(a,b)し,刺激の内容についてより詳細な報告がなされるようになったのにともなって,走査時間が増加したことに注意.さらに詳しくは図7-2参照.

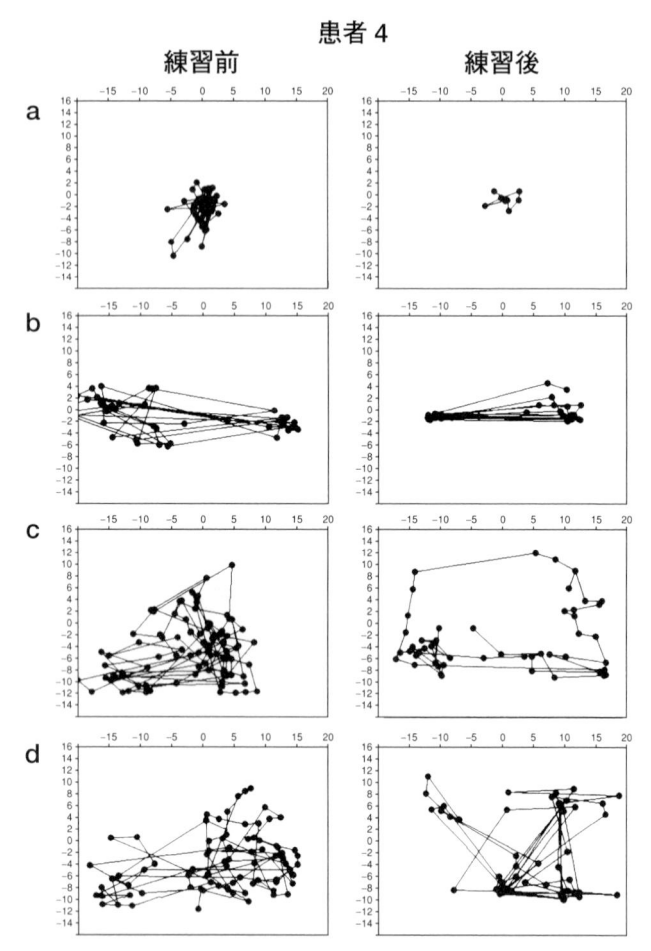

図7-5 眼球運動による走査の練習前後における，中心暗点のある患者（図7-1の患者4）の走査時眼球運動パターン

a：注視（正中；30秒），b：自発的な水平方向の衝動性眼球運動（20°；30秒），c：点の配列の走査，d：光景の走査（図6-1b参照）．患者は，a では練習前に20個の点のうち10個，練習後には16個の点を報告した．d では練習前に7項目中3項目，練習後には5項目を報告した．走査時間：練習前：c：44.9秒，練習後 c：36.0秒；練習前 d：37.5秒，練習後 d：30.1秒．練習後に，注視と衝動性眼球運動の視覚による誘導が改善し(a，b)，走査時間が減少したにもかかわらず，刺激の内容についてより詳細な報告がなされるようになったことに注意．さらに詳しくは図7-2参照．

表 7-6　眼球運動による走査の練習前後における，中心暗点のある患者 6 名の視力，形態視および対象認識
〔視力は両眼視での Snellen 視力で表示；視覚による同定成績は正答率（%；各条件 30 試行；表 7-3 参照）で表示した．患者 6 では，読みの特別な練習の後，視力が改善している〕

	患者 1	患者 2	患者 3	患者 4	患者 5	患者 6
視力						
練習前	0.05	—	0.05	0.05	—	0.22
練習後	0.29	0.22	0.08	0.33	0.07	0.33
形						
練習前	6.7	3.3	6.7	3.3	0.0	26.7
練習後	73.3	70.0	53.3	76.7	20.0	100
果物						
練習前	13.3	6.7	6.7	10.0	3.3	53.3
練習後	70.0	53.3	43.3	90.0	20.0	100
道具						
練習前	6.7	3.3	3.3	6.7	0.0	30.0
練習後	46.7	40.0	30.0	86.7	23.3	93.3
顔						
練習前	0.0	6.7	0.0	3.3	0.0	16.7
練習後	36.7	30.0	16.7	70.0	13.3	86.7
文字						
練習前	3.3	3.3	0.0	3.3	6.7	36.7
練習後	26.7	23.3	13.3	46.7	10.0	70.0

だったものになり，固視や固視の繰り返しが減り，走査に際して視線の移動がより良く組織化されたものになった．

　注視と眼球運動による走査の練習の前後には，視力や形態弁別，モノや文字の視覚による認識も評価した．もしこれらの患者の視覚による弁別や認識が本来は固視や走査の不正確さに起因しているなら，練習後にはもっと上手に行えるようになっているだろうという仮説を確かめるためである．実際，**表 7-6** に示したように，患者ごと，刺激のカテゴリーごとに

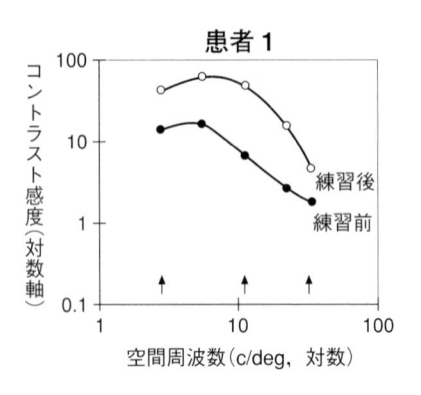

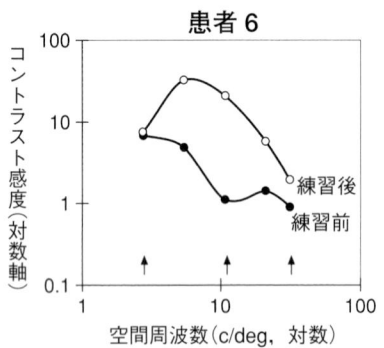

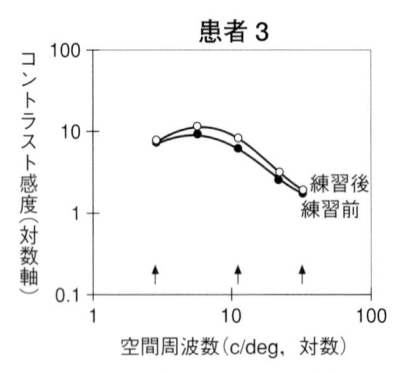

図 7-6 練習前後における，中心暗点のある患者 3 名(図 7-1 の患者 1，患者 3，患者 6)の両眼視でのコントラスト感度

患者 1(1,080 試行後)と患者 6(2,320 試行後)ではコントラスト感度が改善しているが，患者 3 では試行数がもっと多いにもかかわらず改善がないことに注目．対応する健常対象者のデータについては，p.110 の図 3-1 参照．

明らかな程度の差はあるものの，視力，形態視，および物品や顔，文字の認識はいずれも改善した．

3名の患者(表7-1，図7-1の患者1，患者3，患者6)が，コントラスト視の障害(p.108参照)をともなう目の「かすみ」を訴えた．これらの患者たちのコントラスト感度を空間周波数ごとに測定した．コントラスト感度は2名でかなり低下し，1名では中等度低下していた(図7-6)．それゆえ，この3名に特別の練習(評価方法と練習手順はp.111参照)を行うことにした．2名の患者(患者1と患者6；図7-6)で，視力の上昇(練習前のSnellen視力は患者1で0.29，患者2で0.33．訓練後には患者1で0.50，患者2で0.70)をともなうコントラスト感度の改善がみられた．しかし，どちらの患者のコントラスト感度も，健常対照者に比べると(p.110の図3-1と比較せよ)，いまだに低いものであったことは断っておかねばならない．3人目の患者(患者3)では，コントラスト感度にも視力にも変化がなかった．

最後に，Snellen視力がいまや0.33と0.70になった2名の患者(表7-1の患者4と患者6)で読字能力の改善を試みた．はじめに，タキストスコープ(p.96参照)を用い，いろいろな長さの単語(2～5文字；p.96)を1つ呈示，続いて，文を大きな文字(フォントはUnivers，大きさは16ポイント)で印刷したものを用いて練習を行った．患者4では62セット，患者6では36セットの練習の後，どちらの患者の読みも著明に改善した(表7-7)．さらに，どちらの患者も，ある程度は，読みに際して典型的な階段状の眼球運動パターンを再獲得した．しかし，読むスピードは，特に患者4で，依然として低下していた．

日常生活での視覚的障害の再調整に関していえば，機能の改善による中心暗点患者の不自由の減少は，他のタイプの同名性視野欠損患者の場合に比べて少なかった．表7-8に示したように，改善はおもに慣れた環境でだけ達成され，慣れた環境でさえ，椅子や，食卓の上のナイフやフォーク，スプーン，湯飲み，コップ，洋服だんすの衣類，浴室の洗面用具，友人達の中にいる配偶者などを見つけるのが困難なままであった．それにもかかわらず，2名を除く患者の全員が，視覚的な困難がはっきりと減少したと語った．

結論としては，中心暗点のある患者も，探索と眼球運動による走査の系

表 7-7 中心暗点のある患者 2 名（図 7-1 の患者 4 と患者 6）の読みの練習
（手順と結果）

	試行数		結果			
			患者 4		患者 6	
	患者 4	患者 6	練習前	練習後	練習前	練習後
手順						
2～5 文字の単語の読み；タキストスコープによる呈示	2,440	840				
文章の読み（短文と通常の文章；フォントは Univers, 16 ポイント，各 30 分）	62	36				
読みの成績（語/分）			3	77	12	98
健常対照（$n=25$）					174（138～237）	

表 7-8 練習前後における，中心暗点のある患者 6 名の日常生活での困難の報告

	困難ありと答えた患者数	
困難	練習前	練習後
慣れた環境での方向づけ	6	2
見知らぬ環境での方向づけ	6	4
障害物にぶつかる	5	4
物品や光景の視覚による同定	6	3
顔の視覚による同定	6	3
なじみの顔の認識	6	4
読み	6	4

統だった練習により不自由を減らすことが可能だといえよう．幾人かは視力も改善した．しかし，その改善が患者の視覚的障害の軽減に果たした影響は限られたものだったし，治療は難しく，時間がかかり，患者と治療者のいずれにとってもイライラすることの多い課題だったことを述べておく

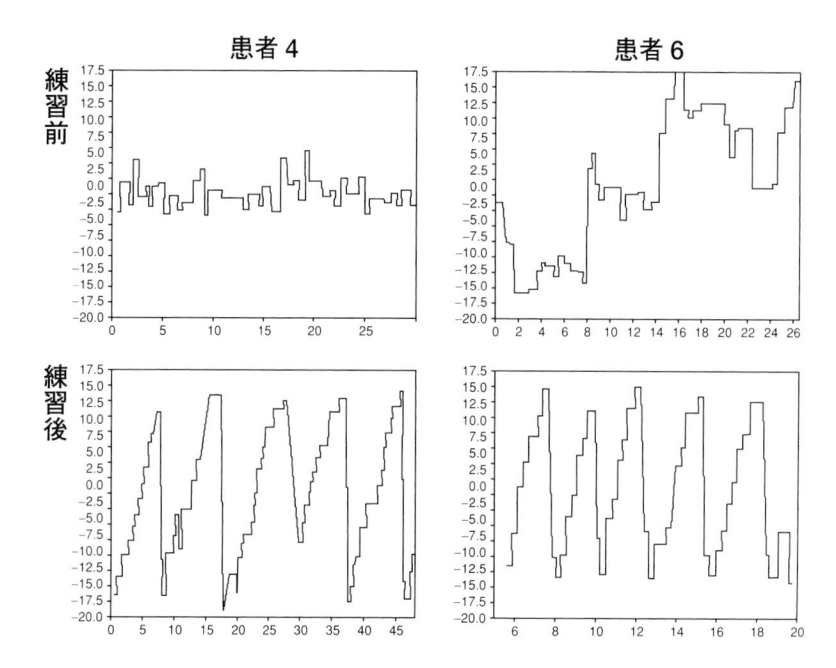

図7-7 練習前後における，中心暗点のある患者2名(図7-1の患者4と患者6)の文を読んでいるときの眼球運動

　練習後に読みに際しての眼球運動パターンが改善していることに注目．横軸：記録時間(秒)，縦軸：視線の水平方向の広がり(°)．0は正中，負の値は左，正の値は右を表す．

のが公平というものであろう．それが，この種の患者には回復の機会がより少ないからなのか，より特殊な方法による練習が必要だったのかという問いに関しては，現時点で確信をもって答えることができない．おそらく，どちらの議論も部分的に正しいのだろう．そうだとしても，このような患者の重い視覚的障害を再調整する試みは奨励されるべきであろう．

付録

付録には，脳損傷による視覚障害の患者の診断法と治療に関するまとめと提案を載せた．脳損傷による種々の視覚障害が疑われる患者を検査する前に，末梢の視覚系にも，たとえば視野欠損や色覚障害などの障害を引き起こす問題がないかを確かめ，眼球運動の異常(たとえば動眼神経麻痺[*])の有無を確認するために，詳細な神経・眼科学的検査を行うのがよい．

練習効果を評価するためには，障害を受けていた視覚機能と他の能力(後述する診断の諸節を参照)のすべてを再検査すべきである．練習前後の比較が，治療の特異的効果(治療対象とした機能のみが改善する)と非特異的効果の区別を可能にする．

練習用に選択する課題の難しさは，開始時における患者の実際の能力(注意，意欲など)に見合ったものでなければならない．

練習開始前に患者と治療者の両者が，治療計画や，練習の個々の段階が最終目標に到達するためにもつ意義について理解していることが，大きな助けになることがある．実際の成績レベルを，適切な形で患者にフィードバックするのもよいだろう．

a．同名性視野障害

1) 診断法

評価は以下のものを含まなければならない．

視野の測定：光，色，および形のある標的の3種を用いた量的視野測定．特に水平軸に沿った，視野の回避の程度の正確な測定

視覚的走査：「並行」条件の探索課題の使用．生活に即した妥当性を目的とするなら大きな画面(たとえば水平に40°，垂直に30°)のものがよい．

---

[*]眼球を動かす6つの筋肉のうち4つを動かす命令を筋肉に伝達する「動眼神経」の障害．

走査成績は，走査時間や探索時間，誤答数(標的の見落とし，標的がないのにあると言う)で決めることができる．患者の走査行動を正当に評価できなくなるので，課題の遂行方法を教えてはならない．

　読み：読みの成績は，複数の行からなる文章を少なくとも1ページ(たとえば1行9〜10語の文章を20行)読んでもらうことで評価できる．大きな文字(たとえばフォントはUniversで12ポイント)を使うとよい．音読を行わせるが，読み方について何も指示してはいけない．読みの成績は，1分間に正しく読めた語数で定義できる．自発的な訂正は許され，その場合誤りとはしないが，音読時間が長くなり読みの成績は低下する．

　数字に関してより困難が強い患者が多いので，数字の読みを別途評価しておくべきである．

2) 追加の診断法

　半側空間無視の疑われる患者では，その評価のため標準的な検査(たとえばHalligan et al., 1991)を施行しておくべきである．

3) 治療

- 視野計やスライド，あるいはモニター画面を用いて，衝動性眼球運動の拡大をはかる．
- 視覚的走査や空間的方向づけの練習として，スライドやモニター画面を用いた視覚的探索課題を行う．難しさを徐々に大きく(要素数の増加，呈示時間の短縮)していく．
- 読みの練習として，タキストスコープにより単語や短文を呈示し，音読させる．難しさを徐々に大きく(語の長さや語数の増加，呈示時間の短縮)していく．

4) コメント

- 患者は，目を動かす前に頭を動かしてはならない．大きな衝動性眼球運動や眼球運動を用いた走査手順の習得を妨げるかもしれないからである．
- 治療計画を立てる際には，大脳後部における損傷の部位と広がりを考

慮する必要がある．後頭頭頂葉に病巣があったり，白質に付加的な病巣があったりする患者は，より多数の練習を必要とすることが多いからである．
- 困難の有無に関する患者本人の報告は必ずしも客観的な検査の結果と相関しないが，視野障害と，その障害に対する自覚の有無とによって生じる，患者の経験の評価に際しては重要である．
- 患者は慣れ親しんだ環境ではわずかしか，あるいはまったく困難を感じないこともあるので，馴染みのある環境と不慣れな環境の両方について，困難がないか詳細に尋ねるのがよいと思われる．

b．空間周波数感度

1）診断法
評価は以下のものを含まなければならない．
- 空間周波数ごとのコントラスト感度の測定
- 視力の測定
- 読みの成績評価（同名性視野障害の項を参照）

2）治療
- 空間周波数ごとのコントラスト感度の練習（たとえば3つの周波数を選んで）

3）コメント
「ぼやけて見える」という訴えはありふれたもので，ふつうなんら特定の診断を示唆するものではない．視交叉後の脳損傷も原因となりうるものの1つである．しかし，たとえば脱髄（視神経炎，多発性硬化症），虚血，炎症，腫瘍，中毒など，視交叉前の実にさまざまな病変も原因となる．中間透光体の混濁や屈折異常もぼやけて見える症状をきたすことがある．視交叉前の障害による症例では，ぼやけて見えるのが片方の眼に限られていることがあるし，両目が障害されている場合でも2つの眼でコントラスト感度の低下のしかたが明らかに異なっていることがある．視交叉後の損傷

による患者では，単眼同士のコントラスト感度の差はそれほど大きくないのがふつうである．ぼやけて見えると訴える患者は，いつも眼科医の診察を受けておく必要がある．

c．色覚

1）診断法
評価は以下のものを含まなければならない．
- 色の付いた標的による視野の測定
- 色弁別（Farnsworth-Munsell 100-hue 検査）
- 特徴的な色のある対象の同定と認識
- 色の呼称

2）治療
- 色の弁別
- 色を対象の同定や認識に利用する．

d．視空間的知覚

1）診断法
評価は以下のものを含まなければならない．
- 空間内における視覚的定位（衝動性眼球運動や固視の正確さだけでなく，視覚にしたがって対象を把握することを含む）
- 長さや，方向，大きさの弁別
- 垂直，水平および真正面（奥行き方向）の軸
- 奥行き知覚（立体視）
- 視覚的構成能力（模写，描画）
- 読み（同名性視野障害の項を参照）

2）治療
- 空間内での視覚的定位の練習（固視，把握）

・長さ，方向，大きさ弁別の練習
・主観的な垂直，水平軸の練習

e．バリント症候群

1) 診断法
評価は以下のものを含まなければならない．
・視野と視界の測定
・注意の範囲と同時的知覚の測定
・(馴染みの，あるいは不慣れな環境での) 視覚的方向づけ
・視覚にしたがった対象把握
・視覚的構成能力
・視覚による対象認識と読み

2) 治療
・衝動性眼球運動の拡大と視覚による定位の練習
・同時視の練習
・刺激配列を段階的に大きくして，注意の範囲を「拡大」する
・視覚的走査と探索の練習
・視覚による方向づけの練習
・光景の点検と読みの練習

3) コメント
・重いバリント症候群の患者は目が見えないと訴え，自分に話しかける人々の位置を聴覚に頼って判断し，馴染んだ環境でも触覚的手がかりを使って道をみつけようとすることがある．したがって，実際に患者に安全と自立を「提供」しているのはどの感覚からの情報なのか，考えに入れておく必要がある．
・視覚情報の利用が改善したら，少なくとも馴染みの環境においては，再獲得した視覚的な方向づけの能力を使うよう，頻回にやさしく「強いる」必要がある．

・場所の記憶が重度に損なわれたり失われたりしている患者は，もはや空間や場所情報を信頼できる形で蓄えることができないので，上記の要求を満たすこともできないことがある．そのような症例では，視覚的走査の改善や注意の範囲の拡大は十分には起こらないかもしれない．

f．視覚的認識

1）診断法
評価は以下のものを含まなければならない．
・視覚による同定や認識に必須の「要素的な」視覚機能や能力（視野，視力，コントラスト感度，色覚，視覚的走査，固視の正確さ）
・物品，顔，文字，数字の視覚による認識
・読み書き

2）治療
・必要な場合，視覚による同定や認識の前提になる「要素的な」視覚機能や能力の改善
・以下を含む，カテゴリー特異的な視覚認識
　　(1) 対象の性質の処理
　　(2) 対象に特有の性質の選択
　　(3) 視覚による同定／認識過程の監視
　　(4) 視覚刺激と固有な記述（名前やラベル）の連合
・失読のある患者では，読みの練習

3）コメント
視覚呼称と視覚による同定や認識の報告が，干渉し合う可能性に配慮が必要である．

g. 中心暗点

1) 診断法
評価は以下のものを含まなければならない.
- 視野の測定
- コントラスト感度と視力
- 視覚による定位(固視の正確さ,把握)
- 視覚による認識と読み

2) 治療法
- 視覚による定位を正確にする練習(衝動性眼球運動の正確さと固視の正確さ)
- 空間的解像度と形態弁別の練習
- 視覚による認識の練習
- 読みの練習

3) コメント
- 中心暗点の大きさや並存する視覚的欠陥に応じ,1つの対象を定位する課題か,形態の弁別課題(固視の正確さがかなり保たれている症例)のいずれかで練習を開始する必要がある.
- 慣れ親しんだ環境では,障害された視覚をできるだけ早く,「大まかな」方向づけや定位だけにでも利用することが,特に他の空間的(地誌的失認)あるいは認知的(記憶)な障害がない場合,患者にとって大切である.

訳者注

第 1 章

1) 眼を動かさずにものが見える範囲を視野という．標的がゆっくり動いていると標的の存在がわかる範囲（動的視野），ある場所に標的が現れたのがわかる範囲（静的視野），色がわかる範囲（色視野），（簡単な）形がわかる範囲（形態視野）など，見る対象により視野の範囲は異なる．網膜から大脳へ視覚情報を伝える経路の途中や，大脳の視覚皮質（後頭葉）の損傷によって，この範囲の中のある部分が見えなくなり，視野が欠けることがある．これを視野欠損と呼ぶ．欠けた視野の部分を「盲野」（主として欠けた部分が大きいときに用いる），「暗点」（主に欠けた部分が小さいときに用いる）などと呼ぶ．

   視野や，視野欠損の範囲を測定する道具が視野計である．一般には，動的視野か静的視野を測定することが多い．左右それぞれの眼について別々に測定する場合が多いが，脳の損傷による視野欠損は左右の眼でほぼ同じ形となる（理由は訳注 2 を参照）ので，両方の眼を開けて測定することもある（「両眼視条件」）．

2) 眼にはレンズがあるので，p. vii の図（「シリーズのまえがき」）のように，視野の右側は網膜の左側，左側は右側，上側は下側，下側は上側に映る．網膜像の情報は視神経，視交叉，視索，外側膝状体，視放線，後頭葉の鳥距溝の上下にある 1 次視覚皮質（V1 と呼ばれる）の順で伝えられる．

   図のように，右眼の網膜の左半分の情報はまっすぐ反対側，すなわち，左の後頭葉に，左眼の網膜の左半分の情報も視交叉で方向を変えてやはり左の後頭葉に運ばれる．同様にして，左眼の網膜の右半分と右眼の網膜の右半分の情報はどちらも右の後頭葉に運ばれる．その結果，どちらの眼からの情報も，視野の右半分のものは左の後頭葉に，視野の左半分の情報は右の大脳に到達することになる．いっぽう，網膜上の上下の関係はこれらの経路を通じて変わらないので，視野の上半分の情報は後頭葉の下側，下半分の情報は後頭葉の上側に到達する．

   これによって，視交叉より後ろの病変では視野の欠損が，どちらの眼でも同じ側に同じような形で生じる．後頭葉の破壊が全般的であれば，右か左半分の視野のほぼ全体に欠損（「半盲」）を生じる．どちらの眼でも，盲を生じる側の名前（「右」，「左」）が同じなので，この状態を「同名性半盲」と呼ぶ．もし，後頭葉の破壊が部分的であれば，視野の欠損は部分的になる．たとえば，右の後頭葉で鳥距溝より下の部分だけが破壊されれば，どちらの眼でも左視野の上半分だけが見えなくなる．これを「同名性左上四分盲」という．

3) 両側の大脳で後頭葉の 1 次視覚皮質，あるいはそこへの線維が完全に機能を停止したために，まったく外界のものが見えなくなった状態．

4) 健常者が対象を注視するとき，注視点に向けている網膜上の場所を「中心部」という．網膜の中でもっとも感度が良く，細かいものを見るのに適している．中心

部付近の網膜領域を「傍中心部」と呼ぶ．中心部に次いで感度が良い．網膜上で中心部を離れれば離れるほど，感度は急速に低下していく．したがって，傍中心部の視野が欠けていると，文を読むなど細かい形の識別を要する作業は困難になる．
5) 訳注1参照．
6) 見ている(注視している)ところから次に見るところへステップ状に視線をかえるとき，両眼同時に生じるすばやい眼球運動．日常みられる眼球運動の多くがこのタイプである．
7) 本文中に記されているように，1次視覚皮質(V1)が損傷して主観的には何も見えない視野部位であるにもかかわらず，そこに視覚刺激を呈示して無理に答えさせると，刺激の有無，運動方向などを偶然以上の確率で正答できる場合がある．この現象を「盲視」と呼ぶ．

　進化を振り返ると，視覚情報処理は初めから「シリーズのまえがき」p. viiの図のような経路でなされていたわけではない．下の図に示したような経路が順次開発され，上位の(番号の大きい)経路が開発されるにしたがって下位の(番号の小さい)経路が抑制されてきたと考えられている．1次視覚皮質の損傷によって最上位の経路が途絶えると，上丘や視床枕を経由して1次視覚皮質を経ずに直接頭頂葉に向かう下位の経路のどれかが働き，無意識の視覚情報処理をある程度行えるようになる．それが盲視だという考えが有力である．しかし，これらのうちのどの経路が使われているのかについては決着をみていない．

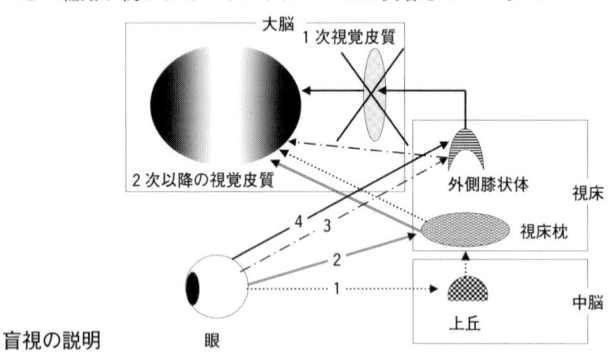

盲視の説明

8) 訳注7の図に記した視床枕などが含まれる．
9) °(角度)は視角の単位．視角とは，見る対象が網膜上に作る像の大きさを対象が眼に対して作る角度で表わしたもの．次頁の図のように，1 m先の10 cmの棒と2 m先の20 cmの棒は，網膜上では同じ大きさ，すなわち同じ視角になる．また，眼から同じ距離になる位置はその距離を半径とする球面になるので，この球面上にある同じ大きさの対象は同じ視角をもつ．一端が眼から距離dのところにあり，この球面に接する長さlの対象の視角θは，

$$\theta = \arctan(l/d)$$

として計算することができる．これによると，視角1°は，ほぼ57 cmの距離にある1 cmの対象（おおよそ腕を伸ばして指を立てたときに見える爪の幅）に相当する．視角が小さければ，近似的にこの球面を平面とみることができ，同じ距離の2 cmの対象は2°，114 cmの距離にある1 cmの対象は0.5°などと比例的に考えても，あまり問題ない．

視角の説明

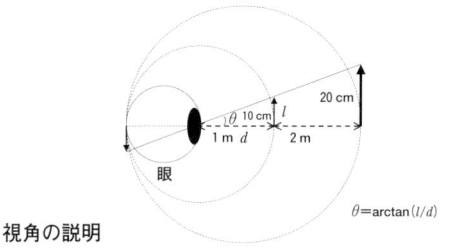

10) MT野とも呼ばれる．ここに存在する神経細胞の90%が見た対象の運動方向に選択的な反応をする．運動速度にも選択性を示す．個々の成分の動きだけでなくパターン全体の動きの方向に選択的な反応をする神経細胞も見つかっており，視覚対象の動きの認識にきわめて重要な脳領域と考えられている．

11) 近年の研究では，ある種の運動視との関連が明らかとなっている．
文献：Vaina, L.M., Gryzwacz, N.M., Saiviroonporn, P., LeMay, M., Bienfang, D.C. & Cowey, A. (2003). Can spatial and temporal motion integration compensate for local motion mechanisms? Neuropsychologia, 41, 1817-1836.

12) 近年の研究では，ある種の運動視との関連が明らかとなっている．
文献：Raffi, M., Squatrito, S., & Maioli, M.G.(2002). Neuronal responses to optic flow in the monkey parietal area PEc. Cerebral Cortex, 12, 639-646.

13) 大脳病変によって生じた盲や聾を否認する病態を「アントン症候群」と呼ぶ．聾の否認はまれ．盲の否認では，客観的には何も見えていないにもかかわらず盲を訴えず，尋ねれば否定したり見えていると主張したりする．行動上も見えているかのようにふるまう．皮質盲（訳注3参照）を生じる両側1次視覚皮質病変に加え，その前方にも病変が広がると生じやすいといわれる．ここで言及されている状態は，その逆の状態なので「陰性の」アントン症候群と呼んだのであろう．「陰性のアントン症候群」について直接述べた文献は見つけることができず詳細は不明．

14) 要素的な感覚や運動の障害がないのに，視覚，聴覚，体制感覚などの感覚を通して大脳病変の反対側に与えられた刺激に気付かず反応しない状態．頭頂葉病変で生じることが多く，右側病変で左空間に生じることが多い．

15) 大脳の損傷により色が知覚できなくなる状態．両側の内側後頭葉の病変（V8と呼ばれる部位が責任病巣と考えられている）で起こる（第4章で詳述）．

16) 下記の3つの症状からなる病態．1．視覚刺激に対し随意的に視線を移動したり固定したりが困難になる（視覚性注視麻痺），2．見ているものをうまくつかめず，ずれてしまう（視覚失調），3．一度に少数（典型的には1つ）の視覚対象しか意識できない（視覚性注意障害）．両側の後頭頭頂葉外側病変で生じる（第5章で詳述）．
17) 失認とは，ある感覚を通したときだけ生じる対象認識の障害で，しかもその障害を感覚異常，知能低下，意識障害，呼称の障害，対象に対する知識の消失などに帰することのできないものをいう．これが視覚に生じたものが視覚性失認である（第6章で詳述）．
18) 眼を動かして空間や対象のさまざまな部分を見ること．そのとき何かを探したり見回したり（探索）しているかどうかは問わない．
19) 見るべき対象のある正しい位置に向けて，衝動性眼球運動を行うこと．
20) 見ている空間内のある位置に視線が止まること．
21) 視野が欠損した小部分を「暗点」という．対象を注視するときに対象に向けられる網膜上の場所，すなわち中心部に生じた暗点を「中心暗点」と呼ぶ．中心部は網膜の中で最も感度が良く，細かいものを見るのに適している場所なので，この場所にある暗点はさまざまな重い視覚障害を引き起こし得る（第7章で詳述）．

第2章

22) 訳注2参照．
23) 後頭葉1次視覚皮質などの不完全な損傷により，見えてはいても感度が落ちている状態．視覚が疲労しやすく，対象を見続けているとぼんやりしてきたり暗くなったりする．明るさ（輝度）の差に対する感度が低下しており，輝度差の大きい（白黒はっきりした通常の）視標で測った視力が正常でも，輝度差を小さくすると（濃い灰色と薄い灰色）見えなくなってしまったりする（第3章で詳述）．

24) 以下の図1, 2参照. 網膜の中で最も感度の優れた場所の名. 対象を注視するときに対象に向けられる網膜上の場所, すなわち中心部に相当する. 少しくぼんでいるので中心「窩」と呼ぶ. 視野では注視点を中心とする半径1.5°の円内のごく狭い領域がこれに当たる. この部位からはどちらの側の大脳の1次視覚皮質にも情報が送られているため, 両側後頭葉で中心窩に対応する場所(後頭葉後端であることが多い)が損傷されないと, この部位の暗点は生じない. この現象を「中心窩回避」と呼ぶ. 訳注25に記した「黄斑回避」との違いに注意.

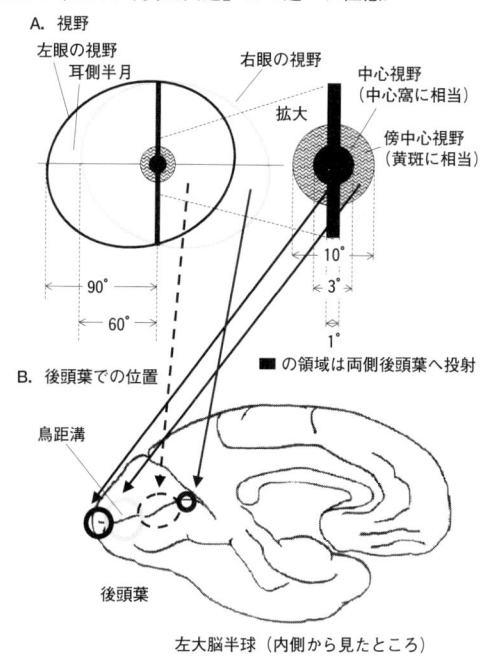

A. 視野

左眼の視野
耳側半月
右眼の視野
拡大
中心視野（中心窩に相当）
傍中心視野（黄斑に相当）

90°
60°
10°
3°
1°

■の領域は両側後頭葉へ投射

B. 後頭葉での位置

鳥距溝
後頭葉

図1 視野と後頭葉1次視覚皮質

左大脳半球（内側から見たところ）

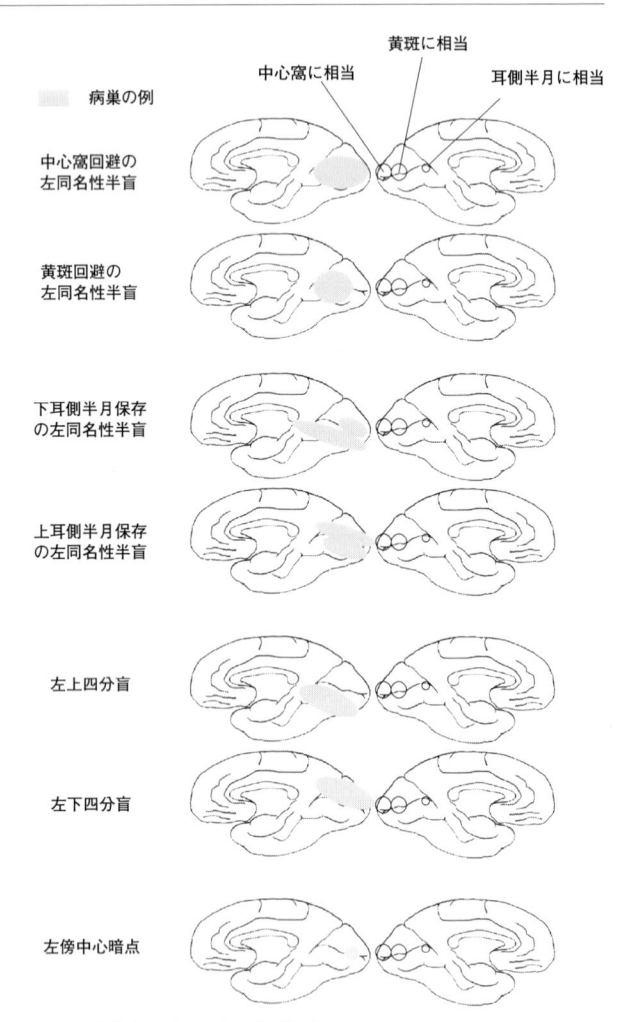

図2　本文図2-1の視野欠損に対応する病巣の例

25) 訳注24の図1, 2参照．網膜の中で最も感度の優れた場所は，中心窩と呼ばれる少しくぼんだ領域である．視野では，注視点を中心とする半径1.5°の円内に相当する．それを取り巻いてなお感度がかなり良い領域（傍中心領域）があり，この領域は網膜の他の部分に比較して黄色っぽく見えるので，中心窩も含めて黄斑と呼ばれる．視野では，半径約5°の範囲に相当する．1次視覚皮質で黄斑に対応する部分の血管支配は，網膜の他の部位に対応する部分とは異なっているので，脳梗塞などによって同名性の視野欠損が生じるときに，黄斑の視野だけが保たれたり（黄斑回避），黄斑の一部のみの視野が欠けたり（傍中心暗点）する場合がある．「黄斑回避」と訳注24に記した「中心窩」回避との違いに注意．

26) 訳注24の図1, 2参照．1つの眼の視野は注視点から外側（耳側）へ90°の広がりを持つ．しかし，両眼からの情報が大脳に届いている範囲はこれより狭く，耳側へ60°の範囲にすぎない．どちらの眼でも，この範囲より耳側の（最も幅広いところで30°となる）三日月型の視野，すなわち網膜では内側（鼻側）に相当する視野は，一方の眼からしか情報が大脳に届かないという特徴をもつ．この領域を「耳側半月」と呼ぶ．耳側半月の視野に相当する1次（あるいは2次）視覚皮質は，後頭葉の鳥距溝付近で最も前方に位置するため，そこだけが脳梗塞などによる損傷をまぬがれ，視野が保存されることがある．しかし，耳側半月では，刺激の大まかな動きやちらつきを感じることができるだけである．

27) 訳注24の図2参照．一側大脳半球の鳥距溝より下で1次（あるいは2次）視覚皮質やそこへの神経線維（視放線）が損傷すると，反対側の半視野の上半分，すなわち1/4視野が欠けた状態になる．これを「上四分盲」と呼ぶ．

28) 訳注24の図2参照．一側大脳半球の鳥距溝より上で1次（あるいは2次）視覚皮質やそこへの神経線維（視放線）が損傷すると，反対側の半視野の下半分，すなわち1/4視野が欠けた状態になる．これを「下四分盲」と呼ぶ．

29) 訳注24の図1, 2参照．傍中心部（訳注4）に生じた（比較的小さな）視野欠損．傍中心部に相当する網膜は中心部（中心窩）とは異なり，両側大脳ではなく反対側大脳の1次視覚皮質に情報を送っているだけなので，一側の後頭葉の後端近くの病巣で半対側の視野の傍中心部に暗点が生じうる．

30) 1次（あるいは2次）視覚皮質やそこへの神経線維（視放線）が両側の大脳において鳥距溝の上下とも損傷すると，同名性半盲がどちらの視野にも生じた状態になる．これを「両側性半盲」と呼ぶ．それぞれの側で欠損せずに残った視野の中心からの広がりと形により，残存視野全体の形はさまざまとなる．

31) 下図参照．両側性半盲（訳注30）において回避がどちらの側でも中心部に限られていると，残存視野は筒を覗いたような狭い範囲になってしまう．この状態を「トンネル視」と呼ぶ．感度の最も高い視野は保たれているので，その視野に刺激をもってきて測定すれば視力は正常となる．しかし，通常の視覚対象は一度にごく一部しか見ることができないため，視野測定を行わずにこの病態を観察すると，あたかも視覚性失認（第6章参照）や同時失認（第5章参照）のようにみえることがある．

中心窩に相当　黄斑に相当
病巣の例　　　　　　　　　　　耳側半月に相当

トンネル視

交叉性四分盲

上水平性半盲

下水平性半盲

両側性傍中心暗点

3つの1/4視野の消失

中心暗点

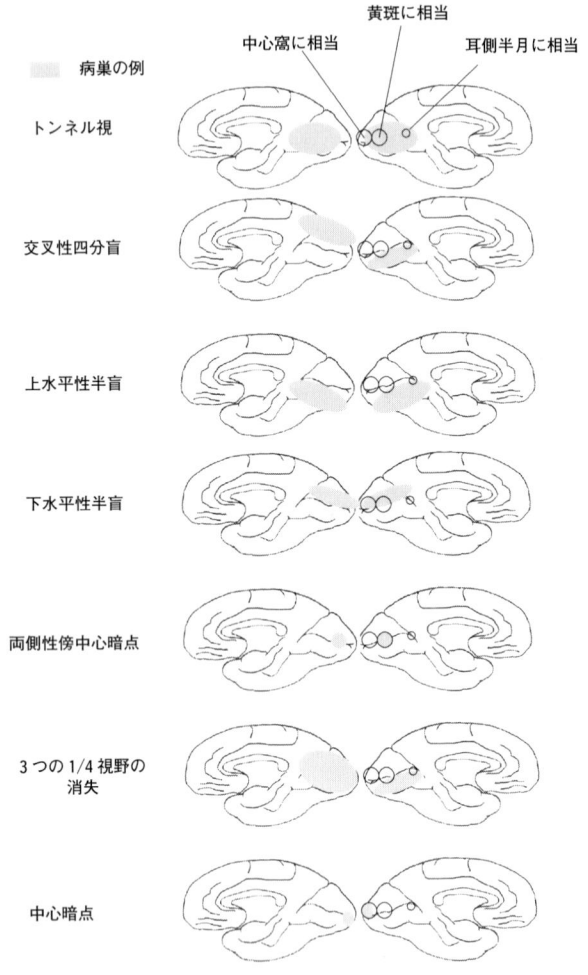

本文図 2-2 の視野欠損に対応する病巣の例

32) 訳注 31 の図参照．1次（あるいは 2次）視覚皮質やそこへの神経線維（視放線）が一側の大脳では鳥距溝の上でのみ，もう一側の大脳では鳥距溝の下でのみ損傷すると，左右の視野で欠けた 1/4 視野が交叉した形となる．これを「両側性交叉性四分盲」と呼ぶ．

33) 訳注 31 の図参照．両側の大脳半球で鳥距溝より下の 1次（あるいは 2次）視覚皮質やそこへの神経線維（視放線）が損傷すると，両側の半視野の上半分，すなわち視野全体では上半分が欠けた状態になる．これを「上水平半盲」と呼ぶ．

34) 訳注31の図参照．両側の大脳半球で鳥距溝より上の1次（あるいは2次）視覚皮質やそこへの神経線維（視放線）が損傷すると，両側の半視野の下半分，すなわち視野全体では下半分が欠けた状態になる．これを「下水平半盲」と呼ぶ．
35) 訳注31の図参照．両側の後頭葉の後端近くの病巣により傍中心暗点（訳注29）が左右の視野に生じた状態．
36) 訳注31の図参照．一側大脳半球の鳥距溝の上下と，もう一側大脳半球の鳥距溝の上または下で，1次（あるいは2次）視覚皮質やそこへの神経線維（視放線）が損傷すると，一側の半盲と一側の四分盲を生じ，1つの1/4視野のみを残す「3つの1/4視野の消失」が起こる．
37) 訳注31の図および訳注21参照．
38) 訳注23参照．
39) 日本語では，普通「保存」という言葉を，視野全体の中で視覚が保たれている領域一般に対して用いる．一方，「回避」という言葉は，視覚が保たれている領域が中心窩から連続的に広がる（小さな）領域にあるときに限り，その領域を呼ぶのに用いたり，その領域の大きさを中心窩からの視角（°）で表すときに用いたりする．以下では，ほぼこの習慣に従って訳し分けることにする．
40) 訳注9参照．
41) 視野測定法のひとつ．以下のように行う．検者と被検者が対面し，互いに向かい合う片眼を手で隠す．被検者に検者の眼を注視させる．検者は標的を持って両者の中間に想定される平面上を周辺から注視点（つまり検者の眼を見つめている被検者の眼）に向かって移動させる．被検者には，標的が初めて見えたときに合図させる．種々の方向から注視点に向かってこれを行い，検者自身とほぼ同じ位置で合図するかを確かめることで，視野の異常が検出できる．
42) 神経線維に鞘のように巻きついて情報をすばやく伝える跳躍伝導を可能にしている髄鞘に対して自己免疫反応が起こり，髄鞘を中心とした中枢神経組織の破壊を引き起こす疾患．視覚皮質とつながる神経線維に障害が及べば視野欠損を起こし得るが，髄鞘は再生可能なので自然回復が起こりやすい．
43) 訳注6参照．衝動性眼球運動の「大きさ」とは，衝動性眼球運動によって移動する2つの注視点間の距離で，視角（°）で表す．「振幅」とも呼ぶ．「時間経過」とは，その速さや速度変化などを指す．
44) 自己の視野欠損の発見を妨げていると思われる要因には，他にも「補充現象」と「補完現象」が知られている．

　視覚情報の欠損は黒い斑点として知覚されるわけではない．脳には，欠けた視野の部分に，残存視野の明るさや色，模様やパターンと同じものを（ボトムアップで）自動的に書き込む機構が存在する．これを「補充現象」と呼ぶ．盲点が見えないのもこの働きによる（下図1，訳注73も参照）．

　さらに，欠損視野に相当する部分の対象の形態を，残存視野に与えられたその対象形態から無意識のうちに推理して補うトップダウンの機構も存在するらしい．これを補完現象と呼ぶ．私たちが自分の視野の外側の限界をあまり意識する

ことがないのも，これと類似の機構によるのかもしれない（下図2）．
文献：Warrington, E.K.(1962). The completion of visual form across hemianopic field defects. Journal of Neurology Neurosurgery and Psychiatry, 25, 208-217.

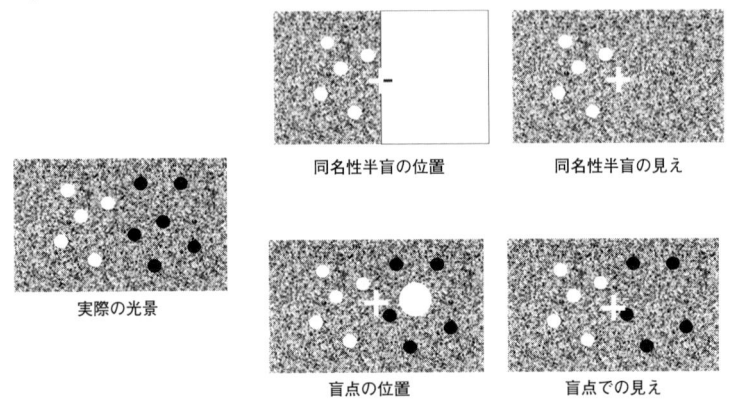

同名性半盲の位置　　　　同名性半盲の見え

実際の光景

盲点の位置　　　　　　　盲点での見え

図1　補充現象
　上段：同名性半盲の補充．下段：盲点の補充．＋は注視点を表す．
　いずれの場合も，視覚情報が得られている視野領域のパターンが，実際には視覚情報が存在しない領域にも，自動的に書き込まれている．

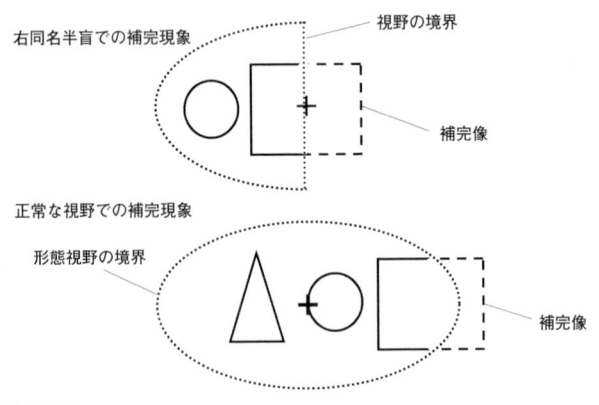

右同名半盲での補完現象　　　視野の境界

補完像

正常な視野での補完現象
形態視野の境界

補完像

図2　補完現象
　上段：同名性半盲での補完．下段：正常な視野での補完．＋は注視点を表す．

45）　眼球運動による代償を困難にする大きな理由として，訳注44の「補充現象」があげられる．一側の同名視野の視覚情報を遮りながら，保たれた視野と同じ背景パターンを常に補充するような仕組みを利用すると，健常者も，実際の視野欠損

と似た人工的な欠損を体験できる．このような視野欠損があると，健常者でも視覚的探索が障害され，その代償はかなり困難になる．
文献：Tant, M.L.M., Cornelissen, F.W., Kooijman, A.C., Brouwer, W.H.（2002）. Hemianopic visualfield defects elicit hemianopic scanning. Vision Research, 42, 1339-1348.
46) 訳注18参照．
47) 眼球の角膜と網膜の間には電位差があり，眼球が動くと，この電場が変動する．この変動は，方向をもち運動の大きさに比例する電位変化として捉えることができる．その電位変化を増幅記録したものが眼電図である．
48) Snellen 文字というラテン文字を指標として用いる視力測定法．欧米でよく使用される．視力は，慣習的にはいろいろな形で表示されるが，本書に書かれている視力の値は，日本で普通に行われている検査の値と同じに考えてもさしつかえない形で表示されている．
49) 注視点の動きを記録する方法の1つ．赤外線など眼に見えない光源を頭部に対して動かないように取り付け，角膜に移ったその光源の像と瞳孔の中心の位置のずれから，眼がどちらを向いているかをつぎつぎ計測し記録する．
50) 明るさ，すなわち光の強さの単位（カンデラ・パー・平方メートル：cd/m^2）で，光源から特定の方向に出ている光の量を表す．
51) ある場所にどれだけの光が届いているかを表す単位（ルックス：lx）で，単位面積あたりの光の束の量を表す．たとえば，晴れた昼の太陽光下の照度は100,000lx，デパートの売り場は500～700lx，街灯の下は50～100lx，月明かりが0.5～1lxに相当する．
52) 本文p.131の図5-2参照．本来は半側空間無視の評価に用いる．たとえば，左半側空間無視があれば，下図のように左側の点にバツの付け落としがみられる．

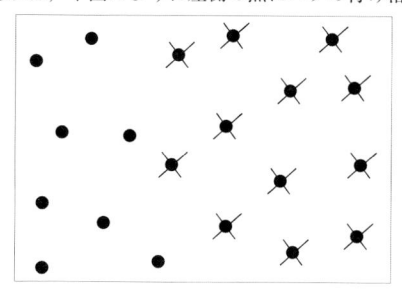

点抹消テストの結果例

53) positron emission tomography（陽電子断層撮影）の略．陽電子を放出して崩壊する放射性同位元素を構成要素として含む化合物を血管内に投与，発生する陽電子と周囲の電子が反応して消滅するときに生じるγ線を検出して画像化する．たとえば，神経細胞が利用するブドウ糖化合物にこのような同位元素を組み込んで投

54) 視野を測定する機器のひとつ．被検者正面の半球状のドームの中心を注視させ，半球面のいろいろの場所に標的を呈示する．この視野計を用いれば，標的を動かさずに呈示(静的視野)することも，ゆっくり動かして呈示(動的視野)することもできる．また，標的の色を変えて色視野を測定したり，形を変えて(円と正方形など簡単な形)形態視野を測定したりすることができる．しかし，測定に時間がかかり現在の日本ではあまり使用されていない．

われわれは以下の本文で述べられる評価や訓練の方法の一部を，チュービンゲン視野計ではなくパソコンモニターと日用品を使用した簡便な形に改変し，著しい同名性視野狭窄を示す症例の視覚探索障害に対して施行して効果を認めた．したがって，チュービンゲン視野計がなければこのような評価や訓練ができないと考える必要はなく，いろいろな用具を用いた工夫が可能なように思われる．
文献：境　信哉，平山和美，山脇理恵，藤本ちあき，近藤裕見子，山鳥　重.(2003)著しい大脳性視野狭窄例に対する神経視覚リハビリテーションの経験．総合リハビリテーション, 31, 63-71.

55) 視野は，眼を動かさずに対象を検出することのできる範囲だが，視界は，眼を動かしてよい条件で被検者が自発的に眼を向ける範囲をいう．視野が欠けた領域の方へうまく視線を移動できなければ，視界はその領域で狭くなる．もちろん，測定方法によって視界はある程度異なってくるが，本書では以下の本文に記されるような方法で評価している．

56) 妨害刺激．ここでは，発見したり指示したりする対象となる標的刺激とは異なり，発見や指示を妨害するために標的刺激と同時に呈示される刺激のこと．

57) 下図のように，背景と対象を区別する特徴の中には，注意を向けなくても対象のほうから眼に飛び込んでくるような性質をもつものがある．そのような特徴についての処理を，「並行的処理」と呼ぶ．したがって，その特徴をもつ標的は探す必要がなく，視野に入りさえすれば，標的の数，ディストラクターの数，刺激全体が意味のある形をしているか否か，探し方の方略などの要因に影響されることなく，すばやく発見することができる．

並行的処理の例
　要素が傾いていたり，交叉していたりすると，探さなくてもその場所が眼に飛び込んでくる．

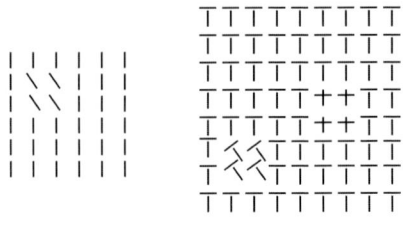

58) 下図のように，背景と対象を区別する特徴の中には，注意を向けなくては発見できず，1つ1つの対象を順番に探していかなければならないものがある．そのよ

うな特徴についての処理を,「継次的処理」と呼ぶ．したがって，その特徴をもつ標的は視野に入っていても探し回る必要があり，標的の数が多く，ディストラクターの数が少なく，刺激全体が意味のある形をしており，探し方の方略が与えられていると，発見が速まる．

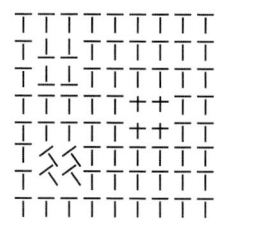

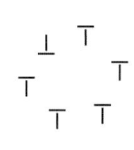

継次的処理の例

　　上下の反転は，物理的な変化としては傾きや交叉より大きいが，眼に飛び込んでくることはなく，探す必要がある．全体が円の形をし，要素の数が少なければ，発見は容易になる．

59) 失語は，単に発声や聴覚の問題ではなく抽象的な言語体系の利用ができなくなる病態なので，障害が，言葉を聴いて理解したり話したりする能力に生じるだけでなく，言葉を文字にしたり文字を読んで理解したりする能力にも生じるのが普通である．この読みの障害を「失語による読字障害」とか「失語性失読」と呼ぶ．
60) 言葉を話したり聞いたりすることの障害が見られず，文字を書くことも(ほぼ)正常なのにもかかわらず，文字の視覚的認識が障害され読むことだけができない病態．左後頭葉の内側下面の病巣で起こる．後頭葉病巣では視野の欠損を生じることが多いので，以下に詳述される半盲性難読と，この純粋失読がいっしょに存在することもまれでない．
61) 単語のはじめについて，意味を加えたり変えたりする文字の集まり．たとえば unknown の un や abnormal の ab など．欧米語では単語と単語の間を離して書くので単語のはじめの見落としが起こりやすいが，日本語では単語と単語の間を区切らないで書くので，見落としや繰り返し読んでしまう反応が各行のはじめの部分に起こりやすい(訳注 63 も参照)．
62) 単語の終わりの部分．endless の less や boys の s のように重要な意味を担うことも多い．欧米語では単語と単語の間を離して書くので単語の終わりの見落としが起こりやすいが，日本語では単語と単語の間を区切らないで書くので，見落としや繰り返し読んでしまう反応が各行の終わりの部分に起こりやすい(訳注 63 も参照)．
63) ここでは，原著に載せられた例をそのまま示す．
　　別に，日本語での半盲性難読の反応例を示した(下図 1)．欧米語では単語と単語の間を離して左から右に書くので，見落としは，左半盲では単語のはじめ，右半盲では単語の終わりに起こりやすい．しかし，日本語では単語と単語の間を区切らないで書くので誤り方が異なる．横書きでは，見落としや繰り返し読んでし

原文

人間は、いろいろなものを食べないと健康を維持できません。これだけ食べていれば健康が維持できるという完全栄養食品というものはありません。人間は、いろいろ重ね合せて食べて必要量を満たしてきましたから、あれとこれを食べると健康になるという考え方がしだいに発達してきたのです。これは人類の知恵とも言えるもので、私たちも積極的に活用しましょう。

ただし、最近の食事と健康の情報にまどわされないようにしてください。例えば、いま赤ワインが健康にいいというので、ブームになっています。たしかに、赤ワインは心臓病になりにくくしますが、飲みすぎれば肝臓病になる可能性があるわけです。ばくぜんと健康にいい食べ方をしていると、落とし穴があるということを心にとめておいてください。要するに自分に対する適正な情報は何かを考えてほしいのです。

音読

人間は、いろいろなものを食べ／(4秒)ないと健康を維持できません。これはこれだけはこれだけ食べていれば健康が維持できるという完全栄養食品というものはありません。人間は、いろいろ重ね合せて食べて必要量を満たして満たしてきましたから、あれとこれを食べると健康になるという考え方がしだいに発達してきたのです。これは人類の知恵と知恵とも言える□ので、私たちも積極的に活用しましょう。ただし、最近／の食事と健康の情報にまどわされないように／して／まどわされないようにしてく／してください。例えば、いま赤ワインが健康にいいというものので、ブームになっています。たしかに、赤ワインは心臓病に／なりにくく／なりにく／なりに／く／くしますがしますが、飲みすぎれば肝臓病になる可能性があるわけです。ばくぜんと健康にいいという食べ方をしていると、落とし穴があるとあるということを心いうことを心にとめておいてください。要するに自分に対する適正な情報は何かを考えてほしいのです。

図1 右同名性半盲患者の横書き文の音読例

BIT 行動性無視検査 日本版の音読課題を使用．灰色は欠損視野の形を表す．下線部に誤り．／は停滞，太字は誤読，□は読み落とし．

まう反応が，左半盲で各行のはじめ，右半盲で各行の終わりの部分に起こりやすい．各行の中で生じる誤りは，読み落としや，文字の付加，つまずきなどで，単語のはじめにも，終わりにも起こりうる．

　半盲のある側の回避が上下の1/4視野であまり異ならない場合，縦書き文では文を走査するときに欠損視野との境界が単語や行を分断しないので，横書き文より読みやすく，これをリハビリテーションの手段として用いることもできる．しかし，図2の症例のように回避が上下の1/4視野で異なっていると，文を走査するときに，その食い違いの場所で文字が欠損視野から急に現れたり急に消失したりする現象が横書きのときと同様に起こり，難読を生じる．その場合，上1/4視野の回避がより小さければ見落としや繰り返しが各行のはじめに，下1/4視野の回避がより小さければ各行の終わりの部分に起こりやすい．

文献：伊藤朋子，平山和美，山脇理恵，近藤裕見子，境　信哉，近藤健男，山鳥　重(2003)．同名性視野欠損の無認知—4症例での検討—．脳と神経，55，869-877

原文

人間は、いろいろなものを食べないと健康を維持できません。これだけ食べていれば健康が維持できるという完全栄養食品というものはありません。人間は、いろいろ重ね合せて食べて必要量を満たしてきましたから、あれとこれを食べると健康になるという考え方がしだいに発達してきたのです。これは人類の知恵とも言えるもので、私たち積極的に活用しましょう。ただし、最近の食事と健康の情報にまどわされないようにしてください。例えば、いま赤ワインが健康にいいというので、ブームになっています。たしかに、赤ワインは心臓病になりにくくしますが、飲みすぎれば肝臓病になる可能性があるわけです。ぱくぜんと健康にいいという食べ方をしていると、落とし穴があるということを心にとめておいてください。要するに自分に対する適正な情報は何かを考えてほしいのです。

音読

人間は、いろいろいろいろなものを食べ/ないと健康を維持できん/。これだけ食べていれば健康が維持できるという完全栄養食品というものはありません。人間は、いろいろ重ね合□って□てきましたから、あれとこれを食べると健康になるという考え方が/しだいに発達してきたのです。これは人類の知恵とも言えるもので、私たち積極的に活用しましょう/。ので、ただし、最近の食事と健康の情報にまどわされないようにしてください。例えば、いま赤いワインが健康にいいというので、ブームになっています。たしかに、赤ワイン/は心臓病になりにくくしますが/なりに/くくしますが、飲みすぎれば肝臓病になる可能性もがあるわけです。ぱくぜんと健康にいいという食べ方をして/いるとしていると、落とし穴があるということを心にとめておいてください。要するにと自分に対する適正な情報/に情報は何かを考える

図2 下1/4視野の回避がより小さい右同名性半盲患者の縦書き文の音読例

BIT 行動性無視検査　日本版の音読課題を縦書きにしたもの．灰色は欠損視野の形を表す．傍線部に誤り．

／は停滞，（　）内は停滞時間，太字は誤読，□は読み落とし．

64) 視覚刺激を瞬間呈示するための装置．呈示時間をミリ秒単位でいろいろに設定することができる．

65) 薄い透明なビニール膜の上に小さなプリズムを連続して並べたもの．全体として薄い膜状となるが，光を屈折させることで結像の位置をずらす働きは通常のプリズムと同様に得られる．これにより，本来なら視野が欠けた網膜部位に結像するはずの光景を，視野が保たれた部位にずらして投影することができる．眼鏡レンズなどに貼り付けて使用する．

第3章

66) コントラストは，明るさ（輝度）が同じで色相の異なる色どうしの間にもあるので，色のコントラスト感度というものを考えることもできる（訳注72も参照）．しかし，ここで論じられているのは輝度の空間コントラスト感度についてであ

る.

　「輝度の空間コントラスト」とは，異なる場所の間の明るさの違いのことで，その違いが小さいほど違いを知覚することが困難になる．どれほど小さな違いまで知覚できるかを表したものが「コントラスト感度」である．多くの視覚刺激の輝度分布は，フーリエ変換すると，さまざまな粗密さ(すなわち単位視角あたり何回山と谷があるか)とコントラストをもち，輝度が正弦波状に変化する縞を合成したものとして，記述できる．このような粗密さの程度を「空間周波数」と呼び，視角1°の中にある山と谷の個数を用いて「cycles/°（c/°）」と表す．知覚できる最小の輝度差をもつ正弦波縞パターン(刺激例は下図)において，最も明るいところの輝度を Lmax，最も暗いところの輝度を Lmin とするとき，コントラスト感度を(Lmax − Lmin)/(Lmax + Lmin)と定義する場合が多い．

　視覚系はある空間周波数領域によく反応する神経細胞のいくつかのグループからなると考えられている．したがって，空間コントラスト感度を空間周波数ごとに測定してグラフにすると，輝度を知覚するために必要などのような種類の神経

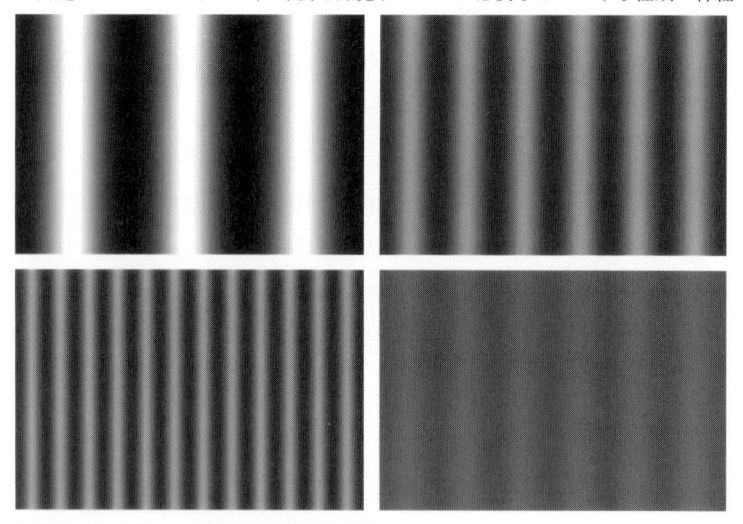

輝度のコントラスト感度測定用刺激の例

細胞が，それぞれどの程度障害されたのかについて，知るための有用な情報が得られる．

67) 明るい場所から急に映画館のような暗い場所に入ると，最初は足元や人の顔などが見えないが，しばらくすると眼が慣れてはっきり見えてくる．このような明所から暗所への順応を「暗順応」と呼ぶ．逆に，暗い所から急に明るい所に出ると，はじめはまぶしいがしだいに慣れてくる．このような明所への順応を「明順応」と呼ぶ．また，両者を合わせて「視順応」と呼ぶ．

68) 生体が刺激に対して反応できる最小の値(閾値)を求める方法の1つで，閾値に向かって刺激(たとえば明るさ)の強さを変化させていき，被検者の反応が閾値を過ぎて反転したところで変化の向きを逆転させ，被検者の反応が再度反転するまでこれを続ける．これを数回繰り返し，その平均を求めて閾値とするやり方．
69) 種々の刺激の強さや刺激どうしの間の違いには，生体がそれに対して反応することのできる最小の値が存在する．そのような値を「閾値」と呼ぶ．ここでは，訓練用に選ばれた各空間周波数(訳注66参照)で正弦波縞状に変化する輝度差に関して，それぞれの患者が反応できる最小の値を指している．
70) 訳注67参照．

第4章

71) 色覚についての詳しい標準的な検査の1つ．与えられた色に対してもっとも近い色を選んで並べる課題．すべての色相(輝度の違いや色味の強さの違いを除いた色の違い)から抽出され，色相順に番号のついた85個の検査色からなる．85色は似た色からなる4つのグループに分割されている．各グループの中で色相の最も異なる2色を列の両端に「とりかかり」として与え，他の色はばらばらにして呈示する．被検者には，最も近い色相のものどうしを次々と選んで並べていき，始めに与えられた2色の間に並ぶ色が，どれも前後の色との違いが最小となるよう順番どおりに並べるよう求める．

結果の評価は下記のように行う．各色について，その色の色相番号と両隣に置かれた色の色相番号の差をそれぞれ求め，両者を足す．これらの数値を記録用紙に示された同心円状のグラフに山型の図形として記入する．誤りがまったくなければ，各色について両隣の色との番号の差はそれぞれ1であり，それらの和は2になる．同心円グラフの目盛りは2から始まっているので，基準線に一致した一番小さな円となる．異常が大きいほど山型のグラフはこの円から離れていく．

また，これら両隣の色相番号との差の和を，それぞれの色の点数とする．ついで，85個の色の点数の総和を求める．本文中でFarnsworth-Munsell 100-hue検査(ファーンズワース・マンセルの100色検査)の「点数」と呼ばれているのは，この総和のことである．

72) 大脳の損傷により色が知覚できなくなる状態．両側の内側後頭葉の病変(V8とよばれる部位が責任病巣と考えられている)で起こる．V8は対象が何色かの分析には欠かせない脳部位であるが，波長の情報はV8を経なくとも視覚情報処理の後の段階へ送られる．そのため，色が何色かはわからず，色が違うという事実も意識にのぼり難い場合でも，色どうしの違い(色のコントラスト)が他の方法で知覚される可能性がある．2種類の色(赤と緑など)を両者の輝度の和が常に同じになるような正弦波状の縞として呈示し，輝度コントラスト感度(訳注66参照)の

測定と似た方法を用いると,色のコントラスト感度を求めることができる.大脳性色盲患者で色のコントラスト感度を測定したところ保たれていたという報告がある.
文献：Heywood, C.A., Nicholas, J.J. & Cowey, A.(1996). Behavioral and electrophysiological chromatic and achromatic contrast sensitivity in an achromatopsic patient. *Journal of Neurology Neurosurgery and Psychiatry*, 61, 638-643.

以下に行われる訓練が可能であったのも,その種の残存能力が利用できたためかもしれない.

73) 網膜には神経が眼球内から出て行く場所があり,そこには光を受け取る細胞が存在しない.その場所に相当する視野の情報は脳に伝えられることがない.これが盲点と呼ばれる.しかし,その視覚情報の欠損は黒い斑点として知覚されるわけではない.通常,私たちは盲点の存在に気づかず,それを見ることができない.脳には,盲点の周囲の明るさや色,模様やパターンと同じものが,欠けた視野の部分にも存在するかのように自動的に書き込みを行う働きがあるからである.これを「補充現象」と呼ぶ.もし,そのような働きがないとしたら,視野の中心から耳側へ視覚15°の位置にいつも斑点が見えることになり,邪魔で仕方がないであろう.このような現象は,脳梗塞などによって生じた視野欠損にも起こることが知られており,第2章で論じられた視覚的探索の障害を引き起こす要因の1つとも考えられている.補充現象についての詳しい記述や,自分の盲点を用いて「補充現象」を体験するためのさまざまな図は,つぎの文献で見ることができる.
文献：ラマチャンドラン VS,ブレイクスリー S(山下篤子訳).(1999).脳の中の幽霊.角川書店,東京,pp 124-157.

74) 訳注17参照.

75) さまざまな色をある基準に合わせて配置する並べ方の1つに Munsell(マンセル)表色系がある.この系では,色を色相,明度,彩度の3種の属性(3つの軸)に従って配置する.色相は赤,黄などの色味,明度は色の明るさ,彩度は色の鮮やかさを表す.この3つの基準に従って,すべての色が一定の位置に配置される.そのような色と配列を印刷した実際の見本が Munsell Book of Color である.

76) 健常者が何かの課題遂行を訓練するときは,まず推測を行い,それにしたがって反応し,結果が正しいかどうかのフィードバックを受け,それによって推測を修正するという過程を繰り返すことで,遂行能力を高めていくことが多い.しかし,脳に機能障害を生じた人では,このように推測と誤りのフィードバックとを繰り返し受けることが成績の向上を妨げる場合のあることが明らかとなり,そのようなフィードバックを避けて訓練を行うさまざまな方法が工夫されている.
ここに引用された Sidman と Stoddard の方法は,以下のようなものである.弁別を学習させたい性質(たとえば形)を,対象者がもともと間違いなく弁別できる性質(たとえば輝度)と重ねて(たとえば学習させたい形をいつも画面の中の明

るい背景に)呈示する．つぎに，弁別できる性質(輝度)の違いを徐々に小さくしていき，最終的にはゼロにする(漸消法)．これにより，誤りをおかす可能性を低くおさえながら，目標とする(形の)弁別を学習させることができる．

本書の著者達が用いた方法の詳細は明らかでないが，漸消法など特殊な方法の記述はないので，あまり頭を使わずに答えるように促し，正しく答えたときだけ賞賛など正のフィードバックを与え，誤りは無視して特にフィードバックを与えない，といったやり方を用いたということのように思われる．

第5章

77) 下図参照．

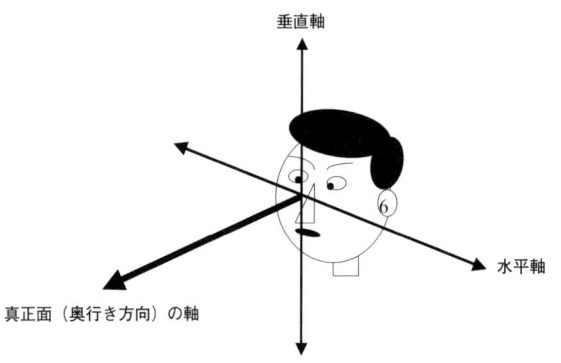

自己を中心とした諸軸

78) 奥行きとは，観察者から異なる距離にある平行面の間の空間間隔のことをいう．奥行きを知覚するための手がかりには，立体視(訳注79参照)があるが，他に，重なり(手前にあるものは後ろのものを隠す)，きめの勾配(砂利道では遠くの砂利ほど細かく見える)，大気遠近法(遠くのものほどかすんで見える)など多数ある．しかし，立体視以外の手がかりからは複数の対象が手前からどのような順序で並んでいるかを推測しうるだけで，空間間隔の量を知覚することはできない．したがって，立体視が消失すると奥行き知覚も著しく障害されると考えられる．

79) 対象が周りから飛び出して，あるいはへこんで見えること．立体視を生じる手がかりには以下の2つがある．1)両眼視差：観察者の両眼網膜に結ぶ像どうしのずれは，対象が近くにあるほど大きい．2)運動視差：観察者が頭を動かしたときに生じる網膜上での対象の動きは，対象が近くにあるほど大きい．

80) 訳注16参照

81) モニター画面に取り付けると，被検者が画面上のどの位置に触ったかを自動的に

記録できるようになる，透明なパネル状の装置．

82) 一般的には，下記の3つの症状からなる病態とされる．1. 視覚刺激に対し随意的に視線を移動したり固定したりが困難になる(視覚性注視麻痺)，2. 見ているものをうまくつかめず，ずれてしまう(視覚失調)，3. 一度に少数(典型的には1つ)の視覚対象しか意識できない(視覚性注意障害)．しかし，本文に記されるように他の症状を含んだり，どれかの症状が欠けた形で用いられることもある．両側の後頭頭頂葉外側病変で生じる．

83) 少し異なった意味で用いられることもあるが，ここでは訳注82の「バリント症候群」の説明のうち「視覚性注意障害」と同義．

84) 網膜上でもっとも感度の良い中心窩(訳注24参照)の領域を使用して対象を見ることを，「中心窩視」という．中心窩は，健常者では固視すべき対象に自動的に向けられる．バリント症候群(訳注82参照)の一症状として先にあげられた眼球運動失行があると，この過程がうまく行えなくなる．

85) 訳注82にあげたバリント症候群の3つの症状は，それぞれ独立して生じうることがわかっている．したがって，3症状が症候群をなすのは，内的な関係があるためではなく，責任病巣が隣接しているためと考えられる．本文中に引かれた症例で症状ごとに回復が異なったのも，そのためかもしれない．

86) バリント症候群の患者は，視覚性注意障害(訳注82参照)によって同時に見ることのできる対象の数がきわめて限られている．しかし，正しく注意が向けられていれば周辺視野の刺激も検出できるという意味で，視野は保たれている．
　けれども，視野検査を行うと，注意が向けられないためにトンネル視(訳注31参照)のような結果になることも多い．その場合，真の視野欠損によるトンネル視と異なり，プロットされる結果が測定のたびに大きく変動する．また，見えていたものが見続けると消えてしまったりする症状が随伴することも多いので，標準的な機械を用いて視野を定量的に測定するのが不可能なことはまれではない．

第6章

87) 失認とは，ある感覚を通したときだけ生じる対象認識の障害で，しかもその障害を感覚異常，知能低下，意識障害，呼称の障害，対象に対する知識の消失などに帰することのできないものをいう．これが視覚に生じたものが「視覚性失認」である．
　視覚性失認は，古典的には視覚的な情報の処理のレベルの観点から，知覚型と連合型に分類される．概念的には，知覚型は視覚的な特徴を1つにまとめあげることができないために生じ，連合型はまとめあげた結果を意味と結びつけることができないために生じるとされてきた．両者を区別するための操作的な定義としては，知覚型は対象の模写ができないが，連合型は模写ができるとされた．しか

し，連合型の操作的定義を満たす症例の中には，模写は正確にできるものの，全体の見通しなく部分部分をゆっくり忠実に写し取っていくだけであり，対象全体の把握が正常とはとても言えないような症例のほうが多いことが明らかとなってきた．そこで近年では，視覚性失認を次のような3つのグループに分けて考える傾向がある．

a.(狭義の)知覚型：要素的感覚によりとらえた特徴を，部分的な形態にまとめあげることができない→模写ができない．b.統合型：まとめあげた部分的形態を全体の形として認識できない→模写がゆっくり．c.(真の)連合型：これらの段階は完了しているが，それを意味と結びつけることができない→模写が正常．

以下で訓練の行われる患者2名は，このうちの統合型に属するように思われる．

88) 対象の表面に見られる肌理や模様，パターンなど．

89) もし，どの感覚を通しても対象が認識できないとしたら失認の定義(訳注87参照)に反し，対象についての知識自体が消えてしまったことになる．したがって，対象の定義を与えられても同定できない．このような病態は「意味記憶障害」と呼ばれ，失認とは区別される．ただし，左あるいは両側の後頭葉から側頭葉にかけての病変で，視覚性失認に加えて，触覚性の失認も生じることがある．これはおそらく，視覚形態による対象認識のために情報処理を行う経路と，触覚形態による対象認識のために情報処理を行う経路とが，その場所で解剖学的に近接しているための並存と思われる．意味記憶障害との違いは，聴覚を通せば対象認識が可能で，対象の定義を与えられれば同定できることである．この病態は「多様式失認」と呼ばれる．

文献：Feinberg, T.E., Gonzalez-Rothi, L.J. & Heilman, K.M.(1986). Multimodalagnosia after unilateral left hemisphere lesion. *Neurology*, 36, 864-867.

90) つまり，失語のために名前を言えないだけで，対象の認識はできていると考えられるからである．他に，対象を視覚的に呈示されたときだけ呼称できなくなる「視覚性失語」という病態も存在する．この場合，普通の失語とは異なり，対象が触覚や聴覚を介して呈示されれば呼称できる．しかし，視覚的に呈示された対象を記述したり，ジェスチャーで用途を示したり，同じカテゴリーの対象をグループ分けしたりはできる．

91) (狭義の)知覚型失認(訳注87参照)では，要素的感覚によりとらえた特徴を部分的な形態にまとめあげることができないのであるから，原則としてカテゴリー特異的な失認は生じない．統合型失認(訳注87参照)では，まとめあげた部分的形態を全体の形として認識できない．部分的形態のまとめあげにはカテゴリーによって異なる機構が必要なので，カテゴリー特異的な失認が生じうる．(真の)連合型失認(訳注87参照)では，これらの段階は完了しているが，それを意味と結びつけることができない．結びつけるべき知識(意味記憶)や結びつけ方はカテゴリーによって異なるので，カテゴリー特異的な失認が生じうる．

92) 物品と文字の失認(左後頭葉)，顔と場所の失認(右後頭葉)の組み合わせは，それぞれの責任病巣が近接しているので同時に存在することが少なくない．両側後頭葉に病巣があれば，物品や文字，顔，場所の失認のさまざまな組み合わせがありうる．

93) 本邦で，「道順障害」と呼ぶものがこれに近い．道順障害では，現実世界でも記憶の中でも，一目で見渡せない範囲にある2つ以上の位置の間を正しく想起することができなくなる．この結果，1つの部屋の中の物品の位置関係や自宅から見える範囲にある近所の家の配置などはわかるが，自宅の間取りや自宅から見えない近所の家の配置などは，たとえすぐ裏の家でさえ，わからなくなってしまう．右後頭葉の脳梁膨大の後ろにあたる部分が責任病巣とされる．

文献：Takahashi, N., Kawamura, M., Shiota, J., Kasahata, N. & Hirayama, K. (1997) Pure topographic disorientation due to right retrosplenial lesion. *Neurology*, 49, 464-69.

しかし，本文のように自室の見取り図まで描けなくなっている場合，障害は地理的なものの範囲を越えて空間関係一般の認識(のうちのある部分)にまで広がっているものと思われ，純粋の道順障害とはいえない．

94) 本邦では，「街並失認」という呼び方が一般的である．見慣れた建物や風景がどこだかわからなくなる症状．それが家であるとか，道であるとか，木であるとかはわかる．特徴的な騒音などを聴けばどこかわかる．見せられた建物や風景がどのようなものかは口述できる．右の後部海馬傍回が責任病巣とされる．

文献：高橋伸佳．(1993) 視覚性認知障害の病態生理．神経心理学，9, 23-29.

95) 半側空間無視(訳注 14 参照)のある患者が文や単語を読むと，その無視側の部分が意識にのぼらず読み落とされることがある．単語では，非無視側が同じな他の単語に読み誤られることもある(例：左半側空間無視患者では，"message"を"passage"，「ぎんこう」を「てんこう」)．欧米語では単語と単語の間を離して左から右に書くので，文の中でも，このような見落としや読み誤りが，左半側空間無視では単語の前半，右半側空間無視では単語の後半に生じうる．しかし，日本語では単語と単語の間を区切らないで書くので，文中でこのような現象を見ることはなく，単語を単独あるいは間を離して，横書きで呈示した場合のみ，見かけるように思われる．左半側空間無視で行の前半，右半側空間無視で行の後半が見落とされる誤りは，欧米語，横書きの日本語表記のいずれでもよく見られる．読み落とされる範囲(字数)は半盲性難読(訳注 63 参照)の場合より大きい．行の頭や行末の存在が無視されるのだから，日本語の半盲性難読によくみられる，同じ行の頭や行末を繰り返し読む反応はみられないようである．ただし，左半側空間無視では行のはじめが大きく見落されるため，意味が通じず，何行か上や下のずれた行の途中から読み直すという誤りは起こりうる．下図に半側空間無視による難読の例をあげた．

原文

人間は、いろいろなものを食べないと健康を維持できません。これだけ食べていれば健康が維持できるという完全栄養食品というものはありません。人間は、いろいろ重ね合せて食べて必要量を満たしてきましたから、あれとこれを食べると健康になるという考え方が	しだいに発達してきたのです。これは人類の知恵とも言えるもので、私たちも積極的に活用しましょう。　ただし、最近の食事と健康の情報にまどわされないようにしてください。例えば、いま赤ワインが健康にいいというので、ブームになっています。たしかに、赤ワイ	ンは心臓病になりにくくしますが、飲みすぎれば肝臓病になる可能性があるわけです。ばくぜんと健康にいいという食べ方をしていると、落とし穴があるということを心にとめておいてください。要するに自分に対する適正な情報は何かを考えてほしいのです。

音読

□	しだいに発達してきたのです。／(10秒)「こ、は何処に続くの？」□知恵とも言えるもので、□積極的に活用しましょう。／(6秒)発達してきたのです／とも言える□ので、□活用しましょう。□食事と健康の□／(6秒)「これは何処に行けばいいのかな？」／(8秒)健康／(5秒)健康／(5秒)発達したのです。こ／こ／類の知恵とも言えるので／**みんな食事の健康と**	(諦めてしまい、音読をやめてしまった。)

左半側空間無視患者の横書き文の音読例

　　BIT 行動性無視検査　日本版の音読課題を使用．灰色は欠損視野の形を表す．下線部に誤り．

　　　／は停滞，(　)内は停滞時間，太字は誤読，□は読み落とし．

96) 知覚型(訳注87参照)の視覚性失認である．
97) 統合型(訳注87参照)の視覚性失認と思われる．
98) 統合型(訳注87参照)の視覚性失認と思われる．
99) 訳注76参照．
100) 以下で著者らによる治療が報告されている2症例はいずれも統合型(訳注87参照)の視覚性失認に相当すると思われる．
101) 相貌失認には，誰の顔であるかという点に認識の障害が限定していて，同じ顔どうしの照合，同じ顔を違う角度から見たものどうしの照合，性別や年齢，美醜，表情などの判断はできるタイプのものと，これらの照合や判断にも問題のあるタイプのものとがある．

文献：De Renzi, E., Faglioni, D., Grossi, D. & Nichelli, P.(1991). Apperceptive and associative forms of prosopagnosia. Cortex 27, 213-221.

前者を「連合型」，後者を「知覚型」と呼ぶことが多いが，実際の障害のレベルを考慮するとそれぞれ「連合型」と「統合型」(訳注87参照)と呼ぶほうがよいように思われる．
102) ある系(脳とかコンピューターとか)の全体が互いにかなり独立して働く複数の部分からなり，それぞれ異なった一定の機能を果たしている場合，その個々の部分を「モジュール」と呼ぶ．

第7章

103) 訳注21参照．
104) 訳注66参照．
105) 訳注42参照．
106) この部分が，中心部についで感度がすぐれている傍中心部(訳注4参照)の視野に相当するためである．

文献

Acheson, J.F., & Sanders, M.D. (1995). Vision. *Journal of Neurology, Neurosurgery, and Psychiatry, 59*, 4–15.
Adler, A. (1944). Disintegration and restoration of optic recognition in visual agnosia. *Archives of Neurology and Psychiatry, 51*, 243–259.
Adler, A. (1950). Course and outcome of visual agnosia. *Journal of Nervous and Mental Diseases, 3*, 41–51.
Albert, M.L., Reches, A., & Silverberg, R. (1975). Hemianopic colour blindness. *Journal of Neurology, Neurosurgery, and Psychiatry, 38*, 546–549.
Aldrich, M.S., Alessi, A.G., Beck, R.W., & Gilman, S. (1987). Cortical blindness: Etiology, diagnosis, and prognosis. *Annals of Neurology, 21*, 149–158.
Alexander, M.P., & Albert, M.L. (1983). The anatomical basis of visual agnosia. In A. Kertesz (Ed.), *Localization in Neuropsychology* (pp. 393–415). New York: Academic Press.
Allison, R.S., Hurwitz, L.J., White, G.J., & Wilmot, T.J. (1969). A follow-up study of a patient with Balint's syndrome. *Neuropsychologia, 7*, 319–333.
Anderson, S.W., & Rizzo, M. (1995). Recovery and rehabilitation of visual cortical dysfunction. *NeuroRehabilitation, 5*, 129–140.
Anstis, S.M. (1974). A chart demonstrating variations in acuity with retinal position. *Vision Research, 14*, 579–582.
Antonucci, G., Guariglia, C., Judica, A., Magnotti, L., Paolucci, S., Pizzamiglio, L., & Zoccolotti, P. (1995). Effectiveness of neglect rehabilitation in a randomized group study. *Journal of Clinical and Experimental Neuropsychology, 17*, 383–389.
Arden, G.B. (1978). The importance of measuring contrast sensitivity in cases with visual disturbance. *British Journal of Ophthalmology, 62*, 198–209.
Aulhorn, E., & Harms, H. (1972). Visual perimetry. In D. Jameson & L.M. Hurvich (Eds), *Visual Psychophysics. Handbook of Sensory Physiology* VII/4 (pp. 102–144). Berlin: Springer.
Baddeley, A., Meade, T., & Newcombe, F. (1980). Design problems in research on rehabilitation after brain damage. *International Rehabilitation Medicine, 2*, 138–142.
Balint, R. (1909). Seelenlähmung des "Schauens", optische Ataxie, räumliche Störung der Aufmerksamkeit. *Monatsschrift für Psychiatrie und Neurologie, 25*, 51–81.
Balliet, R., Blood, K.M.T., & Bach-y-Rita, P. (1985). Visual field rehabilitation in the cortically blind? *Journal of Neurology, Neurosurgery, and Psychiatry, 48*, 1113–1124.

Barlow, D.H., & Hersen, M. (1985). *Single case experimental design: Strategies for studying behaviour change*. (2nd ed.). New York: Pergamon.
Benton, A.L., & Tranel, D. (1993). Visuoperceptual, visuospatial, and visuoconstructive disorders. In K.M. Heilman & E. Valenstein (Eds), *Clinical Neuropsychology*, (3rd ed.). (pp. 165–213). New York: Oxford University Press.
Bergman, P.S. (1957). Cerebral blindness. *Archives of Neurology and Psychiatry, 78*, 568–584.
Bodis-Wollner, I. (1972). Visual acuity and contrast sensitivity in patients with cerebral lesions. *Science, 178*, 769–771.
Bodis-Wollner, I. (1976). Vulnerability of spatial frequency channels in cerebral lesions. *Nature, 261*, 309–311.
Bodis-Wollner, I., & Diamond, S.P. (1976). The measurement of spatial contrast sensitivity in cases of blurred vision associated with cerebral lesions. *Brain, 99*, 695–710.
Bosley, T.M., Dann, R., Silver, F.L., Alavi, A., Kushner, M., Chawluk, J.B., Savino, P.J., Sergott, R.C., Schatz, N.J., & Raivich, M. (1987). Recovery of vision after ischemic lesions: Positron emission tomography. *Annals of Neurology, 21*, 444–450.
Bruyer, R., Laterre, C., Seron, F.X., Feyereisen, P. Strypsetin, E. Pierrard, E., & Rectem, D. (1983). A case of prosopagnosia with some preserved covert remembrance of familiar faces. *Brain and Cognition, 2*, 257–284.
Bulens, C., Meerwaldt, J.D., van der Wildt, G.J., & Kemink, D. (1989). Spatial contrast sensitivity in unilateral cerebral ischemic lesions involving the posterior visual pathway. *Brain, 112*, 507–520.
Calabria, G., Gandolfo, E., Rolando, M., Capris, P., & Burtolo, C. (1985). Ergoperimetry in patients with severe visual field damage. In A. Heijl & E.L. Greve (Eds), *Proceedings of the 6th International Visual Field Symposium* (pp. 349–352). Dordrecht: Dr. W. Junk Publishers.
Celesia, G.G., Brigell, M.G., & Vaphiades, M.S. (1997). Hemianopic anosognosia. *Neurology, 49*, 88–97.
Charnallet, A., Rousset, S., Carbonnel, S., & Pellat, J. (1996). A case study of a strong perceptual deficit without agnosia—evidence against sequential perception and memory. *Brain & Cognition, 32*, 115–117.
Chedru, F., Leblanc, M., & Lhermitte, F. (1973). Visual searching in normal and brain-damaged subjects. *Cortex, 9*, 94–111.
Chelazzi, L., Miller, E.K., Duncan, J., & Desimone, R. (1993). A neural basis of visual search in inferotemporal cortex. *Nature, 363*, 345–347.
Ciuffreda, K.J., Kenyon, R.V., & Stark, L. (1985). Eye movements during reading: Further case reports. *American Journal of Optometry and Physiological Optics, 62*, 844–852.
Corbetta, M., Miezin, F.M., Shulman, G.L., & Petersen, S.E. (1993). A PET study of visual spatial attention. *Journal of Neuroscience, 13*, 1202–1226.
Courtney, A.J., & Shou, C.H. (1985). Simple measures of visual-lobe size and search performance. *Ergonomics, 28*, 1319–1331.
Cowey, A. (1967). Perimetric study of visual field defects in monkeys after cortical and retinal ablations. *Quarterly Journal of Experimental Psychology, 19*, 232–245.
Cowey, A. (1994). Cortical visual areas and the neurobiology of higher visual processes. In M.J. Farah & G. Ratcliff (Eds), *The Neuropsychology of High-Level Vision* (pp. 3–31). Hillsdale, NJ: Erlbaum.
Critchley, M. (1949). The problem of awareness or non-awareness of hemianopic field defects. *Transactions of the Ophthalmological Society UK, 69*, 95–109.
Damasio, A.R., Tranel, D., & Damasio, H. (1989). Disorders of visual recognition. In F. Boller & J. Grafman (Eds), *Handbook of Neuropsychology*, (Vol. 2, pp. 317–322). Amsterdam: Elsevier Science Publishers Biomedical Division.
Damasio, A.R., Yamada, T., Damasio, H., Corbett, J., & McKee, J. (1980). Central achromatopsia: Behavioral, anatomic, physiological aspects. *Neurology, 30*, 1064–1071.

De Haan, E.H., Heywood, C.A., Young, A.W., Edelstyn, N., & Newcombe, F. (1995). Ettlinger revisited: The relation between agnosia and sensory impairment. *Journal of Neurology, Neurosurgery, and Psychiatry, 58*, 350–356.

De Renzi, E. (1982). *Disorders of space exploration and cognition.* Chichester, New York: Wiley.

Desimone, R., & Ungerleider, L.G. (1989). Neural mechanisms of visual processing in monkeys. In F. Boller & J. Grafman (Eds), *Handbook of neuropsychology*, (Vol. 2, pp. 267–299). Amsterdam: Elsevier.

Diller, L., Ben-Yishay, Y., Gerstman, J.L., Goodkin, R., & Gordon, W. (1974). *Studies in cognition and rehabilitation in hemiplegia. Rehabilitation monograph No. 50.* New York Institute of Rehabilitation Medicine, New York.

Driver, J., & Mattingley, J.B. (1995). Selective attention in humans: Normality and pathology. *Current Opinion in Neurobiology, 5*, 191–197.

Dromerick, A.W., & Reding, M.J. (1995). Functional outcome for patients with hemiparesis, hemihypaesthesia, and hemianopsia. Does lesion location matter? *Stroke, 26*, 2023–2026.

Eber, A.M., Metz-Lutz, M.N., Strubel, D., Vetrano, E., & Collard, M. (1988). Electro-oculographic study of reading in hemianopic patients. *Revue Neurologique, 144*, 515–518.

Ellenberger, C.Jr. (1974). Modern perimetry in neuro-ophthalmic diagnosis. *Archives of Neurology, 30*, 193–201.

Farnsworth, D. (1943). The Farnsworth–Munsell 100-hue and dichotomous tests for colour vision. *Journal of the Optical Society of America, 33*, 569–578.

Feibel, J.H., & Springer, C.J. (1982). Depression and failure to resume social activities after stroke. *Archives of Physical Medicine and Medical Rehabilitation, 63*, 276–278.

Fellemann, D.J., & van Essen, D.C. (1991). Distributed hierarchical processing in the primate cerebral cortex. *Cerebral Cortex, 1*, 1–47.

Fiorentini, A., & Berardi, N. (1980). Perceptual learning specific for orientation and spatial frequency. *Nature, 287*, 43–44.

Frisén, L. (1980). The neurology of visual acuity. *Brain, 103*, 639–670.

Frommer, G.P. (1978). Subtotal lesions: Implications for coding and recovery of function. In S. Finger (Ed.) *Recovery from brain damage: Research and theory* (pp. 217–280). New York: Plenum Press.

Gainotti, G., Silveri, M.C., Daniele, A., & Giustolisi, L. (1995). Neuroanatomical correlates of category-specific semantic disorders: A critical survey. *Memory, 3*, 247–264.

Gassel, M.M., & Williams, D. (1963a). Visual functions in patients with homonymous hemianopia. Part II. Oculomotor mechanisms. *Brain, 86*, 1–36.

Gassel, M.M., & Williams, D. (1963b). Visual functions in patients with homonymous hemianopia. Part III. The completion phenomenon; insight and attitude to the defect; and visual functional efficiency. *Brain, 86*, 229–260.

Gianutsos, R., & Matheson, P. (1987). The rehabilitation of visual perceptual disorders attributable to brain injury. In: M.J. Meier, A.L. Benton & L. Diller (Eds), *Neuropsychological rehabilitation* (pp. 202–241). Edinburgh: Churchill Livingstone.

Gloning, I., Gloning, K., & Hoff, H. (1968). *Neuropsychological symptoms and syndromes in lesions of the occipital lobe and adjacent areas.* Paris: Gauthier-Villar.

Gloning, I., Gloning, K., & Tschabitscher, H. (1962). Die occipitale Blindheit auf vaskulärer Basis. *Von Graefes Archiv für Ophthalmologie, 165*, 138–177.

Goto, K., Tagawa, K., Uemura, K., Ishii, K., & Takahashi, S. (1979). Posterior cerebral artery occlusion: Clinical, computed tomographic, and angiographic correlation. *Radiology, 132*, 357–368.

Groswasser, Z., Cohen, M., & Blankstein, E. (1990). Polytrauma associated with traumatic brain injury: Incidence, nature and impact on rehabilitation outcome. *Brain Injury, 4*, 161–166.

Grüsser, O.-J., & Landis, T. (1991). *Visual agnosias and other disturbances of visual perception and cognition.* Boca Raton: CRC Press.

Halligan, P.W., Cockburn, J., & Wilson, B.A. (1991). The behavioral assessment of neglect. *Neuropsychological Rehabilitation*, *1*, 5–32.
Harrington, D.O. (1976). *The Visual Fields*. (4th ed.). St. Louis: Mosby.
Hecaen, H., & Ajuriaguerra, J. de (1954). Balint's syndrome (psychic paralysis of fixation) and its minor forms. *Brain*, *77*, 373–400.
Henderson, V.W. (1982). Impaired hue discrimination in homonymous visual fields. *Archives of Neurology*, *39*, 418–419.
Hess, R.F. (1984). On the assessment of contrast threshold functions for anomalous vision. *British Orthoptic Journal*, *41*, 1–14.
Hess, R.F., Zihl, J., Pointer, S.J., & Schmid, Ch. (1990). The contrast sensitivity deficit in cases with cerebral lesions. *Clinical Vision Sciences*, *5*, 203–215.
Heywood, C.A., Gadotti, A., & Cowey, A. (1992). Cortical area V4 and its role in the perception of color. *The Journal of Neuroscience*, *12*, 4056–4065.
Heywood, C.A., Wilson, B., & Cowey, A. (1987). A case study of cortical colour blindness with relatively intact achromatic discrimination. *Journal of Neurology, Neurosurgery, and Psychiatry*, *50*, 22–29.
Hier, D.B., Mondlock, J., & Caplan, L.R. (1983a). Behavioral abnormalities after right hemisphere stroke. *Neurology*, *33*, 337–344.
Hier, D.B., Mondlock, J., & Caplan, L.R. (1983b). Recovery of behavioral abnormalities after right hemisphere stroke. *Neurology*, *33*, 345–350.
Hillis, E.H., & Caramazza, A. (1992). The reading process and its disorders. In D.I. Margolin (Ed.), *Cognitive neuropsychology in clinical practice* (pp. 229–262). New York, Oxford: Oxford University Press.
Humphrey, N.K. (1974). Vision in a monkey without striate cortex: A case study. *Perception*, *3*, 241–255.
Humphreys, G.W., & Riddoch, M.J. (1994). Visual object processing in normality and pathology: Implications for rehabilitation. In M.J. Riddoch & G.W. Humphreys (Eds), *Cognitive neuropsychology and cognitive rehabilitation* (pp. 39–76). Hove, UK: Lawrence Erlbaum Associates Ltd.
Humphreys, G.W., Riddoch, M.J., & Wallesch, C.-W. (1996). Poppelreuter's case of Merk: The analysis of visual disturbances following a gunshot wound to the brain. In: C. Code, C.-W. Wallesch, Y. Joanette & A. Rosch (Eds), *Classical cases in neuropsychology* (pp. 77–88). Hove, UK: Psychology Press.
Igersheimer, J. (1919). Zur Pathologie der Sehbahn. IV. Gesichtsfeldverbesserung bei Hemianopikern. *Albrecht von Grefes Archiv für Ophthalmologie*, *100*, 357–369.
Ikeda, M., & Saida, S. (1978). Span of recognition in reading. *Vision Research*, *18*, 83–88.
Inhoff, A.W. (1987). Parafoveal word perception during eye fixations in reading: Effects of visual salience and word structure. In M. Coltheart (Ed.), *Attention and performance XII: The psychology of reading* (pp. 403–418). Hove, UK: Lawrence Erlbaum Associates Ltd.
Ishiai, S., Furukawa, T., & Tsukagoshi, H. (1987). Eye-fixation patterns in homonymous hemianopia and unilateral spatial neglect. *Neuropsychologia*, *25*, 675–679.
Jackowski, M.M., Sturr, J.F., Taub, H.A., & Turk, M.A. (1996). Photophobia in patients with traumatic brain injury: Uses of light-filtering lenses to enhance contrast sensitivity and reading rate. *NeuroRehabilitation*, *6*, 193–201.
Kasten, E., & Sabel, B.A. (1995). Visual field enlargement after computer training in brain-damaged patients with homonymous deficits—an open pilot trial. *Restorative Neurology & Neuroscience*, *8*, 113–127.
Kerkhoff, G. (1988). Visuelle Raumwahrnehmung und Raumoperationen. In D. von Cramon & J. Zihl (Eds). *Neuropsychologische Rehabilitation* (pp. 197–214). Berlin: Springer.
Kerkhoff, G., Münssinger, U., Eberle-Strauss, G., & Stögerer, E. (1992a). Rehabilitation of hemianopic alexia in patients with postgeniculate visual field disorders. *Neuropsychological Rehabilitation*, *2*, 21–42.

Kerkhoff, G., Münssinger, U., Haaf, E., Eberle-Strauss, G., & Stögerer, E. (1992b). Rehabilitation of homonymous scotomata in patients with postgeniculate damage of the visual system: Saccadic compensation training. *Restorative Neurology and Neuroscience, 4,* 245–254.

Kerkhoff, G., Münssinger, U., & Meier, E. (1994). Neurovisual rehabilitation in cerebral blindness. *Archives of Neurology, 51,* 474–481.

Kerkhoff, G., Schaub, J., & Zihl, J. (1990). Assessment of cerebral visual disorders by patient-questionnaire. [In German]. *Nervenarzt, 61,* 711–718.

Kertesz, A. (1979). Visual agnosia: The dual deficit of perception and recognition. *Cortex, 15,* 403–419.

Klüver, H. (1942). Functional significance of the geniculo-striate system. *Biological Symposia, 7,* 253–299.

Koehler, P.J., Endtz, L.J., Te Velde, J., & Hekster, R.E. (1986). Aware or non-aware. On the significance of awareness for the localization of the lesion responsible for homonymous hemianopia. *Journal of Neurological Sciences, 75,* 255–262.

Kustov, A.A., & Robinson, D.L. (1996). Shared neural control of attentional shifts and eye movements. *Nature, 384,* 74–77.

Legge, D.E., Pelli, D.G., Rubin, G.S., & Schleske, M.M. (1985). Psychophysics of reading. I. Normal vision. *Vision Research, 25,* 239–252.

Leigh, R.J., & Zee D.S. (1991). *The neurology of eye movements.* (2nd ed.). Philadelphia: F.A. Davis.

Levine, D.N. (1990). Unawareness of visual and sensorimotor defects: A hypothesis. *Brain and Cognition, 13,* 231–281.

Lezak, M.D. (1995). *Neuropsychological assessment.* (3rd ed.). New York, Oxford: Oxford University Press.

Liepmann, H., & Kalmus, E. (1900). Über eine Augenmaassstörung bei Hemianopikern. *Berliner Klinische Wochenschrift, 38,* 838–842.

Lissauer, H. (1890). Ein Fall von Seelenblindheit nebst einem Beitrage zur Theorie derselben. *Archiv für Psychiatrie und Nervenkrankheiten, 21,* 222–270.

Lovie-Kitchin, J., Mainstone, J., Robinson, J., & Brown, P. (1990). What areas of the visual field are important for mobility in low vision patients? *Clinical Vision Sciences, 5,* 249–263.

Lütgehetmann, R., & Stäbler, M. (1992). Deficiencies of visual spatial orientation: Diagnostic and therapy of brain-damaged patients [in German]. *Zeitschrift für Neuropsychologie, 3,* 130–142.

Mackensen, G. (1962). Die Untersuchung der Lesefähigkeit als klinische Funktionsprüfung. *Fortschritte der Augenheilkunde, 12,* 344–379.

McCarthy, R.A., & Warrington, E.K. (1988). Evidence for modality-specific meaning systems in the brain. *Nature, 334,* 428–430.

McConkie, G.W., & Rayner, K. (1975). The span of the effective stimulus during a fixation in reading. *Perception & Psychophysics, 17,* 578–586.

McConkie, G.W., & Rayner, K. (1976). Asymmetry of the perceptual span in reading. *Bulletin of the Psychonomic Society, 8,* 365–368.

McDonald, W.I., & Barnes, D. (1992). The ocular manifestations of multiple sclerosis. 1. Abnormalities of the afferent visual system. *Journal of Neurology, Neurosurgery, and Psychiatry, 55,* 747–752.

Meadows, J.C. (1974). Disturbed perception of colours associated with localized cerebral lesions. *Brain, 97,* 615–632.

Meerwaldt, J.D. (1983). Spatial disorientation in right-hemisphere infarction: A study of the speed of recovery. *Journal of Neurology, Neurosurgery, and Psychiatry, 46,* 426–429.

Meerwaldt, J.D., & van Harskamp, F. (1982). Spatial disorientation in right-hemisphere infarction. *Journal of Neurology, Neurosurgery, and Psychiatry, 45,* 586–590.

Meienberg, O., Zangemeister, E.H., Rosenberg, M., Hoyt, W.F., & Stark, L. (1981). Saccadic eye movements strategies in patients with homonymous hemianopia. *Annals of Neurology, 9,* 537–544.

Mesulam, M.M. (1981). A cortical network for directed visual attention and unilateral neglect. *Annals of Neurology*, *10*, 309–325.
Miller, N.R. (1982). Topical diagnosis of retrochiasmal visual field defects. In *Clinical Neuro-ophthalmology*, (Vol. 1, pp. 127–147). Baltimore: Williams & Wilkins.
Milner, A.D., Perrett, D.I., Johnston, R.S., Benson, P.J., Jordan, T.R., Heeley, D.W., Betucci, D., Mortara, F., Mutani, R., Terazzi, E., & Davidson, D.L.W. (1991). Perception and action in "Visual form agnosia". *Brain*, *114*, 405–428.
Mohler, C.W., & Wurtz, R.H. (1977). Role of striate cortex and superior colliculus in visual guidance of saccadic eye movements. *Journal of Neurophysiology*, *40*, 74–94.
Montero, J., Pena, J., Genis, D., Rubio, F., Peres-Serra, J., & Barraquer-Bordas, L. (1982). Balint's syndrome. *Acta Neurologica Belgica*, *82*, 270–280.
Morel, A., & Bullier, J. (1990). Anatomical segregation of two cortical visual pathways in the macaque monkey. *Visual Neuroscience*, *4*, 555–578.
Munsell Book of Color (1976). Baltimore (MD): MacBeth Division of Kollmorgen Corporation.
Ogden, J.A. (1993). Visual object agnosia, prosopagnosia, achromatopsia, loss of visual imagery, and autobiographical amnesia following recovery from cortical blindness: Case M.H. *Neuropsychologia*, *31*, 571–589.
Pearlman, A.L., Birch, J., & Meadows, J.C. (1979). Cerebral colour blindness: An acquired defect in hue discrimination. *Annals of Neurology*, *5*, 253–261.
Petersen, S.E., Robinson, D.L., & Morris, J.D. (1987). Contributions of the pulvinar to visual spatial attention. *Neuropsychologia*, *25*, 97–105.
Pierrot-Deseilligny, C., Gray, F., & Brunet, P. (1986). Infarcts of both inferior parietal lobules with impairment of visually guided eye movements, peripheral visual inattention and optic apraxia. *Brain*, *109*, 81–97.
Pierrot-Deseilligny, Ch., Rivaud, S., Gaymard, B. Müri, R., & Vermersch, A.I. (1995). Cortical control of saccades. *Annals of Neurology*, *37*, 557–567.
Pizzamiglio, L., Antonucci, G., Guariglia, C., Judica, A., Montenero, P., Razzano, C., & Zoccolotti, P. (1992). Cognitive rehabilitation of the hemineglect disorders in chronic patients with unilateral right brain damage. *Journal of Clinical and Experimental Neuropsychology*, *14*, 901–923.
Plant, G.T., Kermode, A.G., Turano, G., Moseley, I.F., Miller, D.H., MacManus, D.G., Halliday, A.M., & McDonald, W.I. (1992). Symptomatic retrochiasmal lesions in multiple sclerosis: Clinical features, visual evoked potentials, and magnetic resonance imaging. *Neurology*, *42*, 68–76.
Pommerenke, K., & Markowitsch, J.H. (1989). Rehabilitation training of homonymous visual field defects in patients with postgeniculate damage to the visual system. *Restorative Neurology & Neurosciences*, *1*, 47–63.
Pöppel, E. (1986). Long-range colour-generating interactions across the retina. *Nature*, *320*, 523–525.
Pöppel, E., Brinkmann, R., von Cramon, D., & Singer, W. (1978). Association and dissociation of visual functions in a case of bilateral occipital lobe infarction. *Archiv für Psychiatrie und Nervenkrankheiten*, *225*, 1–21.
Poppelreuter, W. (1917/1990). *Disturbances of lower and higher visual capacities caused by occipital damage*. Transl. J. Zihl & L. Weiskrantz. Oxford: Oxford University Press (Clarendon).
Poulson, H.L., Galetta, S.L., Grossman, M., & Alavi, A. (1994). Hemiachromatopsia after occipitotemporal infarcts. *American Journal of Ophthalmology*, *118*, 518–523.
Powell, J., & Davidoff, D. (1995). Selective impairments of object knowledge in a case of acquired cortical blindness. *Memory*, *3*, 435–461.
Raymond, M.J., Bennett, T.L., Malia, K.B., & Bewick K.C. (1996). Rehabilitation of visual processing deficits following brain injury. *NeuroRehabilitation*, *6*, 229–240.
Rayner, K., McConkie, G.W., & Ehrlich, S. (1978). Eye movements and integration of information across fixations. *Journal of Experimental Psychology: Human Perception & Performance*, *4*, 529–544.

Rayner, K., & Pollatsek, A. (1987). Eye movements in reading: A tutorial review. In M. Coltheart (Ed.), *Attention and performance XII: The psychology of reading* (pp. 327–362). Hove, UK: Lawrence Erlbaum Associates Ltd.

Reding, M.J., & Potes, E. (1988). Rehabilitation outcome following initial unilateral hemispheric stroke: Life table analysis approach. *Stroke, 19*, 1354–1358.

Richards, P.M., & Ruff, R.M. (1989). Motivational effects on neuropsychological functioning: comparison of depressed versus nondepressed individuals. *Journal of Consulting and Clinical Psychology, 57*, 396–402.

Rizzo, M., Smith, V., Pokorny, J., & Damasio, A.R. (1993). Colour perception profiles in central achromatopsia. *Neurology, 43*, 995–1001.

Robertson, L.C. (1992). Perceptual organization and attentional search in cognitive deficits. In D.I. Margolin (Ed.), *Cognitive neuropsychology in clinical practice* (pp. 70–95). New York, Oxford: Oxford University Press.

Robertson, I.H. (1994). Methodology in neuropsychological rehabilitation research. *Neuropsychological Rehabilitation, 4*, 1–6.

Robinson, D.L. (1993). Functional contributions of the primate pulvinar. *Progress in Brain Research, 95*, 371–380.

Robinson, D.L., & Petersen, S.E. (1992). The pulvinar and visual salience. *Trends in Neurosciences, 15*, 127–132.

Rockland, K.S., & Pandya, D.N. (1981). Cortical connections of the occipital lobe in the rhesus monkey: Interconnections between areas 17, 18, 19 and the superior temporal sulcus. *Brain Research, 212*, 249–270.

Rossi, P.W., Kheyfets, S., & Reding, M. (1990). Fresnal lenses improve visual perception in stroke patients with homonymous hemianopia or unilateral visual neglect. *Neurology, 40*, 1587–1599.

Rothi, L.J., & Horner, J. (1983). Restitution and substitution: Two theories of recovery with application to neurobehavioral treatment. *Journal of Clinical Neuropsychology, 5*, 73–81.

Sarno, J.E., & Sarno, M.T. (1979). *Stroke: A guide for patients and their families*. New York: McGraw Hill.

Savino, P.J., Paris, M., Schatz, N.J., & Corbett, J.J. (1978). Optic tract syndrome. *Archives of Ophthalmology, 96*, 656–663.

Sekuler, R., & Blake, R. (1985). *Perception*. New York: Alfred A. Knopf.

Selemon, L.D., & Goldman-Rakic, P.S. (1988). Common cortical and subcortical targets of the dorsolateral prefrontal and posterior parietal cortices in the rhesus monkey: Evidence for a distributed neural network subserving spatially guided behavior. *Journal of Neuroscience, 8*, 4049–4068.

Seltzer, B., & Pandya, D.N. (1984). Further observations on parieto-temporal connections in the rhesus monkey. *Experimental Brain Research, 55*, 301–312.

Sergent, J. (1988). An investigation into perceptual completion in blind areas of the visual field. *Brain, 111*, 347–373.

Shipp, S., de Jong, B.M., Zihl, J., Frackowiak, R.S.J., & Zeki, S. (1994). The brain activity related to residual motion vision in a patient with bilateral lesions to V5. *Brain, 117*, 1023–1038.

Sidman, M., & Stoddard, L.T. (1967). The effectiveness of fading in programming a simultaneous form discrimination for retarded children. *Journal of the Experimental Analysis of Behavior, 10*, 3–15.

Siemerling, E. (1890). Ein Fall von sogenannter Seelenblindheit nebst anderweitigen cerebralen Symptomen. *Archiv für Psychiatrie und Nervenkrankheiten, 21*, 284–289.

Singer, W. (1979). Central core control of visual-cortex functions. In F.O. Schmitt & F.G. Worden (Eds), *The neuroscienes fourth study program* (pp. 1093–1110). Cambridge, MA, and London: MIT Press.

Slamovits, T.L., Rosen, C.E., Cheng, K.P., & Striph, G.G. (1991). Visual recovery in patients with optic neuritis and visual loss to no light perception. *American Journal of Ophthalmology, 111*, 209–214.

Sloan, L.L. (1971). The Tübingen perimeter of Aulhorn and Harms. *Archives of Ophthalmology*, *86*, 612–622.

Small, S.L., Hart, J., Nguyen, T., & Gordon, B. (1995). Distributed representations of semantic knowledge in the brain. *Brain*, *118*, 441–453.

Sparr, S.A., Jay, M., Drislane, F.W., & Venna, N. (1991). A historic case of visual agnosia revisited after 40 years. *Brain*, *114*, 789–800.

Stein, D.G. (1994). Brain damage and recovery. *Progress in Brain Research*, *100*, 203–211.

Symonds, C., & MacKenzie, I. (1957). Bilateral loss of vision from cerebral infarction. *Brain*, *80*, 415–455.

Teuber, H.-L. (1975). Recovery of function after brain injury in man. In *Outcome of severe damage to the central nervous system* (pp. 159–190). Ciba Foundation Symposium 34 (New Series). Amsterdam: Elsevier.

Teuber, H.-L., Battersby, W.S., & Bender, M.B. (1960). *Visual field defects after penetrating missile wounds of the brain.* Cambridge, MA: Harvard University Press.

Tootell, R.B.H., Dale, A.M., Sereno, M.I., & Malach, R. (1996). New images from human visual cortex. *Trends in Neurosciences*, *19*, 481–489.

Traccis, S., Puliga, M.V., Ruiu, M.C., Marras, M.A., & Rosati, G. (1991). Unilateral occipital lesion causing hemianopia affects the acoustic saccadic programming. *Neurology*, *41*, 1633–1638.

Trobe, J.D., Lorber, M.L., & Schlezinger, N.S. (1973). Isolated homonymous hemianopia. *Archives of Ophthalmology*, *89*, 377–381.

Uemura, T., Arai, Y., & Shimazaki, C. (1980). Eye–head coordination during lateral gaze in normal subjects. *Acta Otolaryngica*, *90*, 191–198.

Uzzel, B.P., Dolinskas, C.A., & Langfitt, T.W. (1988). Visual field defects in relation to head injury severity. *Archives of Neurology*, *45*, 420–424.

Van der Wildt, G.J., & Bergsma, P.B. (1997). Visual field enlargement by neuropsychological training in a hemianopsia patient. *Documenta Ophthalmologica*, *93*, 277–292.

Verriest, G., Bailey, I.L., Calabria, G., Campos, E., Crick, R.P., Enoch, J.M., Esterman, B., Friedman, A.C., Hill, A.R., Ikeda, M., Johnson, C.A., Overington, I., Ronchi, L., Saida, S., Serra, A., Villani, S., Weale, R.A., Wolbarsht, M.L., & Zingirian, M. (1985). The occupational visual field: II. Practical aspects: The functional visual field in abnormal conditions and its relationship to visual ergonomics, visual impairment and job fitness. In A. Heijl & E.L. Greve (Eds), *Proceedings of the 6th International Visual Field Symposium* (pp. 281–326). Dordrecht: Dr. W. Junk Publishers.

Walsh, Th.J. (1985). Blurred vision. In Th.J. Walsh (Ed.), *Neuro-ophthalmology: Clinical signs and symptoms* (pp. 343–385). Philadelphia: Lea & Febiger.

Walsh, F.B., & Hoyt, W.F. (1969). *Clinical Neuro-ophthalmology.* (3rd Ed.). (Vol. 1). Baltimore: Williams & Wilkins.

Wapner, W., Judd, T., & Gardner, H. (1978). Visual agnosia in an artist. *Cortex*, *14*, 343–364.

Warrington, E.K. (1985). Agnosia: The impairment of object recognition. In J.A.M. Frederiks (Ed.), *Handbook of Clinical Neurology. Vol 1 (45): Clinical Neuropsychology* (pp. 333–349). Amsterdam: Elsevier.

Weinberg, J., Diller, L., Gordon, W.A., Gerstman, L.J., Lieberman, A., Lakin, P., Hodges, G., & Ezrachi, O. (1979). Training sensory awareness and spatial organisation in people with right brain damage. *Archives of Physical Medicine and Rehabilitation*, *60*, 491–496.

Weiss, N. (1969). Management of the low vision patient with peripheral field loss. *Journal of the American Optometric Association*, *40*, 830–832.

Weiss, N. (1972). An application of cemented prism with severe field loss. *American Journal of Optometry and Archives of the Academy of Optometrists*, *49*, 261–264.

Weiskrantz, L. (1986). *Blindsight—A case study and its implications.* Oxford: Oxford University Press.

Weiskrantz, L., & Cowey, A. (1970). Filling in the scotoma: A study of residual vision after striate cortex lesions in monkeys. In E. Stellar & J.M. Sprague (Eds), *Progress in physiological psychology*, (Vol. 3, pp. 237–260). New York: Academic Press.

Wilbrand, H. (1907). Über die makulär-hemianopische Lesestörung und die von Monakow'sche Projektion der Makula auf die Sehsphäre. *Klinische Monatsblätter für Augenheilkunde, 45*, 1–39.

Wilbrand, H., & Saenger, A. (1917). *Die Neurologie des Auges. Band 7: Die Erkrankungen der Sehbahn vom Tractus bis in den Cortex*. Wiesbaden: J.F. Bergmann.

Williams, D., & Gassel, M.M. (1962). Visual function in patients with homonymous hemianopia. Part I. The visual fields. *Brain, 85*, 175–250.

Wilson, B.A., Baddeley, A. Evans, J., & Shiel, A. (1994). Errorless learning in the rehabilitation of memory impaired people. *Neuropsychological Rehabilitation, 4*, 307–326.

Wilson, B., & Davidoff, J. (1993). Partial recovery from visual object agnosia: A 10 year follow-up study. *Cortex, 29*, 529–542.

Wilson, B.A., & Evans, J.J. (1996). Error-free learning in the rehabilitation of people with memory impairments. *Journal of Head Trauma Rehabilitation, 11*, 54–64.

Young, R.S.L., Fishman, G.A., & Chen, F. (1980). Traumatically acquired color vision defect. *Investigative Ophthalmology & Visual Science, 19*, 545–549.

Young, L.R., & Sheena, D. (1975). Survey of eye movement recording methods. *Behavior Research Methods and Instrumentation, 7*, 397–429.

Zagorski, A. (1867). Ein Fall von gleichseitiger Hemiopie nach apoplectischem Insult mit vollständiger Restitution. *Klinische Monatsblätter für Augenheilkunde, 5*, 322–325.

Zangemeister, W.H., Meienberg, O., Stark, L., & Hoyt, W.F. (1982). Eye-head coordination in homonymous hemianopia. *Journal of Neurology, 226*, 243–254.

Zeki, S.M. (1978). Functional specialisation in the visual cortex of the rhesus monkey. *Nature, 274*, 423–428.

Zeki, S. (1993). *A vision of the brain*. Oxford: Blackwell Scientific.

Zihl, J. (1980). "Blindsight": Improvement of visually guided eye movements by systematic practice in patients with cerebral blindness. *Neuropsychologia, 18*, 71–77.

Zihl, J. (1981). Recovery of visual functions in patients with cerebral blindness. *Experimental Brain Research, 44*, 159–169.

Zihl, J. (1988). Sehen. In D. von Cramon & J. Zihl (Eds), *Neuropsychologische Rehabilitation* (pp. 105–131). Berlin: Springer Verlag.

Zihl, J. (1989). Cerebral disturbances of elementary visual function. In J.W. Brown (Ed.), *Neuropsychology of visual perception* (pp. 35–58). Hillsdale, NJ: Erlbaum.

Zihl, J. (1990). Treatment of patients with homonymous hemianopia. [In German]. *Zeitschrift für Neuropsychologie, 2*, 95–101.

Zihl, J. (1994). Rehabilitation of visual impairments in patients with brain damage. In A.C. Koijman, P.L. Looijesijn, J.A. Welling, & G.J. van der Wildt (Eds), *Low vision* (pp. 287–295). Amsterdam, Oxford: IOS Press.

Zihl, J. (1995a). Eye movement patterns in hemianopic dyslexia. *Brain, 118*, 891–912.

Zihl, J. (1995b). Visual scanning behavior in patients with homonymous hemianopia. *Neuropsychologia, 33*, 287–303.

Zihl, J., & Kennard, C. (1996). Disorders of higher visual function. In Th. Brandt, L.R. Caplan, J. Dichgans, H.C. Diener, & C. Kennard (Eds), *Neurological disorders: Course and treatment* (pp. 201–212). San Diego: Academic Press.

Zihl, J., & Kerkhoff, G. (1990). Foveal photopic and scotopic adaptation in patients with brain damage. *Clinical Vision Sciences, 5*, 185–195.

Zihl, J., Krischer, C., & Meissen, R. (1984). Hemianopic dyslexia and its treatment [in German]. *Nervenarzt, 55*, 317–323.

Zihl, J., & Mayer, J. (1981). Colour perimetry: Method and diagnostic value. [In German]. *Nervenarzt, 52*, 547–580.

Zihl, J., Roth, W., Kerkhoff, G., & Heywood, C.A. (1988). The influence of homonymous visual field disorders on colour sorting performance in the FM 100-hue test. *Neuropsychologia, 26,* 869–876.

Zihl, J., & von Cramon, D. (1979). The contribution of the "second" visual system to directed visual attention in man. *Brain, 102,* 835–856.

Zihl, J., & von Cramon, D. (1985). Visual field recovery from scotoma in patients with postgeniculate damage. A review of 55 cases. *Brain, 108,* 335–365.

Zihl, J., & von Cramon, D. (1986a). Recovery of visual field in patients with postgeniculate damage. In K. Poeck, H.J. Freund, & H. Gänshirt (Eds), *Neurology* (pp. 188–194). Berlin, Heidelberg: Springer.

Zihl, J., & von Cramon, D. (1986b). *Zerebrale Sehstörungen.* Stuttgart: Kohlhammer Verlag.

Zihl, J., von Cramon, D., & Mai, N. (1983). Selective disturbance of movement vision after bilateral brain damage. *Brain, 106,* 313–340.

Zihl, J., von Cramon, D., Mai, N., & Schmid, Ch. (1991). Disturbance of movement vision after bilateral posterior brain damage. Further evidence and follow up observations. *Brain, 114,* 2235–2252.

索引

事項索引（和文）

あ

アントン症候群　9
誤りのある学習　162
誤りのない学習　162
暗順応　114

い

一側性視野欠損　63
一側性視野障害　36
一側性視野障害者の視野の回避　19
一側性大脳性弱視　54
一側性同名性視野欠損　15
一側性の視交叉後の脳損傷　114
一側性の脳損傷患者　128
一側性半盲　31
一側の後頭側頭葉の脳損傷　118
一側の同名性視野欠損　19
一側傍中心窩視野障害　91
色の呼称　122, 200
色の付いた標的による視野の測定　200
色の弁別　121
色弁別（Farnsworth-Munsell 100-hue 検査）　200
色弁別の改善　124

色弁別の練習　122
色弁別練習前後における色名呼称　125
色弁別練習の手順　123
色弁別練習前後のFM100-hue 検査成績　126

う

上1/4視野の色覚　118
運動視　7, 8

お

黄斑‒半盲性読字　85
奥行き知覚　128, 200
奥行き知覚の障害　133

か

回避　17
絵画完成　131
外側膝状体　14
顔の知覚　180
数の順唱　131
眼球運動　27
眼球運動技法の獲得　44
眼球運動失行　145
眼球運動による走査障害　36
眼球運動による走査の改善　137

眼球運動による走査の空間
　—時間的な組織化　81
眼球運動による走査の例　147
眼球運動による代償　27, 44
眼球運動の記録　11
眼球運動の空間的誘導　93
眼球運動の計測器　27
眼球運動の検査条件　29
眼球運動の視空間的な誘導　71
眼球運動の自発的適応　46
眼球運動の定量的変数　98
眼球運動の諸指標の統計的な分析（ANOVA）　64
眼球運動の変数の統計的分析　78
眼球運動の誘導　3
眼電図　26
感覚の自覚　131

く

空間解像度の障害　109
空間コントラスト　108
空間コントラスト感度　108, 109, 112
空間コントラスト刺激を用いた練習　113
空間周波数感度　199
空間的解像度と形態弁別の

練習 203
空間内での視覚的定位の練習(固視,把握) 200

け

形態弁別 182
継次探索処理 72, 74

こ

コントラスト感度 180, 182, 202
コントラスト感度と視力 203
コントラスト感度の訓練 111
コントラスト感度の自然回復 111
コントラスト感度の測定 108
コントラスト感度の低下 110, 111
固視 133
固視移動の成績 133
固視数 80, 84
固視の繰り返し 67, 80, 84
固視の正確さ 136, 202
語尾 85
光景の点検と読みの練習 201
光景の同定 139
後頭頭頂皮質 36
後頭頭頂葉の出血 133
後頭葉梗塞による同名性半盲 43
混合探索処理 74

さ

サルの視覚機能 6
左右同名性半盲 53

残存視覚 9

し

四分盲 35, 54, 69
自然回復 7
自発的な眼球運動による代償 26, 44
視界 50, 52
視覚呼称と視覚による同定と認識 202
視覚刺激 58, 71
視覚刺激と固有な記述 202
視覚障害の検出 23
視覚障害の自発的適応 21
視覚消失 14
視覚情報処理に寄与する皮質-皮質下ネットワーク 71
視覚性失認 158
視覚性失認における文字同定の練習 172
視覚性失認からの自然回復 161
視覚性失認患者における眼球運動による走査のパターン 165
視覚性失認患者における視覚対象同定成績の改善 169
視覚性失認患者の視覚対象同定成績 163
視覚性失認症例の見慣れた顔の同定, 呼称練習 176
視覚性失認の誤りの型と頻度 168
視覚性失認の眼球運動の変数 174
視覚性失認の諸型 159
視覚性失認の治療 162

視覚性失認の治療計画 169
視覚性失認の理論 158
視覚性探索の訓練 137
視覚性注意 93
視覚性物体失認 160, 161
視覚喪失の自覚 23
視覚探索理論に基づいた枠組みによる治療 75
視覚の形態処理の能力 8
視覚的構成能力(模写,描画) 200, 201
視覚的走査 197, 202
視覚的走査と探索の練習 201
視覚的走査の成績評価と刺激配列 62
視覚的走査の練習 61
視覚的走査の練習前後における眼球運動の記録 64
視覚的探索の枠組み 74
視覚的探索の枠組みによる練習 75
視覚的探索の枠組みによる検査の施行法 73
視覚的探索の枠組みによる練習前後の眼球運動 81
視覚的探索の枠組みによる練習前後の変化 77, 78
視覚的定位の障害 44
視覚的な探索 27
視覚的なハンディキャップの有無 108
視覚的認識 202
視覚的ハンディキャップ 133
視覚的補助具と頭部のシフト 104
視覚的誘導による固視 143
視覚にしたがった対象把握 201

事項索引　241

視覚による対象認識と読み　201
視覚による定位（固視の正確さ，把握）　130, 203
視覚による同定　202
視覚による認識と読み　203
視覚による認識の練習　203
視覚による方向づけの練習　201
視覚-認知的機能　158
視覚の回復　2, 21
視覚回復の可逆性　43
視覚の回復パターン　21
視覚の自然回復　21
視覚の神経心理学　2
視覚皮質組織の「再活性化」　43
視覚領域　7
視空間課題の練習　143
視空間機能検査　106
視空間作業記憶　143
視空間性の注意　72
視空間性の定位障害　128
視空間知覚の自然回復　130
視空間知覚の障害　128
視空間的知覚　200
視空間的定位の練習の効果　132
視空間的な操作　132
視空間的な方向づけ　143, 182
視交叉　14, 26, 180
視順応　108
視-知覚的機能　158
視野　202
視野回避　52
視野回復　42
視野計　14
視野欠損に関する自覚の欠如　23
視野欠損のある患者の自覚　22
視野障害の型と出現頻度　14
視野障害の自然回復　19
視野測定　3
視野と視界の測定　201
視野の回避　28, 36, 91, 92
視野の回復　41
視野の自然回復　20
視野の測定　197, 203
視力　108, 112, 180, 202
色覚　133, 200, 202
色覚の自然回復　119
色覚の選択的消失　14
色覚の練習　121
下四分盲　32, 54
失読　202
弱視　32
純粋失読　161
上頭頂小葉　7
正面奥行き方向の軸の偏位　132
症例 DF　8
症例 LM　7
衝動性眼球運動　5, 26, 41, 46
衝動性眼球運動による視線の移動　145
衝動性眼球運動の回数と振幅　87
衝動性眼球運動の拡大前後における困難　60
衝動性眼球運動の拡大と視覚による定位の練習　201
衝動性眼球運動の利得　53
衝動性眼球運動の振幅の拡大　46, 49, 53, 54, 55, 59
衝動性眼球運動の正確さ　31, 130, 149
衝動性眼球運動の正確さと固視の正確さ　203
衝動性眼球運動の測定異常　31
衝動性眼球運動の跳躍　86
衝動性眼球運動の定位　12, 129
衝動性眼球運動の定位障害のある患者　128
衝動性眼球運動の定位と対象物の固視　148
衝動性眼球運動の定位の練習方法　182
衝動性眼球運動の練習　52

す

スネレン視力表　112
スライドを用いた視覚的走査の練習　68, 69
スライドを用いた視覚的探索の練習　59
スライドを用いた探索練習　64
スライドを用いた探索練習前後の成績　63
図形や形態の模写　27
水平衝動性眼球運動条件　28
水平性衝動性眼球運動　57
水平方向の自発的な眼球運動　58
水平方向の自発的な眼球運動と視界　58
随意的水平性眼球運動　30

せ

精神性注視麻痺　145
赤外線を使った眼球運動記録法　87
接頭辞　85

線の長さの弁別 132
線分2等分 132
選択的注意 72

そ

走査時間 67, 80, 84
走査時間と視野回避の程度 36
相貌失認 160, 161
測定過小 44, 49, 52, 53, 57

た

タキストスコープ 96
タキストスコープの語句呈示による治療 98
タキストスコープの語句呈示による治療前後の読み 99
タキストスコープの文章呈示 96
タッチスクリーン 135
多音節の単語 85
多発性硬化症 19, 180
大脳性色弱 118, 124, 125
大脳性色盲 11
大脳性視野欠損の眼球運動 3
大脳性(同名性)弱視の例 17
大脳性盲 21
対象同定の誤り 158
対象に特有の性質の選択 202
対象の性質の処理 202
単語 89, 90
単語の文章を読む際の眼球運動 91
探索理論を応用した視覚的探索の練習 72

ち

チュービンゲン視野計 47, 50, 133, 149, 187
チュービンゲン視野計を使用した衝動性眼球運動の練習 48
地誌的失認 160
地理的方向づけ 160
治療による暗点の回復 41
中心暗点 12, 180, 203
中心暗点のある患者 182
中心暗点のある患者における視覚探索の練習前後の成績 188
中心暗点のある患者の視覚障害の治療計画 185
中心暗点のある患者の視覚による同定成績 183
中心暗点のある患者の読みの練習 194
中心暗点のある患者の両眼視野 181
中心暗点の回復 180
中心視野 21
注意 71, 158
注意の範囲と同時的知覚の測定 201
聴覚的な標的に対する衝動性眼球運動反応 44

つ

積み木問題 130
追加の診断法 198

て

テクスチャー 158
ディストラクター(妨害刺激) 58, 72

点数え課題 35, 37
点の配列走査中の眼球運動パターン 79
点の配列に対する眼球運動の走査パターン 65
点配列 32, 34
点抹消テスト 28
電気的読字補助具 96
電気的な読字補助装置を用いた練習 93

と

頭頂葉後部損傷患者における点抹消検査 131
同時失認 145
同時視の練習 201
同名性 14
同名性視野欠損 39, 46, 63, 74, 82
同名性視野欠損および視覚性方向づけ困難症候群 71
同名性視野欠損患者の治療 74
同名性視野障害 14, 40, 94, 197
同名性視野障害の型, 出現頻度, および背景 15
同名性視野障害の型と病因 18
同名性半側弱視 55
同名性半盲 3, 26, 44
同名性半盲と視覚による方向づけの障害 163
同名性半盲の自然回復 19
瞳孔-角膜-反射法 27, 87
読字 85, 180
読字技法の獲得 95
読字困難 92, 93
読字障害 85
読字障害を反映する読みの

眼球運動パターン　87
読字成績　90, 92
読字成績の悪化　91
読字中の眼球運動　88, 89
読字能力のレベル　94
読字を含む中心窩機能
　　　182

な

馴染み（あるいは不慣れな）環境での視覚的方向づけ　201

に

日常生活活動（ADL）　132
日常生活の困難と視野欠損の自覚　38
認識過程の監視　202
認識に必須の「要素的な」視覚機能や能力　202

の

残された視覚的能力　6
脳損傷後の視覚回復　5
脳損傷後のリハビリテーション　7
脳損傷の可逆性　7
脳損傷の急性期　23

は

バリント症候群　11, 129, 145, 147, 201
バリント症候群患者の眼球運動　147, 151, 152, 153
バリント症候群患者の練習前後における，物品と光景の同定成績　156
バリント症候群とその治療　145
バリント症候群患者における治療手順　149
パーソナルコンピューターによる読みの練習　97
半視野　118
半側空間無視　132
半側弱視　36, 69, 87
半盲　35, 69, 106
半盲患者の読字中の眼球運動　86
半盲性測定錯誤　128
半盲性難読　92, 95, 96
半盲性難読患者の読み　86
半盲性難読の治療　85

ひ

皮質構造　7
皮質盲　3
微小衝動性眼球運動　29
微小振戦　29
微小浮動　29
左同名性半盲　49
左半盲　75

ふ

フォント　112
ブロードマンの7野　7
物品，顔，文字，数字の視覚による認識　202
物品の色の認識　122
文章　93
文章の移動速度　93
文章の呈示　87
文章の読み　27
文の要素　93
文の要素からの意味的処理　93
文脈　173
文脈の視覚情報　173

へ

並行探索処理　74
並行的（自動的）処理　72

ほ

補充現象　121
補助具の効果と有用性　104
補助具の支持（不支持）　104
方向づけの障害　129
傍中心暗点（中心窩）　14, 40, 93
傍中心窩の視野欠損　85, 89, 93, 94

ま

まぶしさ　115

み

見慣れた顔の同定　170
右半盲　75

め

明暗視　14, 19
明暗両方の順応に障害のある患者　114
明順応　114
明順応障害をもつ患者　114
明順応と暗順応　114

も

文字の大きさ　93
文字の（縦の）大きさ　87

文字抹消　27
文字と背景の色　93
盲視　6, 49
盲視野　41

ゆ

有線皮質　43
有線皮質の神経細胞　43

よ

読み書き　202
読みの障害患者　104
読みの眼球運動　105
読みの練習　202, 203
「要素的な」視覚機能と能力の改善　202

り

リーディングスパン　90
立体視　128
立体視の消失　133
両側性上四分盲　39
両側性下四分盲　39
両側性視野欠損　36
両側性同名性視野欠損　16, 59
両側性同名性大脳性弱視　55
両側性の下四分盲　57
両側性の視野障害　30, 57
両側性の同名性視野欠損　30
両側性の同名性視野障害　57
両側性の半盲　57, 69
両側性傍中心暗点　39
両側性傍中心窩視野障害　91
両側の半側弱視　69

れ

レーザー・ポインター　59
練習後の随意的水平眼球運動と視界　52
練習前後における読みの眼球運動　100, 103
練習前後の読字成績　94
練習前後の読みの眼球運動　101

事項索引（欧文）

A

ANOVA　63, 97, 98
Archiv für Psychiatrie und Nervenkrankheiten　158

B

block-design　131

D

digit span　131

F

Farnsworth-Munsell 100-hue 検査, FM100-hue 検査　118, 121, 122
FM100-hue 検査の色配列成績の輪郭　119, 120

H

Handbook for neurologist and ophthalmologists　3
hemianopic measurement error　128

J

Joyce Electronics　109

M

macular-hemianopic reading　85
microdrift　29
microsaccade　29
microtremor　29
Munsell Book of Color　122

N

Neuropsychological Rehabilitation　10

O

oculomotor apraxia　145

P

PET　43
picture completion　131
pure alexia　161

S

sensory awareness　131

T

topographical agnosia　160
Trail making test　59

V

V3　7
V5 の役割　8
visual agnosia　158
visual-spatial disorientation　129

人名索引

A
Allison 147

B
Bach-y-Rita 41
Balliett 41
Battersby 5
Blood 41
Bodis-Wollner 111
Brigell 39
Bruyer 161

C
Caplan 19
Celesia 39
Cockburn 27
Cowey 5
Critchley 22, 23

D
Davidoff 161
Diller 130
Drislane 161

E
Eber 86
Endtz 23

F
Frisem 108

G
Gassel 22, 24, 86, 92
Gloning 147, 159

Goto 71

H
Halligan 27, 46
Hekster 23
Helen 5
Hess 111
Hier 19, 130
Hoff 147
Hurwitz 147

J
Jay 161

K
Kalmus 128
Kerkhoff 70, 94, 132
Kertesz 161
Klüver 5
Koehler 23

L
Levine 23
Lissauer 158
Lutgehetmann 132

M
Mackensen 86
Markowitsch 70
Meerwaldt 130
Milner 8
Mohler 5, 6, 41
Mondlock 19
Montero 147

P
Pommerenke 70
Poppelreuter 3, 5, 24, 26, 35, 86, 158, 162

S
Saenger 3
Siemerling 158
Snellen 112
Sparr 161
Stabler 132

T
Teuber 5
Te Velde 23

V
Vaphiades 39
Venna 161

W
Wallesch 158
Walsh 108
Weiskrantz 5
White 147
Wilbrand 3, 85
Williams 22, 24, 86, 92
Wilmot 147
Wilson 27, 161
Wurtz 5, 6, 41

Z
Zagorski 2
Zagorski (1867) 4